# 骨关节创伤
# 影像征象解析

主　审　王昆华　赵　卫

主　编　何　波　何　飞

副主编　李　俊　张振光　韩　丹　皮江媛

人民卫生出版社

**图书在版编目（CIP）数据**

骨关节创伤影像征象解析 / 何波，何飞主编 . —北京：人民卫生出版社，2019

ISBN 978–7–117–28472–1

Ⅰ.①骨… Ⅱ.①何… ②何… Ⅲ.①关节损伤 – 影象诊断 Ⅳ.①R684.04

中国版本图书馆 CIP 数据核字（2019）第 085268 号

| 人卫智网 | www.ipmph.com | 医学教育、学术、考试、健康，购书智慧智能综合服务平台 |
| 人卫官网 | www.pmph.com | 人卫官方资讯发布平台 |

**骨关节创伤影像征象解析**

主　　编：何　波　何　飞
出版发行：人民卫生出版社（中继线 010-59780011）
地　　址：北京市朝阳区潘家园南里 19 号
邮　　编：100021
E - mail: pmph @ pmph.com
购书热线：010-59787592　010-59787584　010-65264830
印　　刷：中农印务有限公司
经　　销：新华书店
开　　本：787 × 1092　1/16　印张：14
字　　数：341 千字
版　　次：2019 年 6 月第 1 版　2019 年 6 月第 1 版第 1 次印刷
标准书号：ISBN 978-7-117-28472-1
定　　价：75.00 元

打击盗版举报电话：010-59787491　E-mail：WQ @ pmph.com
（凡属印装质量问题请与本社市场营销中心联系退换）

## 编　委（按姓氏笔画排序）

王昆华（昆明医科大学第一附属医院）

王春龙（云南省肿瘤医院）

皮江媛（昆明医科大学）

吕　琼（昆明医科大学第二附属医院）

李　俊（昆明医科大学第一附属医院）

李　鹃（云南省肿瘤医院）

李振辉（云南省肿瘤医院）

杨　磊（昆明医科大学第一附属医院）

何　飞（昆明医科大学第一附属医院）

何　波（昆明医科大学第一附属医院）

谷何一（昆明医科大学第一附属医院）

沈莎莎（昆明医科大学第一附属医院）

张　佳（昆明医科大学第一附属医院）

张　俊（南京医科大学附属逸夫医院）

张　洪（昆明医科大学第一附属医院）

张正华（昆明医科大学第一附属医院）

张建强（昆明医科大学第一附属医院）

张振光（昆明医科大学第一附属医院）

张峰睿（昆明医科大学第一附属医院）

陈　强（昆明医科大学第一附属医院）

易文芳（昆明医科大学第一附属医院）

赵　卫（昆明医科大学第一附属医院）

赵　雯（昆明医科大学第一附属医院）

赵迅冉（昆明医科大学第一附属医院）

胡　娟（昆明医科大学第一附属医院）

胡盟皎（深圳市孙逸仙心血管医院）

袁　峰（昆明医科大学第一附属医院）

凌冰冰（昆明医科大学第一附属医院）

郭宏磊（昆明医科大学第一附属医院）

黄益龙（昆明医科大学第一附属医院）

蒋元明（昆明医科大学第一附属医院）

韩　丹（昆明医科大学第一附属医院）

谢　伟（昆明医科大学第一附属医院）

谢晓洁（昆明医科大学第一附属医院）

雷立昌（昆明医科大学第一附属医院）

魏佳璐（昆明医科大学第一附属医院）

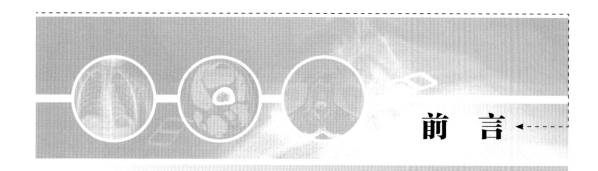

# 前　言

　　骨关节创伤是骨骼肌肉系统中最常见的疾患,临床工作中能及时、准确地做出诊断,对创伤预后和功能恢复的重要性不言而喻。影像学征象可以生动、形象地概括出疾病的主要特点,通过典型征象可以反映疾病的本质特点,从而迅速、准确地进行诊断。充分认识和掌握骨关节创伤的影像学征象,能够帮助我们减少漏诊和误诊。

　　一些图书和文献中提到了骨关节创伤影像学征象,但目前为止,尚未见系统的相关书籍出版。本书主要介绍骨关节创伤相关影像学征象,也包含部分运动医学及骨关节非创伤影像学征象。既往临床工作中有时只通过一个影像学征象,就能缩小鉴别诊断的范围或得出诊断,但前提是我们能充分认识这些征象。本书征象选词生动,具有易于理解、易于识别、方便记忆等特点。全书内容编排按照人体解剖分部为主线,共九章,精选两百多幅配有文字讲解的影像图片,便于读者理解和记忆。编者从临床实际出发,同时整合国内外文献,紧跟学科进展,力求向读者提供一本内容丰富、直观便携、临床实用的参考书。本书适用于医学影像专业的中、青年医生、规培医生及各相关学科的临床医生,希望能帮助其提高临床诊断水平。

　　本书编写过程中得到了昆明医科大学第一附属医院等单位领导和同志们的支持,王昆华教授为本书编写提出了宝贵的意见,赵卫教授直接参与本书的编写和指导工作,所有编者们对章节编辑、图片采集等做出了大量的工作,感谢文中所有图片及引用文献的原作者们,感谢部分图片的绘制者胡盟皎,并在此一并诚挚感谢所有的贡献者。

　　尽管各位编者已倾尽全力,由于我们的经验和理论水平有限,仍难尽人意,疏漏在所难免,如有不当乃至错误之处,恳请各位专家、读者批评指正。

何波　何飞

2019 年 5 月

# 目　录

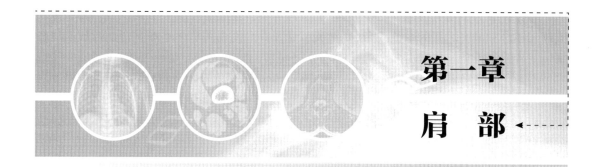

# 第一章
# 肩　部

## 1. 双肩锁关节征
### The Double AC Joint Sign

**表现**

双肩锁关节征在肩关节 MRI 冠状位或矢状位显示,表现为肩锁关节和肩峰小骨出现在同一层面,为肩峰关节发育变异。MRI 上常伴有周边关节软骨结合部的液体或周围水肿,表现为 T1WI 低信号,T2WI 高信号,T2WI STIR 高信号(图 1-1-1)。

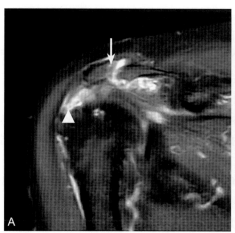
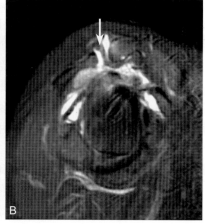

图 1-1-1　双肩锁关节征

A. 冠状位压脂 PD 序列显示:肩峰关节面下可见游离的条状、未融合肩峰小骨(箭头),肩锁关节囊积液,伴肩峰下 - 三角肌下滑囊积液,同时可见冈上肌肌腱撕裂(三角);B. 矢状位压脂 PD 序列显示:未融合肩峰小骨与肩峰关节面、肩锁关节形成双肩锁关节,肩锁关节囊积液,伴肩峰下 - 三角肌下滑囊积液(箭头)

### 解释

肩锁关节为微动关节,由肩胛骨肩峰关节面与锁骨远端肩峰端关节面构成。其稳定性依赖于锁骨和喙突之间的喙锁韧带、肩锁关节囊及其之间由关节囊增厚移行而形成的肩锁韧带三者共同维持。肩峰由多个骨化中心分化而来。如某个中心融合失败,可形成一个或多个不融合的肩峰小骨。X线腋位摄片、CT横轴位均可显示未融合的肩峰小骨及肩峰小骨之间的软骨结合带。软骨结合带表现为一跨越骨皮质并向深部骨髓延伸的透明线影。由于MRI肩关节检查横轴位最上层面的图像往往位于肩峰水平以下,因此,如果仅仅依靠横轴位图像判断,肩峰小骨容易被漏诊,所以需要同时参考斜冠状位及斜矢状位以弥补横轴位的不足。肩峰小骨及其软骨结合带在冠状位或矢状位上与邻近的肩锁关节形态相似,可能被误认为肩锁关节。当肩锁关节和肩峰小骨在MRI冠状位或矢状位同时出现于同一层面时,表现为双肩锁关节征。但在更多的时候,肩峰小骨出现在与肩锁关节邻近的2~3个层面的图像上,此时表现为"第二肩锁关节"。

构成肩峰的骨化中心不融合可导致肩峰结构不稳定。肩峰小骨在软骨融合阶段可形成唇状骨赘,在压迫三角肌的同时,缩小肩峰下距离,并与肩袖撞击,产生肩袖损伤。此时在MRI图像上,软骨结合内及其周边的液体,以及水肿常提示假关节及纤维连接的形成,在排除其他因素的情况下,常表明此软骨结合不稳定。

### 讨论

肩峰骨化中心融合失败形成肩峰小骨,在成年人中的发生率约为7%~10%[1],属于解剖变异。据国外文献报道,肩峰骨不融合主要有两种学说:遗传学说与运动损伤学说。Sammarco通过Hamann Todd对其收集的上千例古人类肩胛骨的研究,认为肩峰骨不融合与遗传有关,且在黑种人中的发生率明显高于白种人,而与性别及双肩的使用偏好无关[2]。运动损伤学说则认为,某些重复使用上臂的运动(如举重),或者反复的受伤可能导致骨化中心间的连接变得持续性不稳定,妨碍骨化中心的融合,从而导致肩峰骨的形成[3]。

肩峰从尖部到底部有四个骨化中心,分别称为前肩峰、中肩峰、后肩峰和底部肩峰骨化中心。大多数情况下,前三者在15~18岁融合,而底部于12岁和肩胛冈融合。然而,大约1%~15%的人的骨性融合会出现失败,致使肩峰保留一块游离骨,这种情况被称为肩峰骨,但很少引起疼痛,仅在部分肩痛患者于就诊时行影像学检查后偶然发现。较早的调查认为其患病率低至1.4%,而较高的患病率则是由Sammarco于2000年基于X线和解剖学的研究做出的[2]。

肩峰小骨可分为四种类型:①中肩峰和前肩峰的不融合,这是最常见或最典型的肩峰骨;②前肩峰和中肩峰的不融合;③前肩峰和中肩峰合并中肩峰和后肩峰的不融合,不典型;④前肩峰和中肩峰、中肩峰与后肩峰以及后肩峰与底肩峰的不融合。

未融合且不稳定的肩峰小骨可导致肩峰下撞击综合征(subacromial impingement syndrome,SIS)[4],简称为撞击综合征(impingement syndrome),由于各种原因导致肩峰下通道狭窄,肩峰-肱骨间隙减小。当肩部上举或外展时,肩峰下缘与肱骨头上部之间的肩袖、滑囊、韧带等软组织结构受到反复撞击、摩擦,引起的急性、慢性病理改变。撞击综合征是引起肩周疼痛、肩关节功能障碍的常见原因之一。早在1909年,Goldthwait首先使用了"撞击"一词,但此后很长时间,人们认为撞击发生在肩峰外端甚至整个肩峰。直到1972年,Neer才对肩峰下撞击进行了正确而详尽的描述,并沿用至今[5]。X线和CT能很好地显示肩峰周围骨赘的形成,肩峰下间隙的减小等[6],但是对于肌腱、滑囊等软组织显示不佳。MRI 上冈上肌肌腱形态及信号的改变是诊断肩峰下撞击的直接征象[7],可依据损伤程度不同而表现为肌腱的增厚和形态不规整,以及肌腱的连续性中断、撕裂,MRI 表现为 T1WI 中等信号,T2WI 高信号。除此之外,还可伴有肌腱周围软组织的改变,如肩锁关节滑囊的增厚、积液及肩峰下 - 三角肌下滑囊的积液,同样提示肩峰下撞击的存在。

### 判读要点

- 在肩关节 MRI 冠状位或矢状位观察;
- 须同一层面同时观察到肩锁关节及肩峰小骨;
- 注意双肩锁关节征与第二肩锁关节区别;
- 观察肩峰小骨是否稳定,如不稳定,是否与邻近软组织产生撞击,此时应注意观察是否伴有周围积液、水肿、肩锁关节损伤及肩袖损伤。

## 参 考 文 献

[1] BARBIER O, BLOCK D, DEZALY C, et al. Os acromiale, a cause of shoulder pain, not to be overlooked [J]. Orthop Traumatol Surg Res, 2013, 99 (4): 465-472.

[2] SAMMARCO V J. Os acromiale: frequency, anatomy, and clinical implications [J]. Journal of Bone & Joint Surgery American Volume, 2000, 82 (3): 394-400.

[3] PAGNANI MJ, MATHIS CE, SOLMAN CG. Painful os acromiale (or unfused acromial apophysis) in athletes [J]. Shoulder Elbow Surg, 2006, 15 (4): 432-435.

[4] AMIR S, KHALED M S, GILES S, et al. Suppurative arthritis involving the synchondrosis of an os acromiale [J]. Hand Surg. 2011, 16 (3): 319-321.

[5] HAWKINS R J, KENNEDY J C. Impingement syndrome in athletes [J]. American Journal of Sports Medicine, 1980, 8 (3): 151.

[6] WANG FZ, PAN SN. MRI imaging of rotator cuff tears [J]. J Chin Clin Med Imaging, 2008, 19 (4): 282-284.

[7] ZHANG F, QU H. Mechanism and imaging appearance of shoulder impingement syndrome [J]. Chin J Med Imaging Technol, 2008, 24 (6): 823-825.

## 2. 肩袖肌肉内囊肿
## The Intramuscular Cyst

### 表现

肩袖肌肉内囊肿在肩关节 MRI 显示,在横轴位、斜矢状位及斜冠状位均可观察,但以斜矢状位及斜冠状位显示最佳,表现为肩袖肌肉内边界清晰的液性影,表现为 T1WI 低信号,T2WI 高信号,T2WI STIR 高信号,该征象常见于肩袖撕裂(图 1-2-1)。

### 解释

肩袖由四块独立的肌肉及其肌腱组成,分别为冈上肌、冈下肌、小圆肌、肩胛下肌及其肌腱。肩袖完全覆盖肱骨头,以肌腱附着于肱骨头大、小结节,其中冈上肌位于最上方,构成肩袖顶部,冈上肌起自于冈上窝内侧,肌束沿肩胛骨后方走行,止于肱骨大结节上部;冈下肌起自于冈下窝中部,肌束沿冈上肌后下方走行,止于肱骨大结节中部;小圆肌构成了肩袖底部,

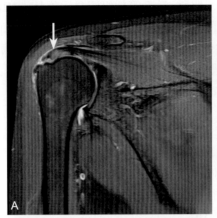
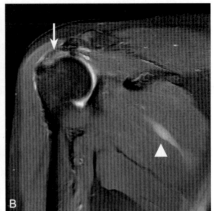
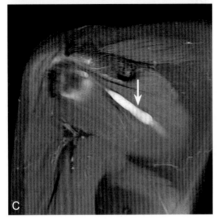

**图 1-2-1　肩袖肌肉内囊肿**

A. 肌腱附着处关节面撕裂(箭头);B. 冠状位压脂 PD 序列显示冈上肌腱关节面部分撕裂(箭头),伴冈上肌内梭形囊肿形成(三角);C. 靠后层面冠状位压脂 PD 序列显示冈下肌内梭形囊肿形成(箭头)

起自于肩胛骨外侧缘,肌束向外上方走行,止于肱骨大结节下部;肩胛下肌位于肩胛骨腹侧面,呈三角形,是肩袖结构中唯一止于肱骨小结节的肌肉。

正常情况下,肩袖组成各肌 MRI 上 T1WI 及 T2WI 呈均匀中等信号;因肌腱内不含水分,在 T1WI 及 T2WI 上呈均匀低信号。

当肩袖在慢性磨损及退行性改变等致病因素作用下,肩袖肌腱将有可能发生部分或全层损伤,具体表现为肌腱的部分及全层撕裂。肌腱的部分撕裂可发生于肌腱上缘的滑囊面、下缘的关节面或肌腱内。当肌腱撕裂时,关节囊液可通过破损口进入肌束内,使肩袖肌肉发生分层,并在肌肉内形成囊肿,此种病理改变称为肩袖肌肉内囊肿[1]。肌肉内囊肿与肩袖撕裂具有高度相关性,其中冈上肌肌腱撕裂最为常见,其次为冈下肌肌腱及肩胛下肌肌腱,小圆肌发生撕裂可能性很小[2]。一个患者常可有一条或多条肌腱同时损伤。

讨论

肌肉内囊肿和肩袖撕裂之间的关系首次被提出是以病例报告的形式发表于骨科文献[3]。肩袖损伤根据肌腱撕裂的程度分为全层撕裂和部分撕裂。部分撕裂根据撕裂的部位分为关节面撕裂和滑囊面撕裂。不同国外文献均报道,关节面撕裂较滑囊面撕裂多见[4-5]。但 Xiao J 等学者认为肩袖滑囊面撕裂也不少见[6]。造成结论差异可能和样本量较少有关。传统 MRI 诊断肩袖全层撕裂和部分撕裂准确率分别为 90%~95% 和 15%~90%[7-9],可见部分撕裂的诊断准确率较全层撕裂低,表明部分撕裂的诊断难度更大。MRI 肩关节造影诊断肩袖撕裂的敏感性和特异性分别为 84%~95% 和 95%~96%[9-10]。肩关节肌肉内囊肿被认为是肩袖撕裂间接征象，观察并且正确认识肌肉内囊肿可增强肌腱撕裂的诊断效能。

肩关节周围出现的囊肿可以由很多原因引起，如无神经压迫大部分表现为无症状，如关节盂唇撕裂、肩锁关节退变、肌腱撕裂均可在锁骨上区域形成囊性包块。肩关节周围囊肿和肩袖撕裂之间的关系，国外学者做过不少研究。Kassarjian 研究了 1996—2003 年所发表的有关文献[7-10]，并从中筛选出位置仅位于肌肉内的囊肿，通过测量此类囊肿的位置、最大径、伴有的肌腱撕裂类型、MRI 影像表现与关节镜检查结果，认为肌肉内囊肿的出现强烈提示肩袖肌腱撕裂。但他同时指出，包含囊肿的肌肉与其肌腱的撕裂并非一一对应的关系，很多情况下包含囊肿的肌肉所属肌腱完整无损伤，而毗邻肌肉的肌腱发生了断裂。这可能由肌腱相互交叉、共同连接于肱骨头的解剖基础所致，由于冈上肌肌腱、冈下肌肌腱、小圆肌肌腱共同连接于肱骨头大结节，当肌腱发生撕裂时，液体可通过破口从盂肱关节进入肩袖，并沿着腱纤维及肌纤维长轴走行，形成多块毗邻肌肉内囊肿[11]。2008 年 Ankur 对 134 个病例进行了回顾性研究，有 102（76.1）例同时在 MRI 上具有肌肉内囊肿及肩袖撕裂表现，32（23.9）例仅表现为肌肉内囊肿，而无肩袖撕裂征象，102 例中 55（53.9）例表现为肌肉内囊肿伴肌腱全层撕裂，47（46.1）例表现为肌肉内囊肿伴肌腱部分撕裂，48（47.0）例为经关节镜检查印证 MRI 所见。研究结果同样表明，肌肉内囊肿与肩袖肌腱撕裂具有高度相关性。同时肌肉内囊肿伴肩袖撕裂，为全层撕裂还是部分撕裂的比例大致相等[12]。由此可见，不能以肌肉内囊肿区分肩袖肌腱损伤的程度。同时该学者在研究中发现，不少的患者虽然 MRI 检查肌肉内囊肿为阳性表现，但是并无肌腱的部分或完全断裂，这种囊肿称为孤立性囊肿。孤立性囊肿的发现与发展，是否预示着肌腱撕裂，将是未来研究的方向。MRI 普通检查及关节造影能准确识别肌肉内囊肿，同时评估肌腱损伤程度，影像工作者不应将这些征象割裂开来，只局限于对单个影像表现的诊断，而要充分认识到肌肉内囊肿与肩袖撕裂的关联。对于检查发现肩袖肌肉内囊肿的患者，在仔细排外肩袖损伤时，方可行肌肉内孤立性囊肿的诊断。

### 判读要点

- 囊肿位于肩袖肌肉内，沿肌束走行分布；
- 观察到囊肿后，应仔细观察肩袖内各肌腱有无撕裂，排除肌腱撕裂可做出肌肉内孤立性囊肿诊断；
- 肌肉内孤立性囊肿者无肌腱撕裂，有肌腱撕裂者不一定伴有囊肿；包含囊肿的肌肉与其所属肌腱撕裂不呈一一对应关系。

## 参 考 文 献

［1］MORRISON W B，SANDERS T G．Problem solving in musculoskeletal imaging［electronic resource］/［J］. Journal of Vascular & Interventional Radiology，2009，20（3）：427.

［2］SHARMA G，BHANDARY S，KHANDIGE G，et al.MR imaging of rotator cuff tears：correlation with arthroscopy［J］.J Clin Diagn Res，2017，11（5）：24-27.

［3］CRAIG E V．The acromioclavicular joint cyst：an unusual presentation of a rotator cuff tear［J］. Clin Orthop Relat Res，1986，202：189-192.

［4］OPSHA O，MALIK A，BALTAZAR R，et al. MR of the rotator cuff and internal derangement［J］.Eur J Radiol，2008，68（1）：36-56.

[5] MORAG Y, JACOBSON JA, MILLER B, et al. MR imaging of rotator cuff injury: what the clinician needs to know [J]. Radiographics, 2006, 26(4): 1045-1065.

[6] XIAO J, CUI GQ, WANG JQ. Diagnosis of bursal-side partial-thickness rotator cuff tears [J]. Orthop Surg, 2010, 2(4): 260-265.

[7] RAFII M, FIROOZNIA H, SHERMAN O, et al. Rotator cuff lesions: signal patterns at MR imaging [J]. Radiology, 1990, 177: 817-823.

[8] CLARK JM, HARRYMAN DT II. Tendons, ligaments, and capsule of the rotator cuff: gross and microscopic anatomy [J]. J Bone Joint Surg Am, 1992, 74: 713-725.

[9] FERRARI FS, GOVERNI S, BURRESI F, et al. Supraspinatus tendon tears: comparison of US and MR arthrography with surgical correlation [J]. Eur Radiol, 2002, 12: 1211-1217.

[10] MEISTER K, THESING J, MONTGOMERY WJ, et al. MR arthrography of partial thickness tears of the undersurface of the rotator cuff: an arthroscopic correlation [J]. Skeletal Radiol, 2004, 33: 136-141.

[11] KASSARJIAN A, TORRIANI M, OUELLETTE H, et al. Intramuscular rotator cuff cysts: association with tendon tears on MR and arthroscopy [J]. Am J Roentgenol, 2005, 185(1): 160-165.

[12] ANKUR M M, KAMIREDDI A, BHALANI S M, et al. Clinical significance of intramuscular cysts in the rotator cuff and their relationship to full-and partial-thickness rotator cuff tears [J]. Am J Roentgenol, 2009, 192(3): 719-724.

# 3. 双 腋 囊 征
## The Double Axillary Pouch Sign

### 表现

双腋囊征在肩关节 MRI 冠状位显示,是指当前下盂唇损伤撕裂时,MRI 平扫及关节造影显示关节囊内的少量液体或造影剂经破损处进入盂唇,此时蓄积的液体与关节囊底部膨大端形成双腋囊征,表现为肩胛盂唇内 T1WI 低信号,T2WI 高信号,T2WI STIR 高信号(图 1-3-1)。

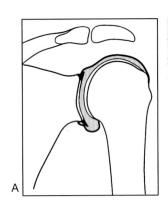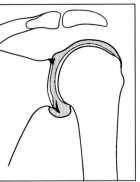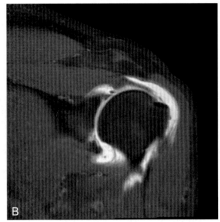

图 1-3-1 双腋囊征

A. 双腋囊征模式图;B. MRI 肩关节造影显示:前下盂唇结构不完整,少量造影剂进入前下盂唇内形成双腋囊征,为盂唇撕裂的特征性表现

**解释**

肩关节由肩胛骨的关节盂和肱骨头这两个最重要的部分组成,为典型的球窝关节。肩胛盂唇是围绕在关节盂边缘的软骨组织,其使关节盂增大、加深,更好包覆肱骨头,盂唇和关节囊、盂肱韧带同时起到增强、稳定肩关节的作用。正常关节盂唇为纤维软骨,由于此种组织中缺乏水分,在 MRI 图像上不论哪个序列均显示为与骨皮质类似的黑色低信号。关节盂唇形似三角,也可呈圆形或类圆形。不论何种形态,均应表面光滑,轮廓光整,信号均匀。前后唇在轴位上显示最佳,上下唇在斜冠状位上显示最好。盂肱韧带为关节囊的带状增厚区,由上至下分为盂肱上韧带、盂肱中韧带和盂肱下韧带。其中,盂肱下韧带对防止肱骨头向前脱位最为重要,在起点与前下盂唇共同组成盂肱下韧带复合体,并袖套状向下延伸,止于肱骨颈,由前束、腋窝束、后束三部分组成。

暴力直接作用于肩关节或反复肩关节劳损会使肩关节脱位,根据脱位程度分为半脱位和完全脱位;根据肱骨头脱位的方向可分为前脱位、下脱位和多方位脱位。当肩关节受到由后向前的暴力作用时,肱骨头向前一过性脱位,使盂唇前下方的肩胛盂唇韧带复合体撕裂,并伴肩胛骨中部骨膜撕裂,此时少量关节液或造影剂延伸到下肩胛盂唇水平或进入撕裂的盂唇内,形成双腋囊征。

**讨论**

双腋囊征被认为是诊断下盂唇撕裂的可靠征象,而盂唇撕裂多是由于肩关节脱位引起。这类脱位可以是半脱位或全脱位,以肱骨头脱离盂肱关节窝向前方脱位最为常见。据文献报道,由于前脱位所造成的前盂唇损伤要比后脱位所造成的后盂唇损伤更为常见,且这类患者仅只有一半有明显的肩部创伤史,另一半多为青年及运动员[1-2]。由于脱位瞬间肱骨头后外上方与前下关节盂的碰撞,可以出现相应部位的骨质损伤,同时造成盂肱关节不稳。如损伤只累及前下盂唇的软骨并且伴有肩胛骨的骨膜撕裂,称为 Bankart 损伤,在 MRI 上表现为肩胛盂唇的三角形结构消失或边缘模糊,肩胛盂唇与骨性关节盂分离,关节液或造影剂进入关节盂唇内。如果损伤不只累及盂唇,还累及关节盂骨性结构,称为骨性 Bankart 损伤[3-5],在 MRI 上,除了盂唇异常,还可见到受累处骨折及骨髓水肿。需要注意的是,不论是 Bankart 损伤还是骨性 Bankart 损伤均可出现双腋囊征[6]。

Bankart 损伤经常合并 Hill-Sachs 损伤。Hill-Sachs 损伤是指肩关节前脱位时,肱骨头滑向肩胛盂前下方,关节盂前缘与肱骨头后上方挤压、撞击,导致肱骨头后外上方侧发生压缩骨折,表现为肱骨头后上方的沟槽状骨性缺损[7]。在过去,传统的 X 线虽然能通过肩关节的不同体位清晰显示肩关节脱位所致的骨质损伤、脱位程度、发育畸形、关节窝神经节囊肿等,但对于邻近软组织及关节盂唇的损伤无法评估。在 MRI 出现前,CT 关节造影一直被认为是评估盂唇损伤的主要参考指标,但由于 MRI 检查为多方位成像,并且软组织分辨率更佳,MRI 关节造影能更准确地评估盂唇损伤,特别是无明显肱骨脱位的盂唇损伤[8]。没有脱位的前下盂唇撕裂称为 Perthes 损伤,这种损伤与典型的 Bankart 损伤的最大区别是不伴有肩胛骨中部的骨膜撕裂,撕裂的肩胛盂唇仍由肩胛骨骨膜固定在原来的位置,所以也称为无移位的 Bankart 损伤。Sanders 总结了各种对盂肱关节不稳的影像诊断方法[9],认为 MRI 肩关节造影检查能极大提升盂唇撕裂的检出率及诊断,在透视或 CT 引导下,经肩关节前入路向关节囊内注入 1:200 的稀释钆溶液,应在之后 30min 内完成 MRI 检查,其目的是避免关节内的钆剂过度吸收。一套标准的 MRI 肩关节造影应该包括脂肪抑制的自旋回波 T1 横轴位、冠状位和矢状位。多方位成像能保证成功地检出盂唇细微损伤。同时应该至少采集一个T2序列图像,用以检出其他关节异常,如肩袖损伤、骨髓水肿和盂唇旁囊肿等。总之,轴位图像是评价盂唇病变的主要平面,冠状位和矢状位可作为有效的补充,能发现轴位发现不了的轻微损伤。冠状位盂唇撕裂所表现的双腋窝征可大大提高盂唇撕裂的诊断效能。Bankart损伤的直接修复可采用关节镜或切开修补术,将撕裂的肩胛盂唇缝合在肩胛盂的骨性边缘,同时要对破裂的关节囊进行修补缝合或将松弛的关节囊进行包扎[10]。

**判读要点**

- 在肩关节 MRI 冠状位观察;
- 肩胛下盂唇正常三角形结构缺失,液体或造影剂少量进入盂唇内;
- 盂唇撕裂是否合并骨性关节面撕脱;
- 盂唇撕裂是否合并 Hill-Sachs 损伤。

# 参 考 文 献

[1] POLLOCK R G,BIGLIANI L U. Recurrent posterior shoulder instability:diagnosis and treatment [J]. Clin Orthop Relat Res,1993,6(291):85-96.

[2] NEHAL S,GLENN A. Tung. Imaging Signs of Posterior Glenohumeral Instability [J].Am J Roentgenol,2009,192:730-735.

[3] SHANKMAN S,BENCARDINO J,BELTRAN J. Glenohumeral instability:evaluation using MR arthrography of the shoulder [J]. Skeletal Radiol,1999,28:365-382.

[4] ROWAN K R,KEOGH C,ANDREWS G,et al. Essentials of shoulder MR arthrography:a practical guide for the general radiologist [J]. Clin Radiol,2004,59:327-334.

[5] WALDT S,BURKART A,IMHOFF A B,et al. Anterior shoulder instability:accuracy of MR arthrography in the classification of anteroinferior labroligamentous injuries [J]. Radiology,2005,237:578-583.

[6] ZLATKIN M B,SANDERS T G. Magnetic resonance imaging of the glenoid labrum [J]. Radiologic Clinics of North America,2013,51(2):279-297.

[7] ENGEBRETSEN L. Craig E V:Radiologic features of shoulder instability [J]. Clin Orthop,1993,29-44.

[8] CVITANIC O,TIRMAN PFJ,FELLER J F,et al. Using abduction and external rotation of the shoulder to increase the sensitivity of MR arthrography in revealing tears of the anterior glenoid labrum [J].Am J Roentgenol,1997,169:837-844.

[9] SANDERS T G,MORRISON W B,MILLER M D,et al. Imaging techniques for the evaluation of glenohumeral instability [J]. American Journal of Sports Medicine,2000,28(3):414-434.

[10] MORRISON W B,SANDERS T G . Problem solving in musculoskeletal imaging [electronic resource][J]. Journal of Vascular & Interventional Radiology,2009,20(3):427.

# 4. 盂唇旁囊肿
# The Paralabral Cyst

**表现**

盂唇旁囊肿是指位于盂肱关节附近、软组织内的囊状液体信号灶,常与肩胛盂唇撕裂有关。肩关节 MRI 横断位、冠状位、矢状位均可显示,表现为盂唇周边单房或多房囊性包块,可为圆形、类圆形或分叶状,T1WI 低信号,T2WI 高信号,T2WI STIR 高信号,增强无强化或边缘轻度强化(图 1-4-1)。

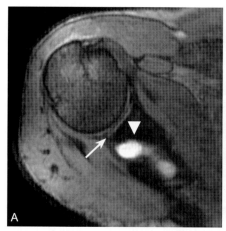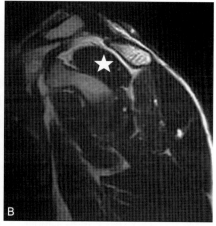

**图 1-4-1　盂唇旁囊肿**

A. 横断位压脂 T2 序列显示:后上盂唇撕裂(箭头),伴肩胛上切迹内囊肿(三角);B. 矢状位 T2 序列显示由于肩胛上神经受压所致的冈上肌萎缩(五角星),表现为冈上肌形态缩小,周围被脂肪组织浸润替代

**解释**

近关节囊肿是指发生在毗邻大关节,如髋、膝、肩关节等周围软组织内的囊肿[1-3]。位于膝关节的半月板旁囊肿,多与半月板水平撕裂或多发撕裂有关。位于髋关节和肩关节的盂唇旁囊肿,常与盂唇撕裂有关[4-5]。肩关节盂唇旁囊肿常见于盂肱关节上方和后方,盂肱关节前方和下方较少见。由于肩胛盂唇或关节囊撕裂,撕裂口类似单向阀门,关节囊内液体由内向外在软组织内聚集形成囊肿[6-8]。当囊肿较小、张力不高时,对周围组织压迫症状较轻,患者仅表现盂唇撕裂的相应症状,如运动受限、运动时疼痛、肩关节不稳感等。若盂唇撕裂处未经外科修复,单向阀门作用不断加强,囊肿不断增大,可能卡压神经造成严重后果。

肩胛上神经起自臂丛干,向后走行经肩胛上切迹进入冈上窝,继而绕行至肩胛冈外缘,支配冈上肌、冈下肌和肩关节。腋神经由第 5 和第 6 颈神经前支的纤维束组成,由臂丛后束发出,伴旋肱后血管向后外方走行,穿四边孔,绕肱骨外科颈至三角肌深面,支配三角肌和小圆肌。当盂唇旁囊肿压迫肩胛上神经或腋神经时,相应神经所分布支配的肌肉会发生去神经性萎缩。MRI 表现为肌肉形态缩小,被脂肪组织浸润替代,肌间隙增宽,肌肉内出现类似脂肪的高信号等异常改变。

**讨论**

盂唇旁囊肿是指位于肩胛上切迹及盂肱切迹内的囊肿,可在 2%~4% 的正常成年人中出现,以 30~40 岁人群多见,囊肿平均直径约 1~2cm[9-10]。肩胛上孔由肩胛上切迹和肩胛上横韧带围成,肩胛下孔由冈盂切迹和肩胛下横韧带围成,肩胛上神经从这两个孔道中穿过,并依次发出冈上肌支和冈下肌支。当盂唇旁出现囊肿等占位性病变时,压迫肩胛上神经,可出现冈上肌和冈下肌去神经性萎缩。除此之外,盂唇旁囊肿的临床表现常不典型,可无明显症状,也可为不同程度的慢性疼痛,部分患者伴有上臂外展时疼痛无力。传统观点认为囊肿好发于后上盂唇旁,很少发生在前盂唇旁,下盂唇旁最为罕见。但位于下盂唇旁的囊肿并非鲜见,Ji 等[11]报道了 5 例位于下盂唇旁的囊肿,并且均伴有盂唇 5~7 点钟方向撕裂。Moon等[12]也以个案的形式报道了下盂唇旁囊肿,并伴有盂唇 6~7 点钟方向撕裂。

盂唇旁囊肿通常被认为与盂唇撕裂有关,但不一定能观察到囊肿与撕裂之间相互沟通。Westerheide 等[13]回顾性分析了 14 例囊肿位于盂肱切迹内的病例,其中 12 例伴有肩关节IGHL(superior labrum from anterior to posterior,SLAP),8 例冈下肌内见因囊肿压迫肩胛上神经所导致的去神经性异常信号,全部行关节镜囊肿抽吸术,并对 SLAP 进行盂唇修补,术后患者肩部外展受限均得到改善,复查 MRI 冈下肌内异常信号消失。Westerheide 等认为盂唇撕裂形成囊肿,囊肿压迫肩胛上神经造成上臂外展受限。Youm 等[14]对 10 例盂肱切迹内囊肿并伴有上盂唇撕裂患者,仅行盂唇修补术,未处理囊肿,术后仍成功缓解患者上臂外展乏力的症状,复查 MRI 示囊肿消失。他们主张,对于此类关节内病变所导致的囊肿,应寻求病因治疗,对盂唇进行修复是治疗囊肿的关键。

Sanders[15]报道了一例少见的由于下盂唇撕裂并发盂唇旁囊肿,并压迫四边孔的病例。四边孔位于关节盂后下方,上界为小圆肌,下界为大圆肌,内界为肱三头肌长头,外界为肱骨外科颈,其内有腋神经及旋肱后血管穿过。当四边孔内穿行的腋神经及旋肱后血管受压时,会引起四边孔综合征。临床表现为肩关节前部及外侧部间歇性钝痛,上臂外旋时加剧,在受腋神经支配的三角肌区域会出现皮肤感觉异常,同时小圆肌及三角肌去神经性萎缩[16]。

超声检查经济便捷,对于疑似盂唇旁囊肿者,可作为首选的检查方式。MRI 检查的价值在于,能够进一步发现盂唇撕裂及两者之间的关系,此类患者 MRI 或 CT 肩关节造影对显示盂唇撕裂最为敏感。

盂唇旁囊肿强烈提示盂唇撕裂损伤,更重要的意义在于当囊肿位于特殊区域,如肩胛上区的肩胛上神经走行区及下方的腋神经走行区时,会对神经造成卡压,引起相应临床表现,如不及时处理,可能造成患者致残的严重后果。

判读要点
- 囊肿位于盂唇旁软组织内,发现囊肿时,应进一步全面评估盂唇损伤;
- 囊肿表现为单房或多房,增强无强化或边缘轻度强化;
- 囊肿位于肩胛上区及四边孔附近时,需观察神经有无卡压,可行 MRI 或 CT 肩关节造影;
- 同时观察冈上肌、冈下肌、三角肌和小圆肌等有无萎缩。

# 参 考 文 献

[1] CORAL A,VAN HOLSBEECK M,ADLER R. Imaging of meniscal cyst of the knee in three cases [J]. Skeletal Radiol,1989,18:451-455.

[2] KLAUE K,DURNIN CW,GANZ R. The acetabular rim syndrome [J]. J Bone Joint Surg Br,1991,73:423-429.

[3] MILLS CA,HENDERSON IJP. Cysts of the medial meniscus:arthroscopic diagnosis and management [J]. J Bone Joint Surg Br,1993,75:293-298.

[4] MORRISON W B,SANDERS T G . Problem solving in musculoskeletal imaging [electronic resource][J]. Journal of Vascular & Interventional Radiology,2009,20(3):427.

［5］TIRMAN P F,FELLER J F,JANZEN D L,et al. Association of glenoid labral cysts with labral tears and glenohumeral instability:radiologic findings and clinical significance［J］. Radiology,1994,190:653-658.

［6］IANNOTTI J P,RAMSEY M L. Arthroscopic decompression of a ganglion cyst causing suprascapular nerve compression［J］. Arthroscopy,1996,12:739-745.

［7］LICHTENBERG S,MAGOSCH P,HABERMEYER P. Compression of the suprascapular nerve by a ganglion cyst of the spinoglenoid notch:the arthroscopic solution［J］. Knee Surg Sports Traumatol Arthrosc,2004,12:72-79.

［8］KESSLER M A,STOFFEL K,OSWALD A,et al. The SLAP lesion as a reason for glenolabral cysts:a report of five cases and review of the literature［J］. Arch Orthop Trauma Surg,2007,127:287-292.

［9］WESTERHEIDE K J,DOPIRAK R M,KARZEL R P,et al. Suprascapular nerve palsy secondary to spinoglenoid cysts:results of arthroscopic treatment［J］. Arthroscopy,2006,22(7):721-727.

［10］GARTSMAN G M. Shoulder arthroscopy［M］. 2nd ed. Philadelphia:WB Saunders,2008.

［11］JI JH,SHAFI M,KIM YM,et al. Development of new SLAP lesion after the arthroscopic,isolated decompression of ganglion cyst of the shoulder［J］. Knee Surg Sports Traumatol Arthrosc,2009,17:1500-1503.

［12］MOON C,JI J,KIM S,et al. Multidirectional instability accompanying an inferior labral cyst［J］. Clinics in Orthopedic Surgery,2010,2(2):121-124.

［13］WESTERHEIDE K J,DOPIRAK R M,KARZEL R P,et al. Suprascapular nerve palsy secondary to spinoglenoid cysts:results of arthroscopic treatment［J］.Arthroscopy,2006,22(7):721-727.

［14］YOUM T,MATTHEWS PV,EL ATTRACHE NS. Treatment of patients with spinoglenoid cysts associated with superior labral tears without cyst aspiration,debridement,or excision［J］. Arthroscopy,2006,22(5):548-552.

［15］SANDERS T G,TIRMAN P F. Paralabral cyst:an unusual cause of quadrilateral space syndrome［J］. Arthroscopy,1999,15(6):632-637.

［16］BELTRAN J,ROSENBERG ZS. Diagnosis of compressive and entrapment neuropathies of the upper extremity:Value of MR Imaging［J］.Am J Roentgenol,1994,163:525-531.

# 5. 喙锁间距增大
## The Increased Distanced Between Coracoid Process and Clavicle

**表现**

喙锁间隙增大,为喙突尖部上缘与锁骨下缘之间的间隙较正常增宽,可在X线前后位和MRI冠状位显示,此征象提示肩锁关节脱位,是肩锁关节脱位的间接征象(图1-5-1)。

**解释**

喙锁间隙为喙突上缘与锁骨外下缘间的间隙,间隙内存在喙锁韧带,喙锁韧带的作用是稳定肩锁关节,其上端附着于锁骨外三分之一下缘,下端附着于喙突根部。喙锁韧带由独立的两束韧带共同组成,分别为位于前外侧呈四边形的斜方韧带(trapezoid ligament,TL),与形似圆锥位于后内侧的锥状韧带(conoid ligament,CL),两者于锁骨止点处存在一定间隙。Debski等[1]认为,斜方韧带主要防止锁骨向后移位,锥状韧带主要防止锁骨向上移位。喙锁韧带是保持锁骨远端稳定,防止其向上和向后移位最重要的结构[2]。正常喙锁间隙可在X线平片显示,正常宽度11~13mm[3]。

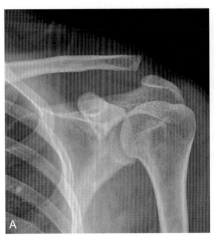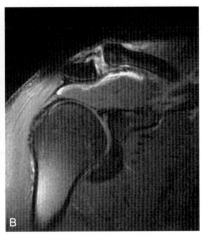

**图 1-5-1　喙锁间距增大**

A~B 图均可见肩锁关节脱位,锁骨远端向上移位,肩锁关节间距及喙锁间距增大,

MRI 冠状位可见邻近软组织水肿

肩锁关节是一个微动关节,由肩峰内侧关节面与锁骨远端关节面组成,其稳定结构主要包括锁骨和喙突之间的喙锁韧带、肩锁关节囊及其之间由关节囊增厚移行而成的肩锁韧带。当暴力直接作用于肩峰时,可导致肩锁韧带、喙锁韧带断裂。喙锁韧带对于肩锁关节在纵向水平上的稳定起决定性作用,当肩锁关节脱位,特别是大角度移位,喙锁韧带断裂,锁骨上抬、喙锁间隙增大,当间隙距离增宽达 14mm 以上,或较健侧增宽超过 50%,均强烈提示喙锁韧带断裂[4]。X 线和 MRI 冠状位观察到肩锁关节距离增宽和喙锁间距增大,均提示肩锁关节脱位。

**讨论**

肩锁关节脱位在临床上较为常见。Rockwood 于 1984 年改进了 Allman 和 Tossy 的三分法,把肩锁关节脱位分为 6 型,用以指导肩锁关节脱位的临床诊疗。Ⅰ型:肩锁韧带扭伤或部分撕裂,但功能存在,喙锁韧带完整。Ⅱ型:肩锁韧带完全撕裂,喙锁韧带扭伤或部分撕裂。Ⅲ型:肩锁和喙锁韧带均断裂,三角肌和斜方肌附着点从锁骨外端撕裂。Ⅳ型:肩锁和喙锁韧带均断裂,三角肌和斜方肌附着点从锁骨外端撕裂。此外,锁骨远端向后移位进入或穿过斜方肌。Ⅴ型:肩锁和喙锁韧带均断裂,三角肌与斜方肌在锁骨远端的附着部均从锁骨远端完全分离,锁骨远端向上严重移位于皮下。Ⅵ型:极度外展和外旋时导致的罕见损伤,锁骨远端移位到肩峰下方或喙突下方。Rockwood Ⅱ型、Ⅲ型、Ⅴ型损伤可以导致喙锁间隙增宽,其中Ⅴ型锁骨远端移位程度最大,喙锁间隙增宽最为明显,Ⅱ型移位较轻,Ⅲ型介于前两者之间,喙锁间隙增宽这一征象最常出现于Ⅲ型损伤中[5-6]。对于 Rockwood Ⅰ、Ⅱ型损伤,大多数学者认为不需要进行手术,对于Ⅳ~Ⅵ型的损伤,则应行手术治疗。但对于Ⅲ型损伤是否手术及术式存在争议。通常建议需要高强度抬举上臂的患者行手术治疗,例如运动员和体力劳动者。近年来,随着对肩关节解剖学和生物力学特点的进一步认识,对斜方韧带和锥状分别进行解剖重建手术逐渐成为一种趋势[7]。

X 线平片是肩锁关节脱位的首选检查方法,检查时应注意球管需向头侧倾斜 10°~15°,可以使锁骨投影不与肩胛骨重叠,同时能充分显示锁骨下缘,并有利于细微骨折和游离骨片的观察。摄片时还应包括对侧肩锁关节,以评估患侧的损伤程度,特别是在诊断 Rockwood I、II 型损伤中[8]。X 线正常肩锁关节宽度为 1~3mm[9],此宽度通常随着年龄增加而增宽,当男性 >7mm,女性 >6mm 时为病理性改变[9]。同时 X 线还能观察喙锁间隙是否增宽,测量此间隙的方法为在喙突尖部上缘与锁骨下缘之间作垂线,垂线正常长度为 11~13mm,当增宽 >14mm 时为病理性改变。当 X 线显示骨折位于锁骨远端、近喙锁韧带附着处时,应高度怀疑伴有喙锁韧带损伤,此时需进一步行 MRI 检查,评估韧带损伤。

MRI 较 X 线能更加全面地评估肩锁关节损伤,以及周边出血和软组织损伤,同时能更正临床分型,为临床治疗提供依据。Schaefer[10]等人研究了 13 个病例,发现在临床评估为 II 型和 I 型的肩锁关节损伤中,分别有 20% 和 50% 的患者在 MRI 评估中分型更高。冠状位 MRI 更能有目的性地显示喙锁韧带损伤,并且区分是斜方韧带损伤还是锥状韧带损伤。Schaefer[10]等人和 Antonio[11-12]等人的研究表明,T1 序列对于喙锁韧带显示最佳,而对于喙锁韧带撕裂伴有周边出血和积液者,压脂 T2 或 PD 序列显示最佳。当肩锁关节骨折或向前、向后脱位时,要同时行轴位和矢状位 MRI 检查,避免因投影重叠而导致错漏诊。

### 判读要点

- 在肩关节 X 线前后位和 MRI 冠状位观察;
- 喙突尖部上缘与锁骨下缘之间垂线距离 >14mm;
- 同时评估肩锁关节脱位及程度,肩锁关节间隙 >5mm 提示脱位;
- 肩锁关节向前、向后脱位,需行 MRI 轴位和矢状位检查;
- MRI 上评估肩锁关节周围和喙锁间隙内软组织损伤。

# 参 考 文 献

[1] DEBSKI R E,PARSONS I M,WOO S L,et al. Effect of capsular injury on acromioclavicular joint mechanics[J]. Bone Joint Surg Am,2001,83:1344-1351.

[2] COSTIC R S,LABRIOLA J E,RODOSKY M W,et al.Biomechanical rationale for development of anatomical reconstructions of the coracoclavicular ligaments after complete acromioclavicular joint dislocations [J].Am J Sports Med,2004,32:1929-1936.

[3] BUCHOLZ R W,HECKMAN J D. Chapter 29:acromioclavicular joint injuries.In:Rockwood and Green's fractures in adults [M]. 5th ed. Philadelphia,Pa:Lippincott Williams &Wilkins.2001,1210-1244.

[4] ALYAS F,CURTIS M,SPEED C,et al. MR imaging appearances of acromioclavicular joint dislocation [J]. Radio Graphics,2008,28(2):463-479;quiz 619.

[5] ROCKWOOD C,WILLIAMS G,YOUNG D. Acromioclavicular injuries [M]. 4th ed. La Mesa,California: Lippincott Raven,1996,1341-1413.

[6] KIM AC,MATCUK G,PATEL D,et al. Acromioclavicular joint injuries and reconstructions:a review of expected imaging findings and potential complications [J]..Emerg Radiol,2012,19(5):399-413.

[7] STUCKEN C,COHEN S B. Management of acromiocla vicular joint injuries [J]. Orthop Clin North Am,2015, 46(1):57-66.

[8] BUCHOLZ R W,HECKMAN J D. Chapter 29:acromioclavicular joint injuries. In:rockwood and green's fractures in adults [M]. 5th ed. Philadelphia,Pa:Lippincott Williams &Wilkins.2001,1210-1244.

[9] ZANCA P. Shoulder pain:involvement of the acromioclavicular joint (analysis of 1,000 cases)[J]. Am J Roentgenol Radium Ther Nucl Med,1971,112:493-506.

[10] SCHAEFER F K,SCHAEFER P J,BROSSMANN J,et al. Experimental and clinical evaluation of acromioclavicular

joint structures with new scan orientations in MR［J］. Eur Radiol,2006,16:1488-1493.

［11］ANTONIO G E,CHO J H,CHUNG C B,ct al. Pictorial cssay：MR imaging appcarance and classification of acromioclavicular joint injury［J］.Am J Roentgenol,2003,180:1103-1110.

［12］MOHAMMED H,SKALSKI M R,PATEL D B,et al. Coracoid process：the lighthouse of the shoulder［J］. Radiographics,2016,36(7):2084-2101.

# 6. 肩锁关节间隙增宽
## The Broad Acromioclavicular Joint

### 表现

肩锁关节间隙主要包括肩锁间隙和喙锁间隙,肩锁关节间隙宽度在肩关节 X 线正位和应力位片、CT 或 MRI 斜冠状位中测量。判断其增宽的标准不一,部分文献认为肩锁间隙宽度 >5mm[1],部分文献报道 >7mm[2-4],应力位较正位片间隙稍宽,宽度 >3mm[5]。喙锁间隙 >14mm 者,提示喙锁间隙增宽[2]。常伴关节韧带损伤或断裂、锁骨肩峰端移位、周围软组织肿胀和关节腔积液等征象(图 1-6-1)。

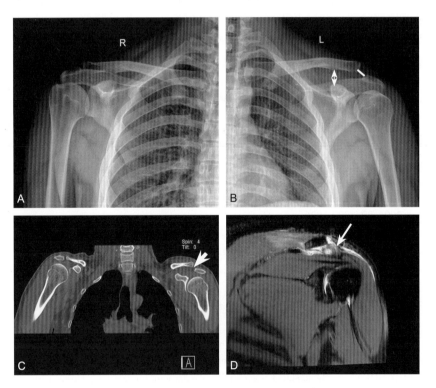

图 1-6-1 肩锁关节间隙及喙锁间隙增宽

A. 正常肩锁关节 X 线正位片;B. 左侧肩锁间隙(直线)及喙锁间隙(双箭头)增宽;
C. CT 冠状位重建,左侧肩锁关节间隙(短箭头)及喙锁间隙增宽,锁骨肩峰端向
上移位;D. MRI 斜冠状位,肩锁关节韧带断裂(长箭头),肩锁关节间隙增宽,肩峰
上移,关节周围渗出,周围软组织肿胀

**解释**

肩锁关节是由锁骨肩峰端和肩胛骨肩峰共同构成的微动关节,主要功能是锁骨与肩峰的滑动,以及肩胛骨相对于锁骨的旋转。肩锁关节由关节囊包绕,关节囊增厚的部分形成肩锁韧带,附着于关节面周缘,关节上下、前后分别有肩锁韧带上下、前后部分加强,防止锁骨和肩峰远端前后水平移动[5]。肩锁韧带相对薄弱,但其周边有喙锁韧带加固,喙锁韧带厚而致密,连接于肩胛骨喙突和锁骨肩峰端,是上肢通过锁骨附着于躯干的主要韧带,主要功能是限制肩锁关节垂直方向活动,同时防止锁骨外侧端过度前移和肩峰端过度后移。喙肩韧带位于肩锁关节外下,连接喙突与肩峰,该韧带薄而长,呈三角形,部分与关节囊融合,主要功能是加强肩锁下韧带,同时防止肱骨头过度向后上移位。除了以上韧带以外,三角肌和斜方肌也有加固肩锁关节的作用[6-7]。

正常肩锁间隙宽度各文献报道不一。齐忠政等[8]认为肩锁间隙正常宽度约 2~5mm,Rockwood 等[5,9]报道宽度约 1~6mm,Zanca[10] 报道宽度约为 1~3mm,应力位间隙稍增宽 1~2mm,>3mm 诊断为间隙增宽。喙锁间隙正常宽度约 11~13mm,应力位间隙稍增宽 1~3mm[2-5]。肩锁关节间隙增宽,是诊断肩锁关节脱位的直接征象。肩锁关节脱位约占肩部损伤的 12%,占全身关节脱位的 10%,常见于 20 岁左右的男性运动员[11]。损伤机制如下。①直接暴力损伤:暴力由上而下冲击肩峰,肩峰和肩胛骨猛然向下移动,引起肩锁、喙锁韧带损伤断裂,外力较大时可导致斜方肌和三角肌在肩峰和锁骨的腱性附着部断裂而导致肩锁关节脱位;②间接暴力损伤:较少见,多为手部或肘部摔伤着地,暴力通过肘或手经肱骨传导达肩峰,肩胛骨向内上推移,导致肩锁韧带和关节囊损伤[12]。肩锁关节脱位目前常用 Rockwood 分型[9],共分为 6 型,各型影像表现如下。Ⅰ型:肩锁韧带扭伤,喙锁韧带完整,肩锁关节间隙宽度和喙锁间距正常,该型影像不易诊断;Ⅱ型:肩锁韧带断裂,喙锁韧带损伤,肩锁关节间隙增宽,喙锁间距增大,锁骨远端高于肩峰,但高出程度小于锁骨厚度;Ⅲ型:肩锁韧带及喙锁韧带完全断裂,锁骨远端向上移位,锁骨远端高于肩峰至少一个锁骨厚度的高度,喙锁间距较正常对侧增宽约 25%~100%;Ⅳ型:喙锁间隙增宽,锁骨远端向后移位;Ⅴ型:在Ⅲ型脱位的基础上,伴锁骨远端向后移位进入或穿出斜方肌,喙锁间隙较对侧增宽 100%~300%;Ⅵ型:肩锁韧带和喙锁韧带完全断裂,伴锁骨肩峰端向下移位至肩峰下或喙突下,喙锁间距小于正常,此类型较少见。

**讨论**

肩锁关节间隙增宽是诊断肩锁关节脱位的直接征象,是肩锁关节韧带损伤的间接征象。肩锁关节间隙宽度在肩关节 X 线正位和应力位片、CT 或 MRI 斜冠状位中测量,测量方法为锁骨肩峰端和肩胛骨的肩峰内侧缘水平连线[13]。

肩锁关节脱位患者早期一般无明显症状,尤其症状较轻者,极易漏诊、误诊、延误治疗,使患者后期出现肩痛、肩峰撞击、再脱位等并发症,影响关节功能恢复[14],故正确诊断肩锁关节脱位至关重要。目前诊断肩锁关节脱位的主要方法有 X 线、CT、MRI、超声等 4 种影像检查,前 3 种常用。文献报道超声可通过观察肩锁关节韧带、关节囊及周围软组织来间接诊断肩锁关节脱位[15]。X 线摄片是诊断肩锁关节脱位的常规方法,能够明确骨质受损、骨折等情况,但无法显示韧带、软组织、软骨等损伤,适当采用应力位片,可提高肩锁关节脱位的诊断效能。CT 能清晰显示肩锁关节对应关系、细小碎骨片、骨膜撕裂、周围软组织肿胀、关节囊积液,也可精确测量肩锁关节距离。但 CT 诊断韧带及周围软组织损伤效能低于 MRI。

MRI 具有多方位、多参数、多序列组合方式和良好的软组织分辨率,是目前最为有效的诊断技术。

正常肩锁关节 MRI 表现:骨皮质呈低信号,关节纤维软骨板或关节盘呈等信号(与肌肉相比)。韧带损伤 MRI 直接征象:①韧带肿胀、信号增高;②部分或全组韧带连续性中断并伴韧带内异常高信号,断端增粗、边缘不规则,一端撕裂后短缩呈飘带状改变。Alyas 等[16]发现 MRI 能准确区分 Rockwood 分类中的Ⅱ、Ⅲ级损伤,这两种损伤常规 X 线摄片不易鉴别;MRI 可诊断Ⅰ级损伤时肩锁上韧带损伤,还可清晰显示慢性肩锁关节损伤时肩锁或喙锁韧带增厚改变。

肩锁关节半脱位较难诊断,常为复合损伤,需与锁骨肩峰端骨折和肩峰骨折相鉴别。若肩锁关节半脱位治疗后仍疼痛和关节功能活动受限,可能与关节内纤维软骨盘或关节软骨碎裂残留关节内有关,关节造影有助于诊断。

肩锁关节脱位的治疗原则主要有:①肩锁关节解剖复位;②清除破裂关节面和关节软骨盘;③修复稳定关节的韧带和关节囊;④可早期进行无痛功能锻炼。目前认为 Rockwood Ⅰ型或Ⅱ型损伤采用保守治疗为主,用压迫固定法或胶布固定 4~6 周;而Ⅳ、Ⅴ型损伤须手术治疗。Rockwood Ⅲ型损伤的治疗,目前仍存在争议。研究表明 Rockwood Ⅲ型损伤患者,手术治疗与保守治疗得到的疗效相似[17-18]。

**判读要点**

- 肩锁关节脱位的直接征象;
- 肩锁韧带损伤的间接征象;
- 在肩关节 X 线正位和应力位片、CT 或 MRI 斜冠状位观察,测量肩锁间隙和喙锁间隙;
- 肩锁间隙 >5mm,较健侧增宽 >3mm;喙锁间隙较健侧增宽 >4mm。

# 参 考 文 献

[1] 曹智辉,郝长胜,王秀荣,等.肩锁关节损伤影像研究[J].实用放射学杂志,2010,26(1):67-70.

[2] MELENEVSKY Y,YABLON C M,RAMAPPA A,et al. Clavicle and acromioclavicular joint injuries:a review of imaging,treatment,and complications [J]. Skeletal Radiology,2011,40(7):831-842.

[3] SIMOVITCH R,SANDERS B M,LAVERY K,et al. Acromioclavicular joint injuries:diagnosis and management [J]. Journal of the American Academy of Orthopaedic Surgeons,2009,17(4):207-219.

[4] MAZZOCCA A D,ARCIERO R A,BICOS J. Evaluation and treatment of acromioclavicular joint injuries [J]. American Journal of Sports Medicine,2007,35(2):316-329.

[5] KIM A C,MATCUK G,PATEL D,et al. Acromioclavicular joint injuries and reconstructions:a review of expected imaging findings and potential complications [J].Emergency Radiology,2012,19(5):399-413.

[6] MACDONALD P B,LAPOINTE P. Acromioclavicular and sternoclavicular joint injuries [J]. Orthop Clin North Am,2008,39(4):535-545.

[7] JR S E,NASCA R J,SHELLEY B S. Anatomical observations on the acromioclavicular joint and supporting ligaments [J]. Am J Sports Med,1987,15(15):199-206.

[8] 齐忠政. 人体 X 线解剖图谱[M].北京:科学出版社,1984,20:141-144.

[9] ROCKWOOD C A,WILLIAMS G,YOUNG C.Injuries to the aeromioclavieular joint fractures in adults [J]. Philadelphia:Lip-pieott Raven,1996:1341-1414.

[10] ZANCA P. Shoulder pain:involvement of the acromioclavicular joint.(analysis of 1,000 cases)[J].

American Journal of Roentgenology Radium Therapy & Nuclear Medicine,1971,112(3):493-506.

［11］ALYAS F,CURTIS M,SPEED C,et al. MR imaging appearances of acromioclavicular joint dislocation［J］. Radiographics,2008,28(2):463-479.

［12］戴尅戎.肩部外科学［M］.北京:人民卫生出版社,1992.

［13］GASTAUD O,RAYNIER JL,DUPARC F,et al. Reliability of radiographic measurements for acromioclavicular joint separations［J］.Orthopaedics & Traumatology Surgery & Research Otsr,2015,101(8): 291-295.

［14］龚晓峰,姜春岩,王满宜.肩锁关节脱位的诊断与治疗［J］.中华骨科杂志,2005,25(4):240-244.

［15］HEERS G,HEDTMANN A. Correlation of ultrasonographic findings to Tossy's and Rockwood's classification of acromioclavicular joint injuries［J］.Ultrasound in Medicine & Biology,2005,31(6):725-732.

［16］ALYAS F,CURTIS M,SPEED C,et al. MR imaging appearances of acromioclavicular joint dislocation［J］. Radiographics,2008,28(2):463-479.

［17］ROLF O,HANN VWA,EWERS A,et al. Acromioclavicular dislocation Rockwood III-V:results of early versus delayed surgical treatment［J］. Archives of Orthopaedic & Trauma Surgery,2008,128(10):1153-1157.

［18］MOHAMMED H,SKALSKI M R,PATEL D B,et al. Coracoid process:the lighthouse of the shoulder［J］. Radiographics,2016,36(7):2084-2101.

# 7. Hill-Sachs 损伤
## The Hill-Sachs Lesion

### 表现

在肩关节 CT 或 MRI 横断位显示,是肩关节前下脱位的间接征象。急性期:肱骨头后外上部骨皮质向内凹陷,MRI 同时可见凹陷周围骨髓水肿,T1WI 低信号,T2WI 高信号,T2WI STIR 高信号。邻近关节囊、关节腔可见少量积液(图 1-7-1)。若伴有前下盂唇撕脱和关节盂前下方骨质水肿时,则合并 Bankart 损伤。慢性期:肱骨头后外上部骨皮质向内凹陷,局部骨质缺损,骨髓无水肿。

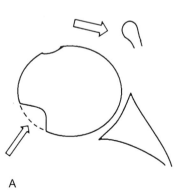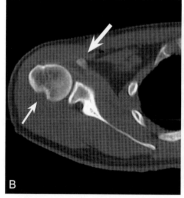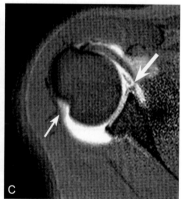

图 1-7-1　Hill-Sachs 损伤

A.肱骨 Hill-Sachs 损伤模式图,骨折凹陷缺损区(细箭头),喙突(粗箭头);B.右肩关节 CT 示肱骨头后外上骨折凹陷区(细箭头),喙突(粗箭头);C.同一患者右肩 MRI 关节造影示肱骨头后外上骨折凹陷(细箭头),并盂唇损伤(粗箭头)

## 解释

Hill-Sachs 损伤，又称为 Hill-Sachs 骨折，指肱骨头压缩性骨折，当肩关节前脱位时，关节盂前缘撞击导致肱骨头后外侧压缩骨折。美国圣地亚哥放射科的两位医生 Harold Arthur Hill 和 Maurice David Sachs 首先报道了该病，故此得名[1]。

当肩关节受到由后向前的间接暴力时，如跌倒时上肢外展、外旋，手掌或肘部着地，外力沿肱骨纵轴向上冲击，肱骨头自肩胛下肌和大圆肌之间薄弱处撕脱，关节囊向前下脱出，形成前脱位。正常情况下，肱骨头关节面下软骨和骨质是光滑圆弧形结构，肩关节前脱位时，肱骨头向前下移位，肱骨头后外侧骨质与前下关节盂发生猛烈撞击并相互挤压，撞击部位软骨和软骨下骨组织凹陷。撞击力量较小时，X 片表现可隐匿，而 MRI 呈软骨下骨质挫伤水肿表现；撞击力量大时，撞击部位骨质明显凹陷，形成 Hill-Sachs 损伤。

反 Hill-Sachs 骨折：当肩关节受到由前向后的直接或间接暴力时，若肩关节在内收、内旋位肱骨受到由下向上的轴向外力时，肩关节向后脱位，肱骨头前侧与关节盂后缘发生猛烈撞击并相互挤压，撞击部位软骨和软骨下骨组织凹陷，CT 或 X 片显示肱骨头前侧关节面下局限性骨质凹陷，MRI 呈软骨下骨质挫伤水肿表现。

## 讨论

Hill-Sachs 损伤是由于肱骨头前下脱位，肱骨头后外上部骨质与前下盂唇撞击，导致肱骨头后外上部软骨和软骨下骨质凹陷。Hill-Sachs 损伤是肱骨头前下脱位的间接征象之一。X 片、CT、MRI 可以直接观察骨质损伤的程度及范围[2-3]；Hill-Sachs 损伤的宽度、深度和骨质缺损的弧度与肩关节的稳定性相关。

严重的 Hill-Sachs 损伤，肱骨后外侧骨质凹陷，当肱骨外展、外旋时凹陷的肱骨与关节前下盂唇形成"咬合"[4]，从而引发肱骨再次脱位。有研究表明[5]，严重的 Hill-Sachs 损伤进行单纯 Bankart 修复手术后，肩关节再次脱位的风险明显增高。文献中常常采用测量骨质凹陷深度、宽度、面积和弧度来判断 Hill-Sachs 骨折的肩关节稳定程度。Provencher[6-8]等用破坏骨质与肱骨头弧面比例来评估 Hill-Sachs 骨折的程度，研究证实，脱位的严重程度与其大小比例相关，并且认为比例小于 20% 无太大临床意义，比例大于 40% 时需要手术干预。Rowe 等[5]根据骨质缺损面积将 Hill-Sachs 骨折分为轻、中、重度，认为骨质缺损小于 2cm（宽度）×0.3cm（深度）为轻度；缺损达 4cm（宽度）×1cm（深度）为中度；缺损大于 4cm（宽度）×1cm（深度）为重度，并认为复发性肩关节脱位，与肱骨头损伤程度相关。

严重的 Hill-Sachs 损伤后，肩关节复发性脱位主要与肱骨骨质凹陷及前下盂唇"吻合"有关。目前，大部分学者[9-10]认为当 Hill-Sachs 损伤肱骨头凹陷深度 >0.3cm，且盂唇前缘骨质缺损 >25%，或者 Hill-Sachs 损伤≥25%，且盂唇前缘缺损 <20%~25% 时，需要进行 Remplissage 手术，填充 Hill-Sachs 损伤的骨质缺损部分。若盂唇前缘骨质缺损大于 25% 时，需要进行骨质移植手术[11]。

总之，不同程度 Hill-Sachs 损伤需要采取不同的手术方式进行修补。普通 X 线检查后提示有肱骨头前下脱位时，应进一步行 CT 或 MRI 检查，以完善对 Hill-Sachs 损伤程度的评估，从而选择最适合的手术方案。MRI 对骨髓水肿具有较高的灵敏度，对轻度急性期 Hill-Sachs 损伤有较高的诊断价值。

## 判读要点

• 肩关节前下脱位的间接征象；

- Hill-Sachs 损伤平面位于喙突水平；
- CT 检查可对 Hill-Sachs 损伤程度进行评估；
- MRI 对轻度急性期 Hill-Sachs 损伤具有较高的诊出率；
- 不同程度 Hill-Sachs 损伤，手术处理方式不一样。

## 参 考 文 献

[ 1 ] HILL H A,SACHS M D. The groove defect of the humeral head:a frequently unrecognized complication of dislocation of the shoulder joint [ J ]. Radiology,1940,35:690-700.

[ 2 ] CHAROUSSET C,BEAUTHIER V,BELLAICHE L,et al. Can we improve radiological analysis of osseous lesions in chronic anterior shoulder instability? [ J ]. Orthop Traumatol Surg Res,2010,96(8):S88-S93.

[ 3 ] CHO SH,CHO NS,RHEE YG. Preoperative analysis of the Hill-Sachs lesion in anterior shoulder instability: how to predict engagement of the lesions [ J ]. Am J Sports Med,2011,39(11):2389-2395.

[ 4 ] CHO SH,CHO NS,RHEE YG.Preoperative analysis of the Hill-Sachs lesion in anterior shoulder instability: how topredict engagement of the lesion [ J ].Am J Sports Med,2011,39(11):2389-2395.

[ 5 ] ROWE CR,ZARINS B,CIULLO JV.Recurrent anterior dislocation of the shoulder after surgical repair. Apparent causes of failure and treatment [ J ].One Joint Surg Am,1984,66(2):159-168.

[ 6 ] PROVENCHER M T,FRANK R M,LECLERE L E,et al. The Hill-Sachs lesion:diagnosis,classification and management [ J ].J Am Acad Orthop Surg,2012,20(4):242-252.

[ 7 ] BOCK P,KLUGER R,HINTERMANN B. Anatomical reconstruction for reverse Hill-Sachs lesions after posterior locked shoulder dislocation fracture:a case series of six patients [ J ].Arch Orthop Trauma Surg, 2007,127(7):543-548.

[ 8 ] SKENDZEL J D,SEKIYA J K. Diagnosis and management of humeral head bone in shoulder instability [ J ]. Am J Sports Med,2012,40(11):2633-2644.

[ 9 ] KOO SS,BURKHART SS,OCHOA E. Arthroscopic double-pulley remplissage technique for engaging Hill-Sachs lesions in anterior shoulder instability repairs [ J ].Arthroscopy,2009,25(11):1343-1348.

[ 10 ] SEKIYA J K,JOLLY J,DEBSKI R E. The effect of a Hill-Sachs defect on glenohumeral translations,in situ capsular forces,and bony contact forces [ J ].Am J Sports Med,2012,40(2):388-394.

[ 11 ] PROVENCHER M T,BHATIA S,GHODADRA N S,et al. Recurrent shoulder instability:current concepts for evaluation and management of glenoid bone loss [ J ].J Bone Joint Surg Am,2010,92,Suppl 2(6): 133-151.

# 8. 盂肱关节间隙增宽
## The Broad Glenohumeral Joint

**表现**

盂肱关节间隙是肱骨头与肩胛盂臼之间的间隙，在肩关节 X 线前后位片上测量，正常间距约 4~5mm，若间距 >6mm 或 X 线平片、CT 和 MRI 图像上观察患侧较健侧明显增宽时，视为盂肱关节间隙增宽（图 1-8-1、图 1-8-2）。

**解释**

在肩关节 X 线前后位，即肩关节正位片上，于盂肱关节上、中、下部分别测量关节盂前缘与肱骨头边缘的间距,取三者平均值为盂肱关节间隙宽度,正常间距约 4~5mm[1]。部分正常女性的盂肱关节间隙随着年龄增长略增宽,但大部分人盂肱关节间隙无明显变化。盂肱关节间隙明显增宽提示盂肱关节病变,如肩关节后脱位、肩关节感染、占位病变等。

### 讨论

外伤患者盂肱关节间隙增宽提示肩关节后脱位。肩关节后脱位较罕见,占肩关节外伤的 0.9%[2],多由传导应力引起,上臂处于前屈内收内旋位,应力沿肱骨轴向传导致使肱骨头冲破后关节囊向后脱出;肩关节前方的直接暴力打击亦可造成后脱位。因为肩关节后方肌肉、肌腱和关节囊纤维层支撑力强,所以后脱位体征不如前脱位明显,临床工作中较易漏诊,研究表明,其初诊漏诊率高达 79%[3]。多项研究证明[4],创伤患者盂肱关节间隙增宽多提示肩关节后脱位,可提高初诊准确率,为患者早期治疗和预后恢复争取时间。

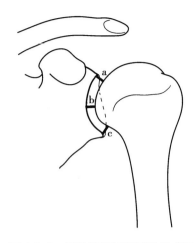

图 1-8-1 盂肱关节间隙测量模式图

盂肱关节间隙测量:于关节上、中、下部分别测量关节盂前缘与肱骨头边缘的间距,取三者平均值为盂肱关节间隙宽度,即:盂肱间距 =(a+b+c)/3

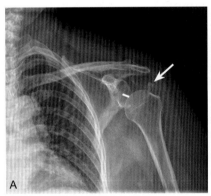 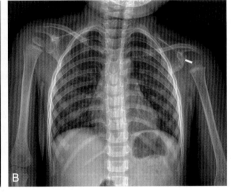

图 1-8-2 盂肱关节间隙增宽

A. 左侧盂肱关节间隙增宽(线段),左侧冈上肌肌腱走行区斑片状高密度影(箭头),诊断为肩关节脱位,并左侧冈上肌钙化性肌腱炎;B. 左侧肱骨头骨骺较右侧小,盂肱关节间隙增宽(线段),诊断左肩关节脱位,并肱骨头骨骺发育异常

化脓性肩关节炎患者早期或动态观察亦会出现盂肱关节间隙增宽。化脓性关节炎,成人多累及膝关节,儿童多见于髋关节,肩关节化脓性关节炎较少见[5-6]。化脓性关节炎 50%以上为金黄色葡萄球菌感染,细菌可经血管、邻近组织感染等多种途径进入关节,继而出现滑膜炎,浆液渗出、脓液致关节囊和滑膜肿胀、肥厚,此时,肩关节 X 线前后位片可观察到盂肱关节增宽,或在 CT 和 MRI 观察到患侧盂肱关节间隙较健侧明显增宽[7]。有助于与肩关节结核、肩周炎等鉴别诊断:肩关节结核盂肱关节间隙变窄或宽窄不一[8-9];肩周炎常由退行性变所致,关节骨端骨质增生、骨赘形成,盂肱关节间隙变窄[10]。

此外,肩关节占位性病变、巨人症等亦会引起盂肱关节间隙增宽,如滑膜骨软骨瘤病,因关节腔内积液、滑膜增厚、滑膜软骨结节形成而未钙化时盂肱关节间隙增宽。值得重视的是，当一侧盂肱关节间隙可疑增宽时，需与对侧对比观察。

**判读要点**

- 肩关节后脱位的直接征象；
- 化脓性肩关节炎早期征象；
- 对肩关节占位有提示作用；
- 肩关节 X 线前后位片上测量；
- 正常盂肱关节间距约 4~5mm，若间距 >6mm 或 X 线平片、CT 和 MRI 图像上观察患侧较健侧明显增宽时，视为盂肱关节间隙增宽。

## 参 考 文 献

［1］PETERSSON C J，REDLUND I. Joint space in normal gleno-humeral radiographs［J］. Acta Orthop Scand，1983，54（2）：274-276.

［2］KOKKALIS Z T，ILIOPOULOS I D，ANTONIOU G，et al. Posterior shoulder fracture-dislocation：an update with treatment algorithm［J］. Eur J Orthop Surg Traumatol，2016，27（3）：285-294.

［3］CASADO-SANZ E，BARCO-LAAKSO R，ANTUÑA-ANTUÑA S. Clinical and radiological results of fractures of the proximal humerus treated with intramedullary nailing and possible risk factors of a poor outcome［J］. Acta Ortop Mex，2015，29（3）：159-163.

［4］KOWALSKY M S，LEVINE W N. Traumatic posterior glenohumeral dislocation：classification，pathoanatomy，diagnosis，and treatment［J］. Orthop Clin North Am，2008，39（4）：519-533.

［5］BELTHUR M V，PALAZZI D L，MILLER J A，et al. A clinical analysis of shoulder and hip joint infections in children［J］. J Pediatr Orthop，2009，29（7）：828-833.

［6］FORWARD D P，HUNTER J B. Arthroscopic washout of the shoulder for septic arthritis in infants，a new technique［J］. J Bone Joint Surg Br，2002，84（8）：1173-1175.

［7］DIERIG A，RITZ N，TACKE U，et al. Group a streptococcal suppurative arthritis and osteomyelitis of the shoulder with brachial plexus palsy in a newborn［J］. Pediatr Infect Dis J，2016，35（10）：1151-1153.

［8］AGARWAL A，KUMAR A，SHAHARYAR A，et al. Shoulder tuberculosis in children：a report of two cases［J］. J Orthop Surg，2015，23（3）：398-401.

［9］DESHMUKH A，DEO S，SALGIA AK，et al. A rare unusual case presentation of the tuberculosis of the shoulder joint［J］. J Orthop Case Rep，2013，3（4）：23-25.

［10］HAMADA J，TAMAI K，ONO W，et al. Does the nature of deposited basic calcium phosphate crystals determine clinical course in calcific periarthritis of the shoulder?［J］. J Rheumatol，2006，33（2）：326-332.

# 9. 凹 槽 线
## The Trough Line

**表现**

凹槽线在肩关节 X 线前后位片观察。肱骨头内侧可见两条接近平行的骨皮质弧形线，位于偏内侧稍凸的线代表肱骨头内侧骨皮质，位于偏外侧稍凹的线为肱骨头外侧骨皮质，呈凹槽样改变，代表肱骨头压缩性骨折的边缘[1]（图 1-9-1）。

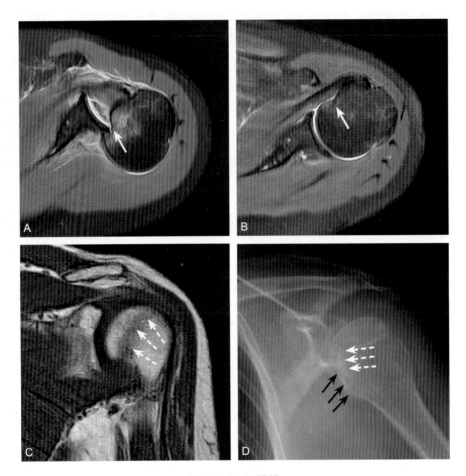

图 1-9-1 凹槽线

A~D 图为左肩关节后脱位的一位患者。A. 左肩关节 MRI 横断位 T2WI 示:肱骨头内
旋并嵌顿于关节盂后方,肱骨头前内侧凹槽样压缩骨折(白实箭头),并邻近骨髓水肿;
B. 左肩关节 MRI 横断位 T2WI 示:盂肱关节复位后肱骨头凹槽样形态仍存在(白实箭
头);C. 左肩关节 MRI 斜冠状位 T1WI 示:复位后肱骨头前内侧条形低信号影(白虚箭
头)存在,提示撞击后损伤改变;D. 左肩前后位 X 线示:肱骨头内侧皮质线形态(黑实
箭头)和内侧皮质线外侧的凹槽线样改变(白虚箭头)

**解释**

正常情况下,肩关节 X 线前后位片上肱骨头内侧仅可见一条骨皮质线,当肩关节后脱位
时,肱骨头被迫向后向内旋转,肱骨头前部与关节盂后缘相互碰撞,造成肱骨头前部嵌顿处
压缩性骨折,在肩关节 X 线前后位片上肱骨头内侧可见两条接近平行的骨皮质线,位于偏内
侧、稍凸向内的线代表肱骨头内侧骨皮质,位于偏外侧、稍凹的线为肱骨头外侧骨皮质,呈凹
槽样改变,代表肱骨头压缩性骨折的边缘。

盂肱关节腋位投照或 CT、MRI 横断位均可准确显示肱骨头骨折发生的位置和程度,并
可反映肱骨头压缩性骨折和后关节盂缘损伤机制[2]。这种肱骨头压缩性骨折类似于肩关节
前脱位伴 Hill-Sachs 骨折的撞击损伤原理。

讨论

肩关节脱位是关节脱位中常见的部位,占关节脱位的 50%,其中后脱位少见,仅占所有肩关节脱位的 2%~4%[3-4]。抽搐是成人肩关节后脱位常见的原因[5],抽搐时肩部和手臂直接剧烈撞击导致肩关节后脱位。儿童肩关节后脱位少见,一般见于瘫痪儿或先天性发育异常[6]。

外伤性肩关节后脱位的平均年龄为 50 岁[6]。肩关节后脱位的初诊误诊率约 50%,易误诊为粘连性关节囊炎[7]。肩关节后脱位在 X 线前后位片的主要征象包括凹槽线和正常的半月形重叠消失[6]。Cisternino 等[1]统计发现肩关节后脱位患者约 75% 出现凹槽线,而且在许多情况下,凹槽线可能是肩关节后脱位的唯一 X 线征象。加摄 X 线腋位投照对明确诊断很有帮助。此外,正常肩关节前后位片可见肱骨头和关节间隙呈半月形重叠,肩关节脱位时正常的半月形重叠消失。由于 CT 和 MRI 的发展迅速和逐年普及,X 线提示疑似盂肱关节后脱位时,可行 CT 或 MRI 辅助观察,明确程度、范围和软组织情况等。

判读要点

- 肩关节后脱位并肱骨头压缩性骨折的间接征象;
- 在肩关节 X 线前后位片观察;
- X 线腋位摄片显示更清楚,对明确诊断很有帮助。

## 参 考 文 献

[ 1 ] CISTERNINO S J,ROGERS L F,STUFFLEBAM B C,et al. The trough line:a radiographic sign of posterior shoulder dislocation [ J ].Am J Roentgenol,1978,130(5):951-954.

[ 2 ] GOR DM. The trough line sign [ J ]. Radiology,2002,224(2):485-486.

[ 3 ] NEVIASER JS. Posterior dislocations of the shoulder:diagnosis and treatment [ J ]. Surg Clin North Am,1963, 43(6):1623-1630.

[ 4 ] NOBEL,WERNER. Posterior traumatic dislocation of the shoulder [ J ].J Bone Joint Surg Am,1962,44(3): 523-538.

[ 5 ] PEAR B L. Bilateral posterior fracture dislocation of the shoulder:an uncommon complication of convulsive seizure [ J ]. N Engl J Med,1970,283(3):135-136.

[ 6 ] ROGERS L F. The shoulder and humeral shaft in:radiology of skeletal trauma [ M ]. 2nd ed. New York: Churchill Livingstone,1992:732-740.

[ 7 ] HILL N A,MCLAUGHLIN H L. Locked posterior dislocation simulating a frozen shoulder [ J ].J Trauma, 1963,3(3):225-234.

# 10. 双曲奇饼征
## The Double Oreo Cookie Sign

表现

双曲奇饼征在肩关节常规 MRI 斜冠状位 T2WI 或 MRI 关节造影图像显示,表现为上盂唇周围两条线样高信号,其中一条高信号代表上盂唇撕裂,另外一条高信号为盂唇上隐窝。如同两个叠加的曲奇饼干(图 1-10-1),由两层奶油(白色)和三层饼干(黑色)构成,白线代表撕裂盂唇和盂唇上隐窝内的液体,黑线代表关节盂的骨皮质和上盂唇。双曲奇饼征是上盂唇由前向后撕裂(superior labrum from anterior to posterior,SLAP)的特征性表现(图1-10-2)。

**解释**

盂唇是一种如袖套样围绕在关节盂周围的纤维软骨组织,它能够加深关节窝,增加与肱骨头接触的表面积,增加关节稳定性。盂唇上有肱二头肌长头肌腱和盂肱韧带附着。在其关节盂附着处,正常的盂唇高约3mm,宽约4mm。在MRI所有脉冲序列上盂唇皆为低信号,但其形状、大小、结构会发生各种变异。相较盂唇其他部分,上盂唇连接松弛、活动性更大,这种正常的生理性松弛表现会给诊断SLAP损伤(尤其是Ⅱ型损伤)带来困难[1]。

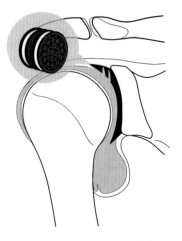

图1-10-1 双曲奇饼征模式图

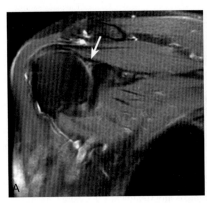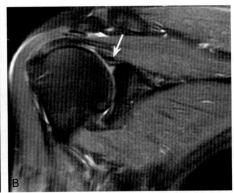

图1-10-2 双曲奇饼征

A、B图为同一患者,抑脂T2WI示上盂唇周围两条线样高信号,其中一条高信号代表上盂唇的撕裂,另外一条指的是盂唇上隐窝,形成双曲奇饼征,提示SLAP损伤(箭头所示)

为准确定位盂唇的异常表现,将盂唇视为一个时钟面盘(图1-10-3),盂唇上部在12点方向,盂唇下部在6点方向,盂唇前部为12-6点方向,后部为6-12点方向,并分为6部分:上唇(11-1点)、前上唇(1-3点)、前下唇(3-5点)、下唇(5-7点)、后下唇(7-9点)和后上唇(9-11点)。

SLAP损伤是最常见、最重要的盂唇撕裂类型。致SLAP损伤最常见的原因是反复进行投掷运动(如棒球投掷)、急性牵引运动损伤、急性创伤性肩关节脱位等[2-3]。

**讨论**

自1985年Andrews[4]首次描述了投掷运动员肩关节上盂唇损伤,1990年Snyde[5]定义了SLAP损伤以来,对这一类损伤的诊断和治疗已经得到外科和影像科医师的广泛关注。目前,已发现有10种类型的SLAP损伤[2,6],

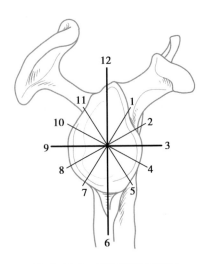

图1-10-3 盂唇定位示意图

其中Ⅱ型损伤还有A、B、C三种亚型(表1-10-1)。经典的SLAP损伤发生在肱二头肌肌腱附着处并向盂唇前方或后方累及。因此,明确肱二头肌腱的附着类型以及是否存在盂唇的解剖变异,显得尤为重要。

表1-10-1 SLAP损伤的分类及相关症状和发病机制

| 类型 | 肌腱-盂唇复合体 | 扩展累及的方位(点) | 备注 |
|---|---|---|---|
| Snyder et al [5] | | | |
| Ⅰ | 磨损 | 11~1 | 偶然发现,好发于热衷投掷(如棒球投掷)运动的年轻人 |
| Ⅱ | 长头肌腱撕裂上盂唇锚部损伤,但二头肌肌腱盂上结节附着处无断裂 | 11~1 | 最常见损伤类型;可能和急性的牵引运动、反复的投掷运动、轻微的肩关节不稳相关,可能与Ⅳ型损伤有一定关系 |
| Ⅲ | 桶柄样撕裂,但二头肌腱完整 | 11~1 | 严重程度低于Ⅳ型,与无法保持手臂外展相关 |
| Ⅳ | 桶柄样撕裂,累及二头肌腱 | 11~1 | 有二头肌腱受累,较Ⅲ型严重;可能与Ⅱ型损伤有一定关系;与无法保持手臂外展相关 |
| Maffet et al [7] | | | |
| Ⅴ | 无特异性 | 11~5 | Bankart损伤向上累及或SLAP损伤向前下累及所致,有肱二头肌腱分离 |
| Ⅵ | 前方或后方瓣状撕裂 | 11~1 | 上部前后方的盂唇撕裂,呈"帽状",有肱二头肌腱分离 |
| Ⅶ | 无特异性 | 11~3 | Ⅱ型损伤累及盂肱中韧带 |
| Resnick Db | | | |
| Ⅷ | 无特异性 | 7~1 | Ⅱ型损伤向后方累及 |
| Ⅸ | 无特异性 | 7~5 | 盂唇广泛受累,前后方附着处几乎完全受累 |
| Beltran Jc | | | |
| Ⅹ | 无特异性 | 11~1+ | 累及旋肌间隙(冈上肌和肩胛下肌上缘之间的间隙) |
| Morgan et al [8] | | | |
| ⅡA | Ⅱ型撕裂 | 11~3 | 与Ⅹ型损伤相似 |
| ⅡB | Ⅱ型撕裂 | 9~11 | 与冈下肌腱撕裂有关 |
| ⅡC | Ⅱ型撕裂 | 9~3 | 与冈下肌腱撕裂有关 |

盂唇的解剖变异常发生在11~3点方向,包括盂唇上隐窝、盂唇上沟、盂唇孔和Buford复合体[2]。盂唇孔位于1~3点方向,为前上盂唇与关节盂之间的间隙。Buford复合体表现为

前上盂唇缺损,盂肱中韧带呈条索样附着于上关节盂。盂唇上隐窝、盂唇上沟位于 11~3 点方向,表现为肱二头肌腱-盂唇复合体与关节盂上方软骨面之间的一条小沟,边缘光滑锐利,沿着关节盂内侧面延伸。Smith 等[9]认为盂唇上隐窝/沟与 SLAP 的鉴别点:上隐窝不会延伸至关节盂后上 1/3,盂唇与关节盂后上 1/3 处间隙内出现 T2 高信号提示 SLAP 损伤。Tuite 等[10]研究发现盂唇与上方关节盂之间的高信号延伸至后 1/3 区域时,关节镜证实有一半的患者存在 SLAP。Tuite 等[10]认为当盂唇基底部出现沿外侧缘走形、边缘欠规整的 T2 高信号时,提示存在 SLAP 损伤。Smith 等[9]指出上盂唇内出现两条高信号时,一条代表 SLAP 撕裂,一条代表盂唇上隐窝,称之为双曲奇饼征,虽然该征象出现的概率不高,但已被认为是 SLAP 的直接征象之一。

MRI 对盂唇评估具有高敏感性、高特异性,能精确评价盂唇形态信号。对盂唇的评估通常在横断、斜矢状、斜冠状三个方位观察,横断面图像对 SLAP 的判断最重要,部分学者认为斜冠状位具有更高敏感性,因为横断面图像上盂唇容易受肱二头肌腱与盂唇附着处关节盂边缘所致的容积伪影的影响。斜矢状位对诊断 SLAP 效能较小,主要用于评估撕裂碎片移位和撕裂所累及的范围。

当 SLAP 损伤不伴显著关节腔积液时,盂唇与周围结构重叠较多,会影响诊断,可行 MRI 关节造影检查,关节造影比常规 MRI 检查对诊断 SLAP 有更高的敏感性和特异性。

### 判读要点

- SLAP 损伤的特征性表现;
- 在肩关节常规 MRI 斜冠状位 T2WI 或 MRI 关节造影图像显示,上盂唇内出现两条高信号;
- 具有较高的特异性,但敏感性较低。

# 参 考 文 献

[1] RESNICK D,KANG HS. Internal derangements of joints:emphasis on MR imaging [J]. Philadelphia:Saunders,1997,122(5):171-281.

[2] MOHANA-BORGES A V,CHUNG C B,RESNICK D. Superior labral anteroposterior tear:classification and diagnosis on MR and MR arthrography [J]. American journal of roentgenology,2003,181(6):1449-1462.

[3] JARRAYA M,ROEMER F M,GALE H I,et al. MR-arthrography and CT-arthrography in sports-related glenolabral injuries:a matched descriptive illustration [J].Insights Imaging,2016,7(2):167-177.

[4] ANDREWS J R,CARSON W G,MCLEOD W D. Glenoid labrum tears related to the long head of the biceps[J]. Am J Sports Med,1985,13(5):337-340.

[5] SNYDER S J,KARZEL R P,DEL PIZZO W,et al. SLAP lesions of the shoulder [J]. Arthroscopy,1990,6:274-279.

[6] POPP D,SCHÖFFL V.Superior labral anterior posterior lesions of the shoulder:Current diagnostic and therapeutic standards [J].World J Orthop,2015,18,6(9):660-671.

[7] MAFFET M W,GARTSMAN G M,MOSELEY B. Superior labrum-biceps tendon complex lesions of the shoulder [J]. Am J Sports Med,1995,23:93-98.

[8] MORGAN C D,BURKHART S S,PALMERI M,et al. Type Ⅱ SLAP lesions:three subtypes and their relationships to superior instability and rotator cuff tears [J]. Arthroscopy,1998,14:553-565.

[9] SMITH D K,CHOPP T M,AUFDEMORTE T B,et al. Sublabral recess of the superior glenoid labrum:study of cadavers with conventional non-enhanced MR imaging,MR arthrography,anatomic dissection,and limited histologic examination [J]. Radiology,1996,201:251-256.

[10] TUITE MJ,CIRILLO RL,DE SMET AA,et al. Superior labrum anterior-posterior(SLAP)tears:evaluation of three MR signs on T2-weighted images [J]. Radiology,2000,215(3):841-845.

# 11. J  征
## The J Sign

**表现**

"J"征在肩关节斜冠状位常规 MRI 或肩关节造影图像上显示,表现为右肩盂肱下韧带(inferior glenohumeral ligament,IGHL),当发生肱骨附着处撕脱(humeral avulsion of the glenohumeral ligament,HAGL)时,MRI 斜冠状面上韧带肱骨附着处回缩下垂,腋囊呈"J"形(图 1-11-1)。

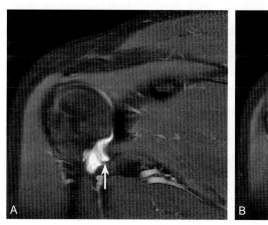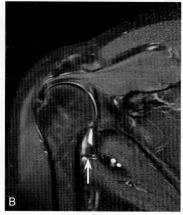

图 1-11-1 "J"征

A、B 图为同一患者,压脂 T2WI 示右肩关节腋囊少许积液,右盂肱下韧带肱骨附着处部分撕裂并回缩,形成"J"征(箭头)

**解释**

盂肱韧带一端起源于盂唇或肩胛颈,另一端附着与肱骨解剖颈周围。IGHL 由前、后两束及两者构成的腋囊结构组成。IGHL 前束一端附着与关节盂前下方 2~4 点钟的位置,后束附着在关节盂后下方 7~9 点钟的位置,两者分别参与前、后盂唇的形成。IGHL 附着于肱骨解剖颈周围可有两种形式,表现为领口样附着或"V"字形附着。IGHL 前、后两束围成的腋囊经盂唇与关节盂周边的下 2/3 连接。由此可见,IGHL- 盂唇复合体共同维持关节的稳定[1-2]。

当关节囊内渗出积液或向囊内注入顺磁性造影剂(GD-DTPA)使关节囊膨胀时,IGHL 呈"U"形改变。当发生右肩 HAGL 时,IGHL 撕脱的末端游离缘悬挂在盂唇下方,使得 IGHL

原本的"U"形结构变成"J"形,称之为"J"征。左侧 HAGL 发生时,IGHL 撕裂构成一镜像的"J"形,称为反"J"征。盂肱下韧带完整性的破坏还使得关节囊内的渗出液或对比剂外溢至韧带的游离缘周围[3-5]。

### 讨论

IGHL 前束主要是限制肱骨头向前下方的位移,其后束是上臂屈曲内旋时的主要稳定者。当手臂外展 90° 时,IGHL- 盂唇复合体是维持肩关节前方稳定的最主要的结构,并且能够防止肩关节外旋外展时脱位。在一项对 IGHL 拉伸性能测试的生物力学研究表明,IGHL 的损伤机制主要为肩关节的过度外展或外旋。IGHL 损伤最常见于肩关节向前向下方脱位[6-7]。

"J"征预示着盂肱下韧带肱骨附着处撕脱损伤(HAGL)。HAGL 好发于青年男性,临床表现通常为急性肩关节前脱位或是创伤性外伤后所致的肩关节前方不稳,主要症状和体征包括肩部前方的疼痛或压痛,患者在外展或外旋时,减少外旋角度,有肩关节脱位、捻发音、松弛感。

引起肩关节前方不稳的病因主要包括:前盂唇韧带骨膜袖撕裂(anterior labroligamentous periosteal sleeve avulsion,ALPSA)、盂 唇 关 节 面 破 裂 损 伤(glenolabral articular disruption lesions)、HAGL 损伤、Bankart 损伤等。HAGL 损伤是引起肩关节前方不稳的一个原因,并且常引起患者反复性的肩关节半脱位或脱位。研究表明[3],大部分的 HAGL 患者还伴发肩袖撕裂、Bankart、Hill-Sachs 等损伤。由于在肩关节镜或开放式肩关节稳定手术中可能会忽略 HAGL 的损伤,因此,术前的影像学评估显得尤为重要。

MRI 检查是术前诊断 HAGL 损伤的最重要的方法,关节腔内存在积液或应用关节造影技术是诊断 HAGL 损伤的必要条件。Bui-Mansfield 等人[4]认为斜冠状位压脂 T2WI 序列能最好地显示 HAGL 损伤的"J"征,并且可显示关节囊内液体的外渗。

总之,HAGL 是引起前方肩关节不稳定的一个少见但重要的原因,在 MRI 常规检查或造影检查中,损伤的 IGHL- 盂唇复合体表现为"J"征。大部分 HAGL 患者还常伴有其他相关损伤。

### 判读要点

* HAGL 损伤的直接征象;
* 在肩关节 MRI 斜冠状位压脂 T2WI 或 MRI 造影上观察;
* 右肩 HAGL 损伤表现为"J"征,左肩 HAGL 损伤表现为反"J"征。

# 参 考 文 献

[1] O'BRIEN S J,NEVES M C,ARNOCZY S P,et al. The anatomy and histology of the inferior glenohumeral ligament complex of the shoulder [J]. Am J Sports Med,1990,18(5):449-456.

[2] KARMALI A,MCLEOD J. Identification and management of chronic shoulder pain in the presence of an MR a confirmed humeral avulsion of the inferior glenohumeral ligament(HAGL)lesion [J].J Can Chiropr Assoc, 2016,60(2):175-181.

[3] CARLSON CL.The "J" sign [J]. Radiology,2004,232:725-726.

[4] BUI-MANSFIELD L T,TAYLOR D C,UHORCHAK J M,et al. Humeral avulsion of the glenohumeral ligament:imaging features and a review of the literature [J].Am J Roentgenol,2002,179:649-655.

[5] LIAVAAG S,STIRIS M G,SVENNINGSEN S,et al. Capsular lesions with glenohumeral ligament injuries in

patients with primary shoulder dislocation:magnetic resonance imaging and magnetic resonance arthrography evaluation [ J ]. Scand J Med Sci Sports,2011,21 (6):e291-e297.

[ 6 ] PARK K J,TAMBOLI M,NGUYENLY,et al. A large humeral avulsion of the glenohumeral ligaments decreases stability that can be restored with repair [ J ]. Clin Orthop Relat Res,2014,472 (8):2372-2379.

[ 7 ] BIGLIANI L U,POLLOCK R G,SOSLOWSKY L G,et al. Tensile properties of the inferior glenohumeral ligament [ J ]. J Orthup Res,1992,10(2):187-197.

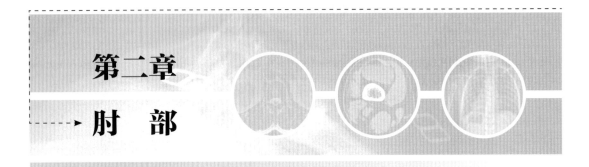

# 第二章

## 肘 部

# 1. 脂 肪 垫 征
## The Fat Pad Sign

**表现**

脂肪垫征在肘关节 X 线侧位片显示,表现为肘关节囊前后方的透亮影,前脂肪垫 (anterior fat pad,AFP)表现为邻近肱骨远端呈直角三角形的透亮影;后脂肪垫 (posterior fat pad,PFP)表现为鹰嘴窝区域见新月形透亮影,正常情况下一般不可见。肘关节外伤或其他疾病时,关节囊内积液肿胀致脂肪垫征阳性(图 2-1-1)。MRI 矢状位显示肘关节囊内积液、软组织肿胀、骨挫伤和隐匿性骨折等。

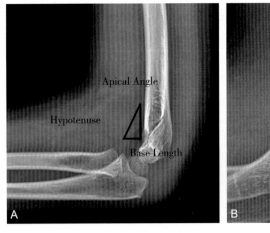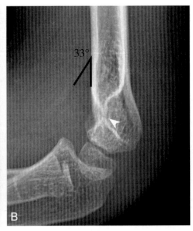

**图 2-1-1 脂肪垫征**

A. ①AFP 的顶角角度(apical angle),AFP 近端部分与肱骨前方形成的交角;②底边(base length),从肱骨最前方到 AFP 最远端、最前方的距离;③斜边(hypotenuse),AFP 近端到最远端的距离;B. 肘关节 X 线侧位可见脂肪垫征阳性,AFP 和 PFP 皆阳性,AFP 顶角角度约为 33°,提示关节囊内骨折可能(箭头)

**解释**

肘关节囊上界为冠突和桡骨窝上方约 5mm 处的肱骨腹侧面,内、外上髁基底部,鹰嘴窝上缘;其下界为尺骨上端软骨缘和桡骨颈(约桡骨头和粗隆间距离的 1/2)。关节囊前、后方较松弛薄弱,但其前方有肱肌纤维束,后方有肱三头肌腱束起加强关节囊作用,关节囊两侧纤维紧张增厚,参与形成侧副韧带。解剖学上,肱骨内、外上髁均位于关节囊外,脂肪垫位于关节囊内、滑膜囊外[1-3]。正常肘关节 X 线侧位片上,PFP 位于鹰嘴窝内,因骨质重叠遮挡而不可见。由于 AFP 位置较浅,故部分 AFP 可见。当肱骨远端骨折时,关节腔内积液或积血,滑膜囊肿胀推挤脂肪垫向后移位,致后脂肪垫可见(后脂肪垫征),前脂肪垫扭曲、位置抬高(帆船征)[4]。

**讨论**

1954 年 Norell 首次描述了脂肪垫征象,是指放射学检查中可见的、位于关节囊内/滑囊外的脂肪组织。在肘关节 X 线侧位片上位于肘关节囊前方和后方,呈三角形或新月形透亮影。当存在肘部骨折时,脂肪垫征阴性可能预示着骨折位于关节囊外,或是由于关节囊和滑囊破裂,液体渗透到周围软组织中,无滑膜囊膨胀。脂肪垫征阳性除与创伤因素密切相关外,文献报道还与其他因素相关,如感染性和风湿性关节炎渗出[1-2]。

文献报道[5-6],阳性脂肪垫征与肘关节隐匿性骨折存在一定相关性,PFP 较 AFP 能更好地预测关节内骨折,且具有更高特异性。

Aubaidia 等[7]收集 26 例年龄在 6~12 岁之间、具有肘部创伤病史的患者行肘部 MRI 检查,所有患者肘关节 X 线侧位片皆具有阳性 AFP 征象,AFP 与 PFP 征象皆为阳性的有 7 例,但均未见确切骨折。MRI 检查发现 6 例隐匿性骨折,占 23%;肘关节 X 线侧位片 AFP 和 PFP 皆为阳性的患者 MRI 检查均发现骨质损伤;肘关节 X 线侧位片仅有 AFP 阳性的 19 例患者中,12 例 MRI 发现骨质损伤;1 例骨折伴关节囊破裂。13 例 MRI 检查有肌肉损伤的患者中,8 例肘关节 X 线侧位片 AFP 阳性,AFP 和 PFP 皆为阳性的 5 例。Aubaidia 等认为屈肘位时滑膜囊内积液首先聚集在前部并抬高 AFP,随着囊内积液增多,囊内压力增高,PFP 才会进一步显示,可能是由弯曲肘部放松前方肱肌而绷紧后方的肱三头肌所致。MRI 检查可发现隐匿性骨折,提示 X 线片脂肪垫征阳性与隐匿性骨折的相关性可能被高估。此外,脂肪垫征阳性可能与关节囊内骨质挫伤、关节囊周围肌肉的撕裂和水肿相关。

有学者认为当 AFP 异常时,其正常类三角形消失,表现为"帆船状"改变或向上、向前移位,但目前对于 AFP 异常的特征性表现仍没有明确定义。

Blumberg 等[8]试图通过测量分析 AFP 三角的顶角角度、底边、斜边及 AFP 基底部到肱骨骨骺远端的距离来描述 AFP。在肘关节 X 线侧位片上分析 497 位肘部外伤患儿 AFP 三角的四个测量值(①AFP 的顶角角度,AFP 近端部分与肱骨前方形成的交角大小;②底边,从肱骨的最前方到 AFP 最远端、最前方的距离;③斜边,AFP 近端到最远端的距离。)与关节创伤的相关性,结果发现:AFP 顶角角度大小与 AFP 正常与否相关,而其他的测量值受患儿年龄影响。Blumberg 等认为 AFP 顶角小于 19°,提示 AFP 正常、患儿关节囊内无隐匿性骨折,且有较高相关性,可以通过测量 AFP 顶角来预测患儿肘关节内有无渗出或是否存在骨折风险。

通常而言,脂肪垫征(帆船征、后脂肪垫征)阳性警示临床医生可能存在骨折或其他关节囊内疾病。

判读要点

- 脂肪垫征阳性对肘关节腔内积液、关节囊内骨折有一定提示作用；
- 在肘关节 X 线侧位片或 MRI 矢状位观察；
- 预测关节内骨折后脂肪垫征阳性具有较高特异性，前脂肪垫征阳性具有较高敏感性；
- 前脂肪垫顶角大于 19° 对隐匿性骨折具有一定提示作用；
- MRI 注意观察伴发的软骨损伤，关节面下骨挫伤，肌肉损伤等表现。

## 参 考 文 献

［1］BLEDSOE R C，IZENSTARK J L. Displacement of fat pads in diseases and injury of the elbow：a new radiographic sign［J］. Radiology，1959，73（11）：717-724.

［2］NORELL H G. Roentgenologic visualization of the extracapsular fat：Its importance in the diagnosis of traumatic injuries to the elbow［J］. Act Radiol，1954，42（3）：205-210.

［3］陈克敏，陆勇 . 骨与关节影像学［M］. 上海：上海科学技术出版社，2014：131-132.

［4］MOREWOOD D J. Incidence of unsuspected fractures in traumatic effusions of the elbow joint［J］. Br Med J（Clin Res Ed），1987，295（6590）：109-110.

［5］KUMAR V，SINGH A. Fracture supracondylar humerus：A Review［J］. J Clin Diagn Res，2016，10（12）：RE01-6.

［6］DEFRODA S F，HANSEN H，GIL G A，et al. Radiographic evaluation of common pediatric elbow injuries［J］. Orthop Rev，2017，9（1）：7030.

［7］AUBAIDI Z，TORFING T. The role of fat pad sign in diagnosing occult elbow fractures in the pediatric patient：a prospective magnetic resonance imaging study［J］. Journal of Pediatric Orthopaedics，2012，21（6）：514-519.

［8］BLUMBERG S M，KUNKOV S，CRAIN E F. The predictive value of a normal radiographic anterior fat pad sign following elbow trauma in children［J］. Pediatric Emergency Care，2011，27（7）：596-600.

# 2. 双 弧 征
# The Double-arc Sign

表现

双弧征在肘关节 X 线侧位片或 CT 三维重建中显示，表现为肱骨远端两个非同心圆的弧线形骨块影，提示肱骨小头和肱骨滑车骨折（图 2-2-1）。

解释

正常成人肘关节 X 线侧位片上，肱骨远端为肱骨内外侧髁重叠投影，肱骨滑车与尺骨近端构成肱尺关节，关节间隙光整。当肱骨远端关节囊内出现骨折，即肱骨远端冠状面骨折时，骨折线若同时累及肱骨小头和肱骨滑车，肘关节 X 线侧位片就会显示特征性的双弧征，分别是游离的肱骨小头和肱骨滑车重叠形成两个弧形边缘。

肱骨远端冠状面骨折是一种非常少见的关节囊内骨折，其损伤机制为摔倒时肘关节伸直，手掌触地，前臂前旋，暴力经桡骨小头传导至肱骨小头，两端相互撞击，形成"剪切伤"，可造成肱骨小头骨折并累及大部分的肱骨滑车，即肱骨小头 - 滑车骨折，又称为肱骨小头冠状面剪切骨折。肘关节 X 线侧位片上显示典型的半月形骨折片及双弧征，是肱骨小头 - 滑

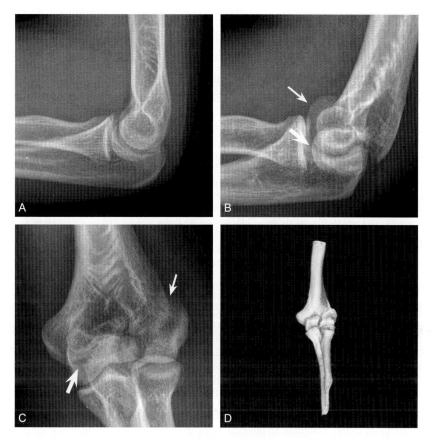

**图 2-2-1 双弧征**

A. 正常肘关节侧位 X 线图;B. 患者肘关节 X 线侧位片示肱骨远端可见两个弧形:
一个弧提示肱骨小头游离(细箭头),另一个弧是肱骨滑车游离(粗箭头),双弧征
提示肱骨远端冠状面 Dubberley Ⅲ 型骨折;C. 同一患者肘关节 X 线正位片可见肱
骨小头骨皮质不连续(细箭头),肱骨滑车可见线状透亮影(粗箭头);D. CT 的 VR
图像可见肱骨远端肱骨小头 - 滑车骨折

车骨折的特异性影像学特征。肱骨小头 - 滑车骨折是囊内型骨折,因此 X 线摄片显示的碎
骨片并不能完全反映骨折的严重程度。若出现漏诊则会继发严重并发症,骨折断端嵌于关
节囊内,周围无明显软组织附着,保守治疗不能恢复肘关节的正常功能,因此准确诊断并及
时切开复位内固定是该损伤首选的治疗方法。

**讨论**

双弧征是肱骨小头 - 滑车骨折的影像诊断的直接征象,在肘关节 X 线侧位片上观察,肱
骨远端显示典型的半月形骨折片及双弧线影。

孤立的肱骨远端关节面下骨折和肱骨小头骨折是非常罕见的,约占肘关节骨折的 1%
和肱骨远端骨折的 6%[1]。肱骨小头骨折的创伤机制与桡骨小头对肱骨小头的剪切伤有
关,骨折线不仅累及肱骨小头,还累及肱骨滑车的大部分,因此得名肱骨小头 - 滑车骨折[2]。
Mckee 等[3]通过观察 6 例肱骨小头骨折,提出肱骨小头骨折特征性 X 线征象 - 双弧征,即在
肘关节 X 线侧位片观察到两个非同心圆的弧形影,一个为游离的肱骨小头,另一个为游离的

肱骨滑车。X线摄片可以显示骨折的大致部位,CT多平面重建技术能显示肱骨远端冠状面的细微结构,帮助骨折分型,常用的分型有以下几种。

使用最早的是 Bryan-Morrey 分型[4],分为 3 型。Ⅰ型(Hahn-Steinthal 骨折),有较大的肱骨小头冠状面骨折碎骨片;Ⅱ型(Kocher-Lorenz 骨折),肱骨小头软骨下骨游离;Ⅲ型(Broberg-Morrey、Grantham 骨折),肱骨小头粉碎性骨折;其中以Ⅰ型最为常见。Mckee[3]在 Bryan-Morrey Ⅰ型的基础上增加了第Ⅳ型,即肱骨小头与肱骨滑车均受累,肱骨小头 - 滑车型骨折,此型也较常见。

创伤骨科协会提出的 AO 分型[5]:肱骨远端冠状面的剪切型骨折统称为 B3 型,仅累及肱骨小头的骨折为 B3.1 型,仅累及肱骨滑车的骨折为 B3.2 型,肱骨小头与肱骨滑车均累及的为 B3.3 型。

Ring 等[6]基于术中所见,提出 Ring 分型,分为 5 型。Ⅰ型,单一骨折片来自肱骨小头和肱骨滑车侧方;Ⅱ型,在Ⅰ型的基础上累及肱骨外上髁;Ⅲ型,肱骨小头后方干骺部骨质嵌塞;Ⅳ型,累及肱骨滑车后方;Ⅴ型:累及肱骨内上髁。

目前应用最为广泛的是 Dubberley[7]分型,分为 3 型。Ⅰ型,单纯肱骨小头骨折,可累及小部分肱骨滑车;Ⅱ型,肱骨小头和肱骨滑车为一块骨折块;Ⅲ型,肱骨小头和肱骨滑车骨折块分离(粉碎性),其中根据肱骨远端后方骨质是否完整分为 A、B 两个亚型,A 亚型骨折线不累及肱骨远端后方,B 亚型骨折线累及肱骨远端后方。该分型能为临床制定手术方式和预后评估提供指导。

由此可见,Bryan-Morrey Ⅳ型、AO 分型的 B3.3 分型、Ring 分型的Ⅴ型以及 Dubberley Ⅲ型骨折均可在肘关节 X 线侧位片观察到双弧征,都能准确的对肱骨远端冠状面剪切伤做出诊断。

通常而言,肱骨远端冠状面骨折都需要外科手术复位。Watts 等[8]对 50 例术中确认为肱骨小头 - 滑车骨折的病例进行分析,并与术前影像评估(X线和CT)进行比较,发现双弧征的阳性预测值高达 100%,敏感度为 66%,影像学的准确评估是选择手术方式的重要依据。

**判读要点**

- 肱骨远端冠状面骨折,即肱骨小头 - 滑车骨折的直接征象;
- 在肘关节侧位片或通过 CT 多平面重建观察;
- 诊断肱骨远端冠状面骨折阳性预测值较高,敏感度相对稍低;
- 肱骨小头 - 滑车骨折应做到手术解剖复位,否则影响预后。

# 参 考 文 献

[1] MORREY B F,SANCHEZ-SOTELO J. The elbow and its disorders [M].4th ed.Saunders/Elsevier,2009:302-339.

[2] GUITTON T G,DOORNBERG J N,RAAYMAKERS E L,et al. Fractures of the capitellum and trochlea [J]. Journal of Bone & Joint Surgery American Volume,2009,91(2):390-397.

[3] MCKEE M D,JUPITER J B,BAMBERGER H B,et al. Coronal shear fractures of the distal end of the humerus [J]. Journal of Bone & Joint Surgery American Volume,1996,78(1):49-54.

[4] BRYAN R S,MORREY B F. Fractures of the distal humerus In:morrey bf,ed. the elbow and its disorders[M]. Philadelphia:WB Saunders 1985:302-309.

[5] MULLER M E,NAZARIAN M S,KOCH M P.The comprehensive classification of fractures of long bones [M]. New York:Springer,1990:112-113.

［6］RING D,JUPITER J B,GULOTTA L,et al. Articular fractures of the distal part of the humerus［J］. Journal of Bone & Joint Surgery American Volume,2003,85(2):232-238.

［7］DUBBERLEY J H,FABER K J,MACDERMID J C,et al. Outcome after open reduction and internal fixation of capitellar and trochlear fractures［J］. Journal of Bone & Joint Surgery American Volume,2006,88(1):46-54.

［8］WATTS A C,MORRIS A,ROBINSON C M,et al. Fractures of the distal humeral articular surface［J］. Journal of Bone & Joint Surgery British Volume,2007,89(4):510-515.

# 3. 肱 骨 前 线
## The Anterior Fumeral Line

### 表现

肱骨前线在肘关节 X 线侧位片显示,肱骨前线为沿肱骨干骨皮质前缘划一条直线,正常情况下肱骨前线应通过肱骨小头的中三分之一,若相交点位置发生偏移,即为肱骨前线征阳性,提示肱骨髁上骨折可能(图 2-3-1)。

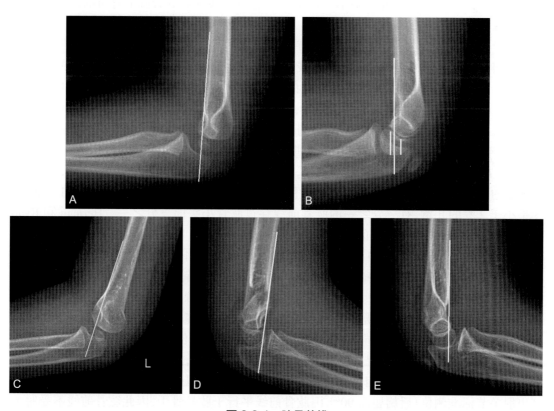

图 2-3-1 肱骨前线

A. 2 岁正常儿童肱骨前线过肱骨小头前 1/3(肱骨前线:肘关节 X 线侧位片上沿肱骨前缘骨皮质作直线延续至肘关节);B. 9 岁正常儿童肱骨前线通过肱骨小头中 1/3;C. 2 岁患儿肱骨前线不与肱骨小头相交,肱骨远端骨皮质不连续,提示肱骨髁上骨折;D. 7 岁患儿肱骨前线未通过肱骨小头中 1/3,肱骨远端骨质不连续,周围软组织肿胀,可见周围脂肪垫翘起,提示肱骨髁上骨折;E. 8 岁患儿肱骨前线通过肱骨小头骨骺的前 1/3,肱骨远端后缘骨皮质不连续,提示肱骨髁上骨折

**解释**

正常情况下,肘关节侧位片上沿肱骨干骨皮质前缘划一直线为肱骨前线,人为地将肱骨小头分为 3 等份,肱骨前线应与肱骨小头的中三分之一相交,若相交点移位,即为肱骨前线征阳性,提示肱骨髁上骨折可能。

当肘关节受到轴向的暴力作用,桡骨头撞击肱骨小头,作用力传导至肱骨远端最狭窄、最薄弱的地方即肱骨髁上区域,致肱骨髁上骨折并移位,此时肱骨前线与肱骨小头的交点就会发生前移或后移(屈曲型或伸直型肱骨髁上骨折)。

但肱骨前线位置与患者年龄相关,并存在一定变异。四岁以下的正常儿童肱骨前线与肱骨小头前或中三分之一相交。五岁以上的正常儿童肱骨前线则与肱骨小头中三分之一相交。

**讨论**

肘关节是儿童最常见的外伤部位。由于儿童肘关节解剖关系复杂,X 线平片重叠较多,隐匿性骨折不容易被及时诊断,漏诊将严重影响预后[1-2]。因此,通过间接征象判断肘关节损伤就显得非常重要。儿童肘关节创伤最常见的是肱骨髁上骨折,多发生于九岁以下儿童,男性多见。分析肘关节外伤后骨折的案例发现,肱骨前线征对肱骨髁上骨折的诊断和治疗有指导意义。

肱骨前线征由 Rogers 等[3]在 1978 年首先提出,通过对 35 个不同年龄的儿童肘关节侧位片观察后发现 94.3%(33/35)的肱骨前线穿肱骨小头的中三分之一,5.7%(2/35)的肱骨前线穿肱骨小头的前三分之一,这两名儿童的年龄均小于 2.5 岁。Herman 等[4]对 60 个正常儿童肱骨前线位置测量数据进行分析发现,肱骨前线通过肱骨小头前三分之一占 30%,中三分之一占 52%,后三分之一占 18%。年龄小于 4 岁的儿童,肱骨前线穿过肱骨小头前或中三分之一,年龄大于 4 岁的儿童中有 62% 的肱骨前线通过肱骨小头中三分之一。Ryan 等[5]对 124 个正常儿童的肘关节侧位片观察发现,所有被检查者肱骨前线都通过肱骨小头,年龄大于 5 岁的儿童肱骨前线 100%(52/52)穿过肱骨小头中三分之一。年龄小于 5 岁的儿童,尤其是小于 2 岁的儿童,有三分之一的肱骨前线穿过肱骨小头前三分之一。Herman 和 Ryan 等[4-5]对肱骨前线位置与年龄的相关性研究肯定了 Rogers[3]的观点,即肱骨前线在 4 岁以上的儿童中均通过肱骨小头中三分之一,4 岁以下的儿童,肱骨前线均通过肱骨小头前或中三分之一。综上所述,正常儿童肱骨前线都应穿肱骨小头,特别是大于 5 岁的儿童,肱骨前线均穿过肱骨小头中三分之一。若交叉点移位,则提示肱骨髁上骨折可能[6-8]。

肘关节外伤时,肱骨髁上是肱骨远端最薄弱的部分,最容易发生骨折、脱位。受伤机制不同,肱骨小头移位的方向不同,肱骨前线与肱骨小头的交点位移的方向亦随之不同。伸直型肱骨髁上骨折时,肱骨前线与肱骨小头交点后移或不相交,屈曲型肱骨髁上骨折,肱骨前线与肱骨小头交点前移或不相交。因儿童对外伤后疼痛难以耐受,摄片时很难配合技术员摆出肘关节标准侧位(后旋屈曲 90°),因肱骨前线平行于肱骨骨干,因此肱骨前线不受肘关节屈曲程度的影响,可作为肘关节创伤时的判断依据。综上所述,肱骨前线征是肱骨髁上骨折的诊断依据,特别在患儿配合欠佳的情况下,也能依据此征象诊断骨折。

肱骨前线不仅是肱骨髁上骨折的 X 线诊断依据,同样也是临床医生对肱骨髁上骨折治疗后的复位标准。Kao 等[9]对 101 例儿童肱骨髁上骨折回顾分析发现,肱骨前线与肱骨小头的位置关系是一种非常简便、有效的骨折复位标准:如果复位后肱骨前线穿过肱骨小头中三分之一,那么患儿肘关节屈曲和整体活动度较好;如果复位后肱骨前线穿过肱骨小头前三分之一时,则会影响肘关节功能;如果复位后肱骨前线位于肱骨小头后方,属过度复位,应及时矫正。

肱骨前线是儿童肘关节外伤时重要的判读指标,在肘关节侧位X线片上观察,既能对骨折作出诊断又可提供复位标准。

**判读要点**

- 儿童肱骨髁上骨折重要诊断依据;
- 在肘关节侧位X线片观察;
- 4岁以下儿童肱骨前线均通过肱骨小头的前或中三分之一;4岁以上儿童肱骨前线均通过肱骨小头的中三分之一;
- 肱骨前线还是肱骨髁上骨折的复位标准,复位后肱骨前线应尽量通过肱骨小头的中三分之一。

# 参 考 文 献

[1] 胡亚美,江载芳. 诸福棠实用儿科学[M]. 北京:人民卫生出版社,2005:1365-1366.

[2] SANS N,RAIHAC J J.Elbow:plain radiographs [J].J Radio,2008,89(5):633-639.

[3] ROGERS L F,MALAVE S,WHITE H,et al. Plastic bowing,torus and greenstick supracondylar fractures of the humerus:radiographic clues to obscure fractures of the elbow in children [J]. Radiology,1978,128(1):145-150.

[4] HERMAN M J,BOARDMAN M J,HOOVER J R,et al. Relationship of the anterior humeral line to the capitella ossific nucleus:variability with age [J]. Journal of Bone and Joint Surgery,American Volume,2009,91(9):2188-2193.

[5] RYAN D D,LIGHTDALE-MIRIC N R,JOINER E R,et al. Variability of the anterior humeral line in normal pediatric elbows [J]. Journal of Pediatric Orthopaedics,2016,36(2):e14.

[6] GRAYSON D E. The elbow:radiographic imaging pearls and pitfalls [J]. Seminars in Roentgenology,2005,40(3):223-247.

[7] SKAGGS D,PERSHAD J. Pediatric elbow trauma [J]. Pediatric Emergency Care,1997,13(6):425-434.

[8] SKAGGS D L. Elbow fractures in children:diagnosis and management[J]. J Am Acad Orthop Surg,1997,5(6):303-312.

[9] KAO H K,LEE W C,YANG W E,et al. Clinical significance of anterior humeral line in supracondylar humeral fractures in children [J]. Injury-international Journal of The Care of The Injured,2016,47(10):2252-2257.

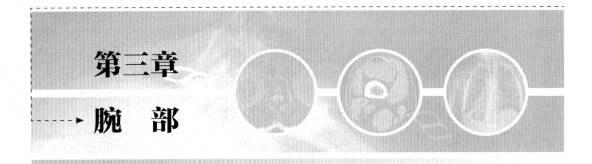

第三章

腕　部

# 1. 旋前方肌征
## The Pronator Quadratus Sign

**表现**

旋前方肌征在腕关节X线侧位片或MRI矢状位显示,正常旋前方肌为紧贴于桡骨远端的菲薄肌肉组织,其表面覆薄层筋膜,筋膜外覆薄层脂肪,此脂肪层在X线侧位片上呈薄层透亮影,当旋前方肌增厚肿胀时,脂肪层随之被推压移位,甚至消失,提示旋前方肌征阳性,应进一步行MRI检查,排除尺、桡骨远端隐匿性骨折或下尺桡关节脱位(图3-1-1)。

**解释**

旋前方肌是一片小的四边形肌肉,附着在尺桡骨远端表面,具有使前臂旋前的作用,其表面覆盖一层筋膜和薄层脂肪组织,这一脂肪层通常能在正常腕关节X线侧位显示为薄层透亮影,旋前方肌轻微前突或者平行于桡骨远端。当液体(渗出液或血液)聚集致旋前方肌肿胀、增厚并向前隆起,使脂肪层移位或者消失,旋前方肌筋膜突出,称为旋前方肌征。

尺、桡骨远端骨折是临床非常常见的外伤,如Colles骨折。若骨折断端无明显移位、骨折线不确切者X线摄片很容易漏诊[1]。旋前方肌征是尺、桡骨远端隐匿性骨折或下尺桡关节脱位的间接征象。腕关节外伤后若尺、桡骨外形没有改变,骨皮质连续而周围软组织明显肿胀,应高度警惕隐匿性骨折的可能,需仔细观察,寻找有无间接征象帮助诊断。若发现旋前方肌征阳性,提示存在隐匿性骨折可能,应行MRI检查,MRI表现为骨挫伤和周围软组织肿胀。

**讨论**

旋前方肌增厚突出致脂肪层移位或者消失,即旋前方肌征,是尺、桡骨远端隐匿性骨折或下尺桡关节脱位的间接征象。旋前方肌的厚度在腕关节X线侧位片[2-3]或MRI矢状位测量[4],测量方法是在旋前方肌前缘最突点做垂直于桡骨骨皮质表面的垂线,垂直距离即为旋前方肌的厚度。

旋前方肌征最早由Macewan[4]于1964年提出,他发现300例患者中,295例旋前方肌

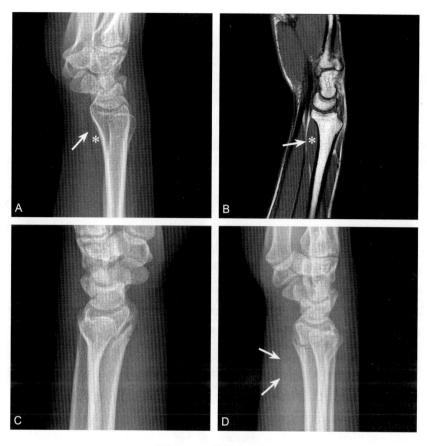

**图 3-1-1　旋前方肌征**

A. 正常腕关节侧位旋前方肌(*)及脂肪层投影(细箭头);B. 正常腕关节矢状位
T1WI 图像旋前方肌(*)和脂肪层(细箭头)高信号;C. 患者旋前方肌肿胀,脂肪层
消失,桡骨远端掌侧见线状骨折线,提示桡骨远端骨折;D. 患者旋前方肌肿胀,脂
肪层受推挤向前突(细箭头),桡骨远端见线状透亮影,提示桡骨远端骨折

增厚,提示邻近骨质损伤。Harris 等[5]就此征象做出补充,腕关节周围软组织改变,间接提示邻近骨质存在隐匿性骨折可能,其中以旋前方肌突出最有意义。众多文献研究正常和外伤后旋前方肌厚度的变化,例如,Moosikasuwan[6]提出正常旋前方肌厚度为 3mm。Sun 等[7]对210 例正常腕关节旋前方肌厚度进行测量,认为旋前方肌厚度正常值范围为(4.7±1.42)mm;Sun 等又对 106 例无明显移位的前臂骨折患者的旋前方肌厚度进行测量,结果表明骨折后旋前方肌厚度为(7.37±1.99)mm,较正常明显增厚。而 Fallahi[8]对 60 例(男女患者各 30 例)腕关节外伤患者旋前方肌厚度进行测量,结果表明,男性旋前方肌平均厚度约 9mm,女性旋前方肌平均厚度约 8mm,其中,28 例患者 X 线摄片未显示明显骨折,但旋前方肌增厚并筋膜层突出,这一组患者经过 MRI 检查后发现 19 例桡骨远端骨挫伤,5 例桡骨远端无骨折,4 例关节腔积液。Sun 和 Fallahi[7-8]都认为 X 线片显示旋前方肌增厚并筋膜层突出提示尺、桡骨远端隐匿性骨折可能,但未能全面准确评估桡骨远端的损伤情况,MRI 具有极高的软组织分辨率,能准确直观地显示外伤后的骨质和周围软组织损伤情况,因此,当 X 线片旋前方肌征阳性时,应提出存在隐匿性骨折的可能并及时行 MRI 检查,以全面准确地评估损伤。

对于腕关节外伤患者,除 X 线摄片外,超声检查也是一种很好的选择。Sato[9]对 55 例急性腕关节创伤后 X 线片显示正常的患者进行腕部超声检查,其中 25 例患者超声显示旋前方肌肿胀,随后对其进行 MRI 检查,发现 23 例存在隐匿性骨折,2 例存在关节腔积液。超声测量的旋前方肌正常厚度范围为 2.3~6.7mm,外伤后旋前方肌厚度范围为 3.7~9.6mm。超声检查亦可显示旋前方肌征,但仍需 MRI 检查来最终确诊。

以上文献数据不难发现,正常旋前方肌厚度范围为 2.3~6.7mm,外伤后旋前方肌厚度范围为 3.7~9.6mm,数据跨度较大,究其原因可能与个体差异、习惯手等因素有关,不同个体的旋前方肌形态不同,厚薄也有差异,习惯手较非习惯手肌肉发达、厚度较厚。关节的某些慢性疾病亦可导致关节周围肌肉增厚或萎缩。

因此,厚度测量不能直接作为诊断标准,我们需要整体观察整个旋前方肌筋膜层的影像学改变。正常旋前方肌为紧贴于桡骨远端的菲薄肌肉组织,其表面覆薄层筋膜,筋膜外覆薄层脂肪,当旋前方肌增厚肿胀,脂肪层随之被推压移位,甚至消失,提示旋前方肌征阳性,应进一步行 MRI 检查,排除尺、桡骨远端隐匿性骨折或下尺桡关节脱位。

### 判读要点

- 腕关节外伤后尺、桡骨远端隐匿性骨折或下尺桡关节脱位的间接征象;
- 在腕关节 X 线侧位片或 MRI 矢状位观察;
- 旋前方肌肿胀或覆盖于表面的薄层脂肪层移位、甚至消失,为旋前方肌征阳性;
- 旋前方肌征阳性时,需行 MRI 检查。MRI 能清晰显示解剖结构、骨质和软组织损伤情况,全面准确评估损伤。

# 参 考 文 献

[1] BRYDIE A, RABY N. Early MRI in the management of clinical scaphoid fracture [J]. British Journal of Radiology, 2003, 76(905): 296-300.

[2] SASAKI Y, SUGIOKA Y. The pronator quadratus sign: its classification and diagnostic usefulness for injury and inflammation of the wrist [J]. Journal of Hand Surgery, 1989, 14(1): 80-83.

[3] CRETEUR V, MADANI A, BRASSEUR JL, et al. Imagerie du carré pronateur [J]. Journal De Radiologie Diagnostique et Intervention nelle, 2012, 93(1): 23-30.

[4] MACEWAN DW. Changes due to trauma in the fat plane overlying the pronator quadratus muscle: a radiologic sign [J]. Radiology, 1964, 82(5): 879-886.

[5] HARRIS J H. The significance of soft tissue injury in the roentgen diagnosis of trauma [J]. CRC Crit Rev Clin Radiol Nucl Med, 1975, 6(3): 295-368.

[6] MOOSIKASUWAN J B. The pronator quadratus sign [J]. Radiology, 2007, 244(3): 927-928.

[7] SUN B, ZHANG D, GONG W, et al. Diagnostic value of the radiographic muscle-to-bone thickness ratio between the pronator quadratus and the distal radius at the same level in undisplaced distal forearm fracture[J]. Eur J Radiol, 2016, 85(2): 452-458.

[8] FALLAHI F, JAFARI H, JEFFERSON G, et al. Explorative study of the sensitivity and specificity of the pronator quadratus fat pad sign as a predictor of subtle wrist fractures [J]. Skeletal Radiology, 2013, 42(2): 249-253.

[9] SATO J, ISHII Y, NOGUCHI H, et al. Sonographic swelling of pronator quadratus muscle in patients with occult bone injury [J]. BMC Med Imaging, 2015, 15(1): 9.

# 2. 腕舟脂肪垫征
## The Scaphoid Fat Pad Sign

**表现**

腕舟脂肪垫征在腕关节 X 线正斜位片显示,表现为舟骨脂肪垫正常低密度影像消失[1],当腕部桡侧损伤时,特别是舟骨骨折以及舟骨脂肪垫邻近软组织损伤,皆可出现腕舟脂肪垫征阳性(图 3-2-1)。

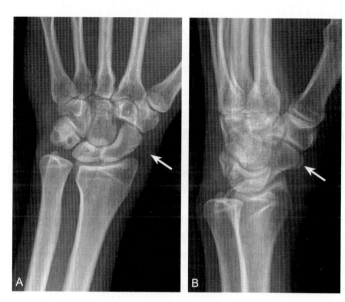

图 3-2-1　腕舟脂肪垫征

A.腕关节 X 线正位片示腕舟脂肪垫征消失(箭头);B.腕关节 X线斜位片示舟骨骨折(箭头)

**解释**

腕舟脂肪垫为一小条状或三角形脂肪层,位于桡侧副韧带与外展拇短肌之共同鞘内。在解剖上,桡侧副韧带位于桡骨茎突尖端和舟骨外侧之间,并有少许肌纤维附着于大多角骨。拇短伸肌和拇长展肌起自前臂背侧,止于第一掌骨底和拇指的近节指骨。正常情况下,舟骨脂肪垫在腕关节 X 线正位片和斜位片呈薄条状密度减低影,与舟骨外缘平行,其正常显示率达 96.5%[2]。

组织间密度差异是 X 线成像的基础,骨骼与软组织密度差异大,但软组织(包括液体)与脂肪密度差异较小,要使脂肪垫显影,摄片时须使用低 kV,高 mAs。若脂肪垫水肿,则其与周围肌腱韧带等软组织失去密度差异,脂肪垫正常低密度消失,称为腕舟脂肪垫征阳性。

**讨论**

在腕骨骨折中,以舟骨骨折最为多见,约占 71.2%[3]。由于其特殊的血供特点和腕骨排列中独特的解剖位置与功能,在现有成像技术和诊断方法下,舟骨新鲜骨折漏诊率高,导致临床诊治困难,容易遗留腕关节疼痛和功能障碍[4]。对X线平片未见明显骨折线的"隐性"舟骨骨折病人,一定要注意观察腕舟脂肪垫征是否阳性,若为阳性,提示舟骨或韧带损伤,应进一步行CT或MRI检查。

由于腕舟脂肪垫解剖特点及其X线成像基础,所以腕部桡侧损伤时,特别是舟骨骨折以及舟脂肪垫邻近软组织损伤时,皆可出现腕舟脂肪垫征阳性。文献报道舟骨骨折时,腕舟脂肪垫征阳性率为93.6%[5]。虽说临床高度怀疑舟骨骨折而X线平片阴性者应行CT或MRI检查明确诊断,但基层医院多无此设备,也会增加患者的经济负担。另据研究表明[6],CT与普通X线摄片观察腕舟脂肪垫征阳性率无显著差异,并且X线组与CT组对骨折检出率也无显著差异,说明普通X线摄片可对"隐性"舟骨骨折做出早期诊断。

在临床工作中,对于腕部损伤病例,若发现腕舟脂肪垫征阳性,应高度怀疑舟骨骨折,结合临床及影像资料综合分析、早期诊断。

### 判读要点

- 舟骨骨折间接征象;
- 在腕关节X线正斜位片观察;
- 腕舟脂肪垫正常低密度影像消失,即腕舟脂肪垫征阳性。

## 参 考 文 献

[1] BANERJEE B,NASHI M. Abnormal scaphoid fat pad:is it a reliable sign of fracture scaphoid [J]. Injury-international Journal of the Care of the Injured,1999,30(3):191-194.

[2] VALI A M,UDESHI U L. Soft-tissue changes accompanying recent scaphoid injuries [J]. Clinical Radiology,1986,37(6):423-425.

[3] HODGKINSON D W,KURDY N,NICHOLSON D A,et al. ABC of emergency radiology:The wrist [J]. BMJ,1994,308(6926):464-468.

[4] FALLAHI F,JAFARI H,JEFFERSON G,et al. Explorative study of the sensitivity and specificity of the pronator quadratus fat pad sign as a predictor of subtle wrist fractures [J]. Skeletal Radiology,2013,42(2):249-253.

[5] BLUM A,SAUER B,DETREILLE R,et al. Le diagnostic des fractures récentes duscaphoïde:revue de la littérature [J]. Journal De Radiologie,2007,88(5):741-759.

[6] CARPENTER C R,PINES J M,SCHUUR J D,et al. Adult scaphoid fracture [J]. Academic Emergency Medicine,2014,21(2):101-121.

## 3. 特瑞·托马斯征
### The Terry Thomas Sign

### 表现

特瑞·托马斯征在MRI冠状位显示,腕关节正位平片或CT冠状位亦可显示,表现为舟骨与月骨间距增大(间距>4mm),常伴舟骨旋转性半脱位,MRI上显示舟月间隙增宽,舟月韧带连续性中断,内可见关节腔积液信号和滑膜增生信号,周围软组织水肿明显(图3-3-1)。

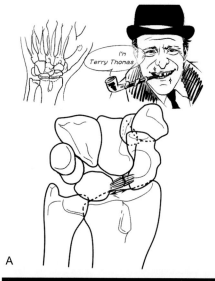

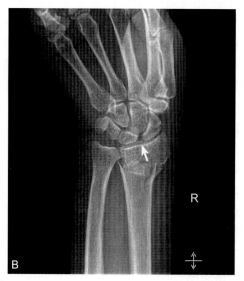

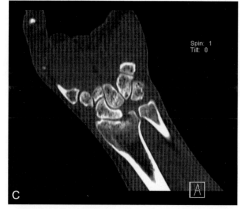

图 3-3-1　特瑞·托马斯征

A. Terry Thomas 征示意图;B. X 线片显示舟骨与月骨间距增宽(箭头);C. CT 冠状位显示舟骨与月骨间距增宽

### 解释

舟月不稳的影像学诊断主要依靠 X 线平片,其特点为:舟月间隙增宽,当舟月间隙大于 3mm,提示舟月骨分离,当舟月间隙明显增宽时(间距 >4mm),即表现为特瑞·托马斯征(The Terry Thomas sign)。

Terry Thomas(1911—1990 年)并不是医学家,而是英国的一名喜剧演员,他因缺少一颗门牙而成为他的招牌。命名此征的医学家把舟月间隙增宽比作 Terry Thomas 的门齿间隙[1],故此得名,极为有趣。

### 讨论

舟月关节不稳,是最常见的腕关节不稳,由疾病或外伤引起掌侧舟月韧带和桡舟韧带损伤,舟月正常关系连接中断,舟骨在大、小多角骨的压迫下,其掌屈角度加大,且近极向背侧移位,同时伴有月骨的背伸[2]。舟月不稳的发病机制可以是骨性原因,如舟骨或桡骨骨折、月骨无菌坏死;也可以是韧带原因,如舟月韧带撕裂或舟月骨间韧带及周围韧带松弛,临床上最常见的原因为舟月韧带损伤。舟月不稳如未得到正确、及时的诊断,可导致严重的腕部疼痛症状甚至致残[3]。

特瑞·托马斯征的出现,通常是舟月骨间韧带和背侧桡腕韧带同时断裂导致的。维持舟骨与月骨的韧带有腕掌桡侧韧带(桡舟头韧带和桡舟月韧带)、腕背侧外在韧带(背侧桡腕韧带和背侧腕骨间韧带)和腕骨间内在韧带[4]。Blevens 等[5]认为舟月骨间韧带在防止舟月分离和舟骨向背侧移位的作用中是必需的,但必须合并有桡腕囊内韧带和舟三角韧带复合体损伤才会出现舟月间距增宽。舟月脱位损伤机制分期:Ⅰ期,仅限于舟月韧带;Ⅱ期,发展至桡骨头韧带腕中部分,或表现为舟 / 头状骨骨折等损伤;Ⅲ期,发展至月 - 三角骨间韧带和尺 - 三角骨间韧带断裂;Ⅳ期,发展至桡、舟、月和三角骨间韧带断裂,月骨掌侧脱位。

MRI 能较好地观察舟月骨间韧带和舟月周围韧带的完整性,但对韧带的损伤程度难以精确评估。多项研究表明,MRI 诊断韧带损伤与关节镜对照相符率较低[6]。据研究,MRI 关节造影诊断舟月关节不稳的敏感性和特异性均不及平片。对于 X 线平片怀疑舟月不稳的病例,应进一步行 MRI 检查,以证实有无韧带损伤及观察韧带损伤范围,诊断舟月关节不稳时应以 X 线摄片为主,MRI 为辅。

### 判读要点
- 舟月关节半脱位的直接征象;
- 在腕关节 X 线正位片或 CT/MRI 冠状位观察;
- 舟月间隙超过 4mm;
- MRI 注意观察有无韧带损伤。

## 参 考 文 献

[ 1 ] FRANKEL V H. The Terry-Thomas sign [ J ]. Clin Orthop Relat Res. 1977,11(129):321-322.

[ 2 ] BAJWA A S,BAJWA A K. Terry Thomas sign and the ring sign of scapholunate instability [ J ]. South African Medical Journal,2007,11(4):322-327.

[ 3 ] REISLER T,THERATTIL P J,LEE E S. Perilunate dislocation [ J ]. Eplasty. 2015,15(1):ic9.

[ 4 ] CLARK D L,VON SCHROEDER H P. Scapholunate ligament injury:the natural history [ J ]. Can J Surg,2004,47(4):298-299.

[ 5 ] BLEVENS A D,LIGHT T R,JABL ONSKY V S,et al. Radiocarpal articular contact characterisitics with scaphoid instability [ J ]. J Hand Surg(Am),1989,14(5):781-789.

[ 6 ] 闫军,李建龙,顾翔. 腕舟月不稳 X 线征象及参数测量的临床意义[ J ]. 医学影像学杂志,2015,25(4):644-646.

## 4. 舟骨皮质环形征
### The Scaphoid Cortical Ring Sign

### 表现
舟骨皮质环形征在腕关节后前位 X 线片显示,由舟骨的近侧极向背侧移位而远侧极向掌侧移位,投照时舟骨轴线正好与 X 线束平行,舟骨远侧极骨皮质在 X 线片上形成圆形的环形影落于舟骨体部之上所致,常伴有舟月骨分离致舟月间隙增宽(图 3-4-1)。

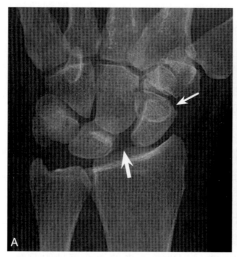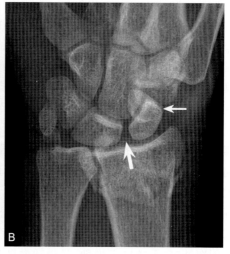

**图 3-4-1 舟骨皮质环形征**

A. 舟骨皮质环形征(细箭头),舟月间距增宽大于 4mm(粗箭头),提示舟骨旋转半脱位,舟月韧带撕裂;B. 另一患者,舟骨皮质环形征(细箭头),舟月间距增宽大于 4mm(粗箭头),同时伴有桡骨远端骨折及尺骨茎突撕脱

**解释**

手舟骨为近侧列腕骨中最大,其长轴斜向外下方,略似船形而得名。近端为略凸而光滑的关节面,与桡骨相关节,关节面的背侧为一粗糙的浅沟,有桡腕背侧韧带附着;掌侧面为不规则的粗糙面,其中部凹陷称腰部,桡腕掌侧韧带附于此处;腰的远端突起,称为舟骨结节,有桡侧腕屈肌腱和腕横韧带附着[1];舟月骨间韧带(scapholunate interosseous ligament,SLIL)位于舟、月骨相对关节面之间,连接关节面的掌侧缘、近侧缘和背侧缘。

舟骨皮质环形征是舟骨旋转半脱位的 X 线表现,提示舟骨的近极向背侧移位,同时伴有舟月骨分离。舟月骨不稳定是腕关节不稳定最常见的类型,多由作用于腕关节尺掌侧的背伸、尺偏和旋后暴力引起舟月骨间韧带断裂,导致舟月骨间分离,同时桡侧副韧带和桡舟头韧带也可断裂。

**讨论**

舟月骨分离实质上可定义为舟骨相对于月骨的同步运动失调。虽然在近排腕骨中舟骨的活动度最大,但其运动方向和幅度与月骨和三角骨基本相近[2]。如果舟骨相对于月骨同步运动失调,可认为存在舟月骨分离。当舟月骨分离时,常规静态腕关节后前位 X 线片显示舟月间隙 >4mm,舟骨短缩、远极出现舟骨皮质环形征[3](又名戒环征),X 线侧位表现:月骨三角骨背屈,头月骨间角超过 15°,舟月骨间角超过 70°[4]。

测量舟月骨间宽度是诊断舟月骨分离的基础。通常按 Cautilli 等[5]提出的方法测量舟月骨间宽度:在月骨近端的最桡侧角作点,然后再在舟状骨近端最尺侧角作另一点,用分规和直尺测出上述两点距离,视为舟月骨间距。几乎所有的月骨近端都有明确的最桡侧角测量点,而舟骨近端有时钝圆,缺乏明确的尺侧测量点,只能选择与月骨测量点相邻的舟骨尺侧面作为测量点,因此测量误差较大。Obermann[6]认为 X 线片或 MRI 图像显示,舟月骨间距 >2mm 是判断舟月间距增宽的标准,Belsole[7]认为 ≥3mm 即可视为舟骨半脱位,Gilula[3]

等认为舟月骨间距 >4mm 方可确诊。根据国内学者[8-10]对舟月间韧带的解剖学研究,认为舟月骨间距 >4mm 作为舟月骨分离的诊断标准较为可靠。

Cautilli 等[5]和 Crittenden 等[11]认为舟骨皮质环形征是提示舟月骨分离的特征性 X 线征象。Thompson 等[12]则认为当腕关节屈曲或手掌向桡侧偏移时,一部分正常腕关节 X 线片中也可出现舟骨皮质环形征。

Pirela-Cruz 等[13]对 109 例正常腕关节分别向尺侧和桡侧不同角度偏移后出现舟骨皮质环形征的频率以及骨皮质环的形状变化进行了对比研究。以桡骨轴线为中线,第三掌骨轴线为偏移线,两线之间的夹角为偏移角。手掌向桡侧偏移时出现舟骨皮质环形征的频率远大于向尺侧偏移。当手掌向桡侧偏移至 13° 时,有 27 例可见舟骨皮质环形征,而向尺侧偏移至 12° 时,所有舟骨皮质环形征都消失。

Pirela-Cruz 等认为当手掌向尺侧偏移大于 12° 且出现舟骨皮质环形征时有病理意义,而小于 12° 且出现舟骨皮质环形征无确切病理意义。

除创伤外,先天性韧带松弛、月骨缺血坏死、类风湿性关节炎等也会导致舟月骨分离、舟骨旋转半脱位、舟骨皮质环形征的出现。宫旭等[14]研究表明,晚期月骨无菌性坏死,由于月骨缺血、坏死、塌陷、碎裂,可造成桡月韧带和舟月骨间韧带在月骨上止点被破坏,失去其限制舟骨近极向背侧移位的作用。同时,由于桡舟头韧带完整,限制舟骨近极向掌侧移位,因而,出现舟骨近极向背侧移位,即舟骨出现旋转半脱位,在 X 线片上表现为舟骨环形征。

### 判读要点

- 舟骨皮质环形征,当手掌向尺侧偏移 >12° 环征不消失,舟骨缩短,舟月角 >70°,头月骨间角 >15°;
- 舟月骨间距 >2mm 可疑舟月骨分离,如 >4mm 即可诊断;
- 是舟骨旋转半脱位直接征象;
- 是 SLIL 撕裂直接征象;
- 常伴有舟骨和(或)月骨骨折及桡骨头骨折。

# 参 考 文 献

[1] 徐达传,黄美贤. 手舟骨的形态血供特点及其临床意义[J]. 中华关节外科杂志电子版,2010,4(2):63-64.

[2] RUBY L K,COONEY W P,AN K N,et al.Relative motion of selected carpal bones:a kinematic analysis of the normal wrist [J].Hand Sur,1988,13(1):1-10.

[3] GILULA L A,WEEKS P M. Post-traumatic ligamentous instabilities of the wrist [J]. Radiology,1978,129(3):641-651.

[4] 朱建民,金宗达,张庆宏. 正常腕 X 线正位片形态学测量[J]. 中华外科杂志,1996,34(2):123-127.

[5] CAUTILLI G P,WEHBE M A.Scapho-lunate distance and cortical ring sign [J].Hand Surg.1991,16(3):501-503.

[6] OBERMANN W R. Wrist injuries:pitfalls in conventional imaging [J]. EuroJ Radiol,1996,22(1):11-21.

[7] BELSOLE R J. Radiography of the wrist [J]. Clinic Orthop,1986,202:50.

[8] 徐永清,钟世镇,徐达传,等. 腕关节韧带的解剖学研究[J]. 创伤外科杂志,2006,8(1):52-54.

[9] 韩利军. 手舟月骨间韧带和月三角骨间韧带的解剖学特点[J]. 中国组织工程研究与临床康复,2009,13(37):7318-7321.

[10] 汤锦波,侍德,徐燕. 手舟骨月骨间韧带的解剖学及临床意义[J]. 中国临床解剖学杂志,2000,16(2):

142-143.

[11] CRITTENDEN J J,JONES D M,SANTARELLI A G.Bilateral rotational dislocation of the carpal navicular. Case report [J]. Radiology,1970,94(3):629.

[12] THOMPSON T C,CAMPBELL R D,ARNOLD W D.Primary and secondary dislocation of the scaphoid bone [J]. Bone &Joint Surg Br,1964,46(46):73.

[13] PIRELA-CRUZ M A,HILTON M E,FAILLACE J.Frequency and characteristics of the scaphoid cortical ring sign [J]. Surg & Radiol Anat,2003,25(5-6):451.

[14] 宫旭,路来金,王克利. 舟骨环形征在腕月骨无菌性坏死 X 线片分期中的临床意义[J]. 中华手外科杂志,2004,20(1):5-7.

# 第四章

## 手　部

# 1. 鹅 颈 畸 形
## The Swan Neck Deformity

**表现**

鹅颈畸形在手掌 X 线侧位或斜位片、CT 或 MRI 矢状位显示,表现为近侧指间关节过伸,而远侧指间关节弯曲,如同鹅颈一样。先天发育缺陷或多种后天疾患如外伤、烧伤、类风湿性关节炎、硬皮病、银屑病关节炎和系统性红斑狼疮性关节病等导致的手指屈伸肌肉肌力失衡而导致鹅颈畸形[1](图 4-1-1)。

**解释**

正常情况下,手掌伸指肌腱在近侧指间关节背侧分为中央腱束和两侧腱束。中央腱束损伤或断裂后,可由一侧或两侧的侧腱束代偿,维持伸展近侧指间关节功能。随着手指不断的屈伸运动,两个侧腱束逐渐从关节背侧滑向两侧,一旦侧腱束滑脱移位到掌侧时,侧腱束伸展近侧指间关节的功能将丧失[2]。相反,当用力伸直手指时,通过侧腱束收缩,能起到屈曲近侧指间关节,伸直远侧指间关节的作用。随着时间推移,逐渐出现近侧指间关节过伸、远侧指间关节屈曲畸形,即鹅颈畸形[3]。

**讨论**

鹅颈畸形是一种伴有严重功能缺陷的关节畸形,在手掌 X 线侧位或斜位片、CT 或 MRI 矢状位显示[4]。

先天性手指鹅颈畸形是一种罕见的先天发育缺陷,呈渐进性进展,并可导致严重的功能障碍和关节疼痛。文献报道[5],先天性手指鹅颈畸形出生时就可见,早期不妨碍日常活动,后期常伴有大鱼际隆起等发育不全。由于指间关节肌腱先天薄弱,随着生长发育,畸形手指会逐渐增多,呈"动态"演变过程[6]。

后天疾患如外伤、烧伤、类风湿性关节炎、硬皮病、银屑病关节炎和系统性红斑狼疮性关节病等亦可导致鹅颈畸形。最常见的是类风湿性关节炎和外伤。

类风湿性关节炎患者,导致鹅颈畸形的原因是手掌屈肌和伸肌力量不平衡。外伤患者,导致鹅颈畸形的原因是跨越远节指间关节伸肌腱损伤或断裂。伸指状态下,意外力

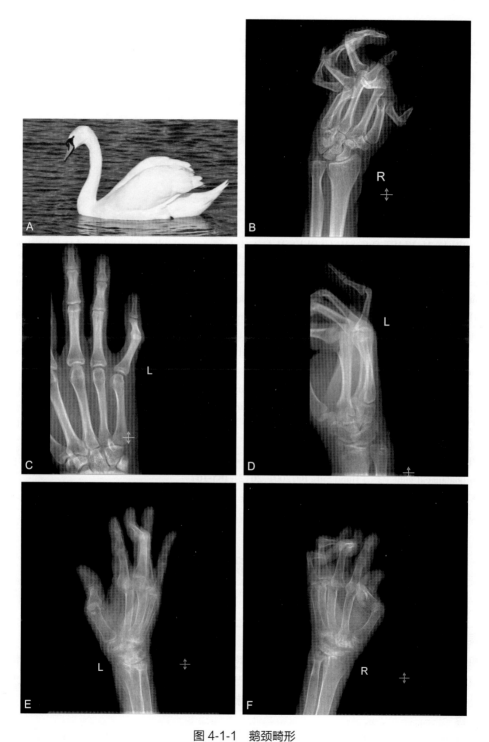

图 4-1-1　鹅颈畸形

A. 鹅颈畸形示意图；B. 干眼症患者，右手五指鹅颈畸形；C~D. 外伤后患者，小指鹅颈畸形；
E~F. 类风湿性关节炎患者，双手多指鹅颈畸形

量使远指间关节被动屈曲,导致远节指间关节伸肌腱损伤或断裂,近节指间关节中央腱束回缩,致近节指间关节过伸形成鹅颈畸形,常伴有末节指骨撕脱性骨折,引起指背腱膜撕裂[7]。

关于鹅颈畸形的治疗,主要是手术重建或调节近节指间关节的肌肉力量平衡因素。手术方法有指浅屈肌腱加强术、远节指间关节融合术等[8]。

**判读要点**

- 先天性手指鹅颈畸形罕见;后天多种疾患均可导致鹅颈畸形,以外伤和类风湿性关节炎最常见;
- 在手掌 X 线侧位或斜位片、CT 或 MRI 矢状位显示;
- 表现为近侧指间关节过伸,而远侧指间关节屈曲。

## 参 考 文 献

[1] DE BRUIN M,VLIET D C,SMEULDERS M J,et al. Long-term results of lateral band translocation for the correction of swan neck deformity in cerebral palsy [J].J Pediatr Orthop,2010,30(1):67-70.

[2] CHINCHALKAR S J,LANTING B A,ROSS D. Swan neck deformity after distal interphalangeal joint flexion contractures:a biomechanical analysis [J].J Hand Ther,2010,23(4):420-425.

[3] CARLSON M G,GALLAGHER K,SPIRTOS M. Surgical treatment of swan-neck deformity in hemiplegic cerebral palsy [J].J Hand Surg Am,2007,32(9):1418-1422.

[4] MANDAL K,PHADKE S R,KALITA J. Congenital swan neck deformity of fingers with syndactyly [J]. Clinical Dysmorphology,2008,17(2):109-111.

[5] OZTURK S,ZOR F,SENGEZER M,et al. Correction of bilateral congenital swan-neck deformity by use of mitek mini anchor:a new technique [J].Br J Plast Surg,2005,58(6):822-825.

[6] GRAHAM A J,BERGER A C. Boutonniere deformity after correction of childhood swan-neck deformity:a case report [J].Hand Surg,2003,8(1):119-120.

[7] SMRCKA V,DYLEVSKY I. Treatment of congenital swan neck deformity with dynamic tenodesis of proximal interphalangeal joint [J].J Hand Surg Br,2001,26(2):165-167.

[8] RAWES M L,ONI O O. Swan-neck deformity as a complication of the agee technique [J].J Hand Surg Br.1995,20(2):255-257.

## 2. 绳上溜溜球征
### The Yo-Yo On a String Sign

**表现**

绳上溜溜球征在拇指正侧位 X 线片和 MRI 冠状位显示,表现为拇指尺侧副韧带撕裂,在 MRI T1WI 序列上收缩的尺侧副韧带呈肿块样,位于内收肌腱膜下,PD-FS 序列上可能显示为尺侧副韧带收缩卷曲,X 线片可见撕脱下来的碎骨片。

**解释**

拇指侧韧带损伤最常发生于第一掌指关节和近指关节,以第一掌指关节尺侧副韧带损伤最为常见,通常称为"滑雪指"(game keeper thumb),多由拇指用力外展、旋转和过伸引起,指尺侧副韧带撕裂伴或不伴相应拇指韧带附着点撕脱性骨折[1]，这种损伤所占比例为所有滑雪受伤病例的6.0%~9.5%[2]。

"滑雪指"的韧带撕裂除伴有撕脱性骨折外，还伴有一种被称为Stener病变的损伤[3]，指尺侧副韧带发生完全撕裂时，断端回缩并移位至内收肌腱膜下或嵌入内收肌腱膜之间，造成肌腱韧带不愈合[4]。Stener病变在T1WI序列上收缩的尺侧副韧带呈肿块状位于内收肌腱膜下，PD-FS序列上可能显示为尺侧副韧带收缩卷曲。

此类患者常有典型的外伤史，拇指掌指关节的损伤侧疼痛、肿胀，大多伴有局部皮下青紫，运动明显受限。局部明显压痛，特别是掌指关节侧方运动时可引起剧烈疼痛。通常情况下，拇指掌指关节向外翻约25°，是侧副韧带断裂的可靠征象。如果关节能在伸直位侧翻，表明掌板和侧副韧带均已断裂；如轻度屈曲的关节外翻约20°，表明仅有侧副韧带损伤。陈旧性韧带损伤者，在瘢痕区行走的皮神经常引起放射性疼痛。拍摄拇指掌指关节正、侧位X线片，伴有骨性韧带撕脱时，可以确定骨片的大小和部位，为临床治疗方法的选择。

### 讨论

拇指掌指关节是单一的铰链式关节，平均屈伸活动为10°~60°。关节旋转轴为偏心性，关节囊两侧各有2个强有力的侧副韧带加强，即固有侧副韧带和副侧副韧带，维持关节的被动稳定性[5]。固有侧副韧带从第1掌骨小头的背外侧向远掌侧行走，止于近节指骨基部的外侧结节，宽4~8mm、长12~14mm，能承受30~40kg的外力，副侧副韧带从第1掌骨髁上固有侧副韧带的掌侧起，部分越过掌侧籽骨，至掌侧纤维软骨于关节伸直位时紧张。

随着韧带撕脱分离，这种损伤将难以愈合，需要经过手术治疗，否则增生的瘢痕组织会引起慢性韧带功能不稳定[6]。尺侧副韧带部分撕裂或无移位的损伤仅需要夹板固定，如果出现病变移位>2mm，伴有或不伴有Stener病，通常都需要外科手术治疗。如撕裂韧带未发生移位，或<2mm的轻度移位，提示尺侧副韧带没有出现Stener病变，则称为非Stener病变，这种情况下患者无需手术治疗[7]。不完全撕裂或完全性撕裂不伴有Stener病变的MRI表现为，T1WI序列尺侧副韧带内低信号或中等信号影，伴有或不伴有撕脱性骨折，尺侧副韧带平行于拇指长轴线。在PD-FS序列呈低信号，其中心信号不均，可出现周围水肿。

拇指侧韧带的MRI检查不仅能够清楚的显示正常侧韧带和内收肌腱膜等解剖结构，而且可明确拇指侧韧带损伤的部位、范围、程度及韧带是否发生移位等[8]。这既有助于临床医师掌握正常拇指侧韧带的解剖结构，也有利于侧韧带损伤的早期诊断、及时治疗，为制定治疗方案和随访提供精确的影像学依据。

### 判读要点

- 典型的外伤史，拇指掌指关节的损伤侧疼痛、肿胀；
- 在拇指正侧位X线片和MRI冠状位观察；
- 拇指尺侧副韧带撕裂及撕脱骨折碎片；
- MRI注意观察关节面下骨挫伤。

# 参 考 文 献

［1］叶薇，詹惠荔，白荣杰，等.拇指掌指关节侧韧带正常解剖及损伤的 MRI 表现［J］.中华医学杂志,2015, 95（17）:1295-1299.

［2］BUTTARAVOLI P,LEFFLER S M. Chapter 135-ulnar collateral ligament tear of the thumb:(ski pole or gamekeeper's thumb)［J］. Minor Emergencies,2012,3:524-526.

［3］MAHAJAN M,RHEMREV S J. Rupture of the ulnar collateral ligament of the thumb-a review［J］. International Journal of Emergency Medicine,2013,6（1）:1-6.

［4］BREDELLA M A,TIRMAN P F,FRITZ R C,et al. MR imaging findings of lateral ulnar collateral ligament abnormalities in patients with lateral epicondylitis［J］.American Journal of Roentgenology,1999,173（5）: 1379-82.

［5］LOHMAN M,VASENIUS J,NIEMINEN O,et al. MRI follow-up after free tendon graft reconstruction of the thumb ulnar collateral ligament［J］. Skeletal Radiology,2010,39（11）:1081-1086.

［6］SPAETH H J,ABRAMS R A,BOCK G W,et al. Gamekeeper thumb:differentiation of nondisplaced and displaced tears of the ulnar collateral ligament with MR imaging［J］. Work in progress. Radiology,1993,188（2）: 553-6.

［7］HARPER M T,CHANDNANI V P,SPAETH J,et al. Gamekeeper thumb:Diagnosis of ulnar collateral ligament injury using magnetic resonance imaging,magnetic resonance arthrography and stress radiography［J］. Journal of Magnetic Resonance Imaging,2010,6（2）:322-328.

［8］RITTING A W,BALDWIN P C,RODNER C M. Ulnar collateral ligament injury of the thumb meta carpophalangeal joint［J］. Clinical Journal of Sport Medicine,2010,20（2）:106-112.

# 3. 银叉状畸形
## The Silver Fork Deformity

**表现**

银叉状畸形在腕关节 X 线侧位片显示,表现为桡骨远端距关节面 2~3cm 处横断骨折,即 Colles 骨折,骨折端凸向掌侧成角,远折端向背桡侧移位,腕背部软组织肿胀,活动受限,腕呈银叉样畸形(图 4-3-1)。

**解释**

桡骨远侧的末端形成腕关节的重要结构。桡骨远端关节面分为两个小关节面,通过纵向矢状嵴分别与舟骨和月骨相关节。桡骨远端的尺侧面有一个独立的关节面,称为乙状切迹,此处容纳尺骨。当前臂旋转时,此处桡骨和腕骨围绕尺骨旋转[1]。桡骨远端骨折是指距离桡骨远端关节面 3cm 以内的骨折,大约占全身骨折的 1/6[2]。其中,以桡骨远端伸直型骨折(Colles 骨折)最常见,多为间接暴力致伤。跌倒时腕关节处于背伸及前臂旋前位手掌着地,暴力集中于桡骨远端松质骨处引起骨折。骨折远端向背桡侧移位,常伴有嵌插、缩短,严重者导致尺桡骨远端关节分离脱位。发生于骨骺与骨干愈后以前的桡骨远端骨折,常出现桡骨远端骨骺分离,又称为幼年型 Colles 骨折。骨骺分离时常可见桡骨干骺端外侧撕裂,形成三角形碎骨片[3]。

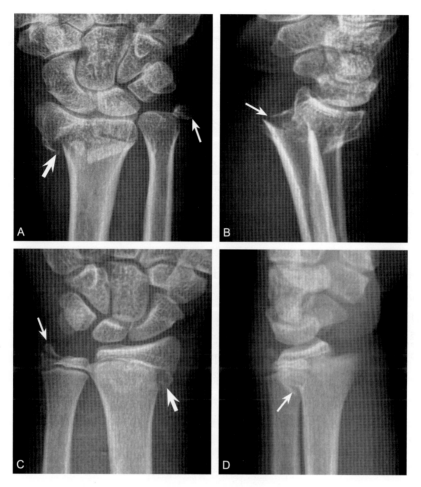

图 4-3-1 银叉状畸形

A~B. 左腕关节 X 线正位及侧位。左桡骨远端骨折(粗箭头),尺骨茎突撕脱性骨折(细箭头),桡骨远端骨折背侧骨质嵌顿向掌侧成角(细箭头);C~D. 右腕关节 X 线正位及侧位。桡骨远侧干骺端骨折伴骨骺向外侧移位(粗箭头),尺骨茎突部分撕脱(细箭头),桡骨远端骨骺向背侧移位,干骺端背缘碎骨片与骨骺相连(细箭头)

## 讨论

桡骨远端 Colles 骨折临床十分常见,约占腕部各种创伤的 48%[4]。Colles 骨折常常伴随腕部三角纤维软骨复合体(triangular fibrocartilage complex,TFCC)撕裂或尺骨茎突撕脱,最终导致尺桡远端关节(distal radioulnar joint,DRUJ)半脱位或脱位,以尺骨远端向背侧脱位及桡骨远端向近侧移位多见。中村寥吾等[5]在腕关节 X 线标准侧位片上测量尺桡远侧关节部尺、桡骨背侧皮质间的距离,对比健侧和患侧,两侧相差≥5mm 时诊断为 DRUJ 脱位或半脱位。桡骨远端关节内骨折,常伴尺桡远侧关节损伤[6]。当尺骨茎突骨折时,可造成尺桡远侧关节潜在不稳定[7]。TFCC 止于尺骨茎突基底部,当尺骨茎突基底部骨折时可认为 TFCC 自其止点处撕脱,而茎突尖骨折只是尺侧撕脱骨折,不累及 TFCC 在茎突基底部的止点,故不影响 DRUJ 稳定性[8]。

尺骨茎突亦是维持尺桡远侧关节稳定的重要结构,X 线片上应观察是否存在尺骨茎突骨折,并注意其移位情况。尺骨茎突掌侧或背侧移位是尺桡远侧关节复杂脱位的特征,诊治中应注意[6]。

Colles 骨折患者中,约有 11.8% 的患者合并桡腕关节背侧半脱位(dorsal radiocarpal subluxation,DRS),如不能早期诊断和及时治疗,往往造成晚期腕关节不稳定,影响关节功能[9-14]。Colles 骨折合并 DRS 的 X 线诊断,多采用腕关节中立位侧位 X 线片,观察以月骨中轴线与桡骨远端关节面中点的相对位移[1-3,14]。Colles 骨折较严重的类型如 Frykman 分型中的 Ⅶ、Ⅷ 两型合并 DRS 比率较高[12]。这类患者往往桡骨远端关节面向背侧移位,关节面塌陷较严重,从而使桡骨远端关节面中点无法确立,无法判断中点移位以至难以确定是否合并 DRS。贡小英[15]等提出采用月骨掌侧缘顶点至中轴线之垂线与桡骨远端关节面掌侧缘到月骨中轴线之垂线之比(垂线比)作为诊断 DRS 的依据,DRS 患者垂线比 <0.76。

Colles 骨折受伤机制为腕关节背伸位着地,其轴向作用力经舟状骨、头状骨、月骨传导到桡骨远端,由于头状骨位于舟状骨与月骨之间,所以作用力主要集中在舟月带,易造成舟月韧带损伤而发生舟月分离[12]。

### 判读要点

- 见于 Colles 骨折,桡骨远端骨折断端向掌侧成角,远端骨折块向背桡侧移位并旋后;
- 桡骨缩短,骨折处背侧骨质嵌入或粉碎骨折;
- 腕背部软组织肿胀,活动受限,腕呈叉样畸形;
- 常合并尺骨茎突骨折,桡腕关节背侧半脱位等复杂损伤,导致腕关节不稳定。

## 参 考 文 献

[1] 王学谦,娄思权,候筱魁,等.创伤骨科学[M].天津:天津科技翻译出版公司,2007:1285-1286.

[2] DAVIS D I,BARATZ M. Soft tissue complications of distal radius fractures[J].Hand Clin,2010,26(2):229-235.

[3] 曹来宾.实用骨关节影像诊断学[M].济南:山东科技出版社,1998:217-219.

[4] 王云钊.中华影像医学 - 骨肌系统卷[M].北京:人民卫生出版社,2002:216-223.

[5] 中村蓼吾,偃井惠美子,今枝敏彦,等.TFCC 损伤尺骨茎状突起骨折[J].关节外科,1994,13:121.

[6] 谭忠奎,陈庄洪.桡尺远侧关节损伤类型及诊治近况[J].中国矫形外科杂志,1998,5(1):61-62.

[7] BRUCKNER J D,ALEXANDER A H,LICHTMAN D M. Acute dislocations of the distal radioulnar join[J].Instr Course Lect,1996,45(6):27-36.

[8] 周祖彬,曾炳芳,刘闻欣,等.桡尺远侧关节稳定性的解剖及临床研究[J].上海医学,2002,25(z1):13-16.

[9] LINSCHEID R L,DOBYNS J H,BEABOUT J W,et al. Traumatic instability of the wrist,diagnosis, classification,and pathomechanics[J].J Bone Joint Surg,1972,54(8):1612-1632.

[10] TALEISNIK J. Post-traumatic carpal instability[J].Clin Orthop.1980,149:73-82.

[11] RUBY L K,COONEY W P,AN K N,et al. Relative motion of selected carpal bones:a kinematic analysis of the normal wrist[J].J Hand Surg,1988,13(1):1-10.

[12] UTKAL G U,SAURABH C H,APSER K H,et al.Treatment of intra-articular distal radius fractures by a combined dynamic and static jess mini external fixation technique[J].Journal of Evolution of Med and Dent

Sci,2014,3(21):5886-5893.

[13] 田文,张友乐.腕关节不稳定的一些概念[J].中华手外科杂志,1994,3:183-186.

[14] 汤锦波,袁凯,侍德,等.腕关节不稳定的临床诊断和治疗[J].中华手外科杂志,1997,13(3):147-149.

[15] 贡小英,荣国威,耿向苏,等.Colles骨折合并桡腕关节背侧半脱位临床诊断标准的探讨[J].中华外科杂志,1998,36(5):269-271.

# 第五章
## 脊柱

## 1. 寰枕关节增宽
## The Broad Atlantal-Occipital Joint

**表现**

寰枕关节增宽在颈椎 X 线侧位片和 CT 多平面重建显示,表现为枕骨髁相对于寰椎侧块向前、后、侧方和纵向移位(图 5-1-1)。CT 多平面冠状重建对寰枕关节侧方脱位,矢状重建对寰枕关节前、后和纵向脱位具有重要诊断价值。

**解释**

寰枕关节由枕骨髁和寰椎侧块构成,主要靠关节囊及周围韧带固定。寰枕关节的直接稳定结构有侧块关节囊、寰枕前膜、寰枕后膜和项韧带。间接稳定结构有枕枢间韧带,如覆膜、翼状韧带和齿突尖韧带[1]。Werne[2]认为,覆膜和翼状韧带是寰枕间主要稳定结构,切断二者会引起颅骨前移。

寰枕关节损伤机制包括轴向压缩、牵拉损伤和侧旋损伤[3]。轴向压缩通常见于高处坠落伤或直接打击头部使颅骨压向颈椎时。牵拉损伤常见于突然减速时,尤其当躯干处于固定状态,如机动车突然刹车,头部继续向前移动使覆膜和翼状韧带受到牵拉损伤所致。侧旋损伤常见于被迫轴向旋转或侧弯时,对侧翼状韧带或翼状韧带骨附着处牵拉损伤。依据损伤机制及严重程度[4],寰枕关节损伤分为:轻度韧带扭伤、寰枕关节脱位、稳定或不稳定骨折。

**讨论**

寰枕关节脱位(atlanto-occipital dislocation,AOD)分非创伤性和创伤性两种。非创伤性寰枕关节脱位病因尚未完全明了。Wiesel 等[5]认为上段颈椎先天性融合使寰枕关节受异常应力反复作用,引起寰枕关节脱位。枕骨髁先天畸形、类风湿性关节炎等均可导致寰枕关节和寰枢关节失稳甚至脱位[6]。

Traynelis 等[7]依据颈椎 X 线侧位将寰枕关节脱位分为三型:Ⅰ型,前脱位,枕骨髁相对于寰椎侧块向前移位,临床上最常见,偶见单侧脱位;Ⅱ型,纵向脱位,枕骨髁相对于寰椎侧块垂直向上移位≥2mm,常并发寰枢椎脱位;Ⅲ型,后脱位,枕骨髁相对于寰椎侧块向后移

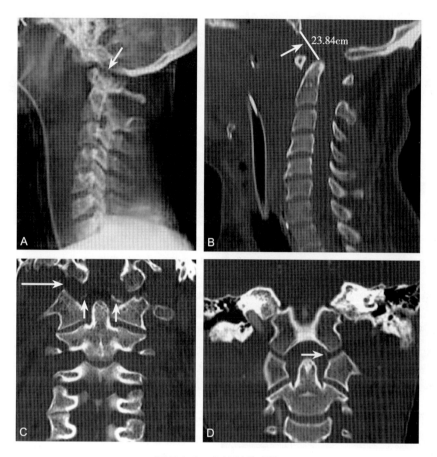

**图 5-1-1　寰枕关节脱位**

A. 枕骨髁与寰椎上关节面间距增宽≥2mm（箭头），寰枕关节脱位；B. BDI：枕骨大孔前缘中点到齿状突之间的距离 >12mm，寰枕关节脱位（箭头）；C. 枕骨髁与寰椎上关节面间距增宽（长箭头）寰枕分离。双侧枕骨髁前下角撕脱（短箭头）；D. 左侧枕骨髁撕脱骨折（箭头）

位，此型相对少见。

寰枕关节脱位常用的诊断方法有两种（图 5-1-2）：

（1）Powers 指数[8]：寰椎前弓后侧皮质（A 点），枕骨大孔后缘中点（O 点），枕骨大孔前缘中点（B 点），寰椎棘突椎板间线（C 点），正常人 BC 与 AO 的长度比（BC/AO）约为 0.77，若比值≥1，可诊断寰枕关节半脱位或全脱位。

（2）BAI-BDI 法：Harris 等[9-10]测量 BAI（basion-axial interval）和 BDI（basion-dental interval）两个径线。BAI：枕骨大孔前缘中点到枢椎椎体后侧皮质线之间的距离（图 B ①）。BDI：枕骨大孔前缘中点到齿状突之间的距离（图 B ②）。正常人 BAI 或 BDI 间距 <12mm。寰枕关节脱位患者 BAI 或 BDI 间距≥12mm。寰枕关节损伤通常并发枕骨髁骨折或寰椎骨折。Anderson[11]将枕骨髁骨折分为三型：Ⅰ型，枕骨髁粉碎骨折；Ⅱ型，骨折线累及枕骨髁的颅底骨折；Ⅲ型，由于翼状韧带牵拉导致枕骨髁撕脱骨折。颅底 CT 检查是主要的检查方法，通常采取横断面 CT 扫描并冠状面重建，可显示翼状韧带和十字韧带的形态、骨折类型及

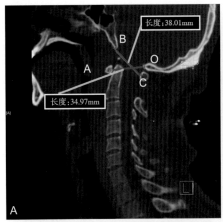

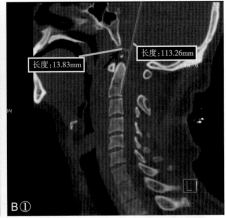

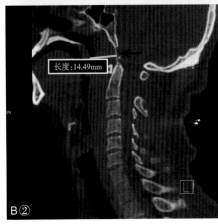

图 5-1-2 寰枕关节脱位测量示意图

A. 寰椎前弓后侧皮质(A 点),枕大孔后缘中点(O 点),枕大孔前缘中点(B 点),寰椎棘突椎板间线(C 点),BC 与 AO 的长度比(BC/AO)在正常人为 0.77,若比值≥1,可诊断寰枕关节半脱位或全脱位;B. BAI:枕骨大孔前缘中点到枢椎体后侧皮质线之间的距离被称为枕骨大孔前缘中点与枢椎体后侧皮质线间距(图 B①黑箭头)。BDI:枕骨大孔前缘中点到齿状突之间的距离被称为枕骨大孔前缘中点与齿状突间距(图 B②黑箭头)

移位程度[12]。

寰椎骨折分为三种类型[13]:Ⅰ型,寰椎后弓骨折;Ⅱ型,寰椎侧块骨折,多位于一侧,骨折线通过寰椎关节面前后部;Ⅲ型,寰椎前后弓骨折,即 Jefferson 骨折或爆裂性骨折。颈椎 X 线侧位片可清晰显示寰椎后弓骨折,并测量寰齿间距。若测得寰齿间距 >3mm,提示合并齿状突骨折或横韧带撕裂,为不稳定骨折。颈椎开口位片可清晰显示侧块移位,若两块移位距离之和达 6~9mm,则提示横韧带完全断裂,为不稳定骨折。CT 可清晰显示寰椎前后弓的骨折线。寰椎侧块内侧缘撕脱骨折片是横韧带撕裂征象,提示骨折不稳定。

**判读要点**

- 寰枕关节增宽是寰枕关节脱位的直接征象;
- Powers 指数≥1;
- BAI 或 BDI 间距≥12mm;
- 枕骨髁与寰椎上关节面的距离,成人正常值为 <2mm,儿童为 <5mm。

# 参 考 文 献

[ 1 ] SOAMES R W. Skeletal System. In:Willams PL,Bannister LH,Berry MM. Gray's Anatomy[M]. 38th eds. Edinburgh:Churchill Livingstone,1995:510-612.

［2］WERNE S. Studies in spontaneous atlas dislocation［J］.Acta Orthop Scand Suppl,2014,23(Supp 23):1-150.

［3］DVORAK J,Panjabi M M. Functional anatomy of the alar ligaments［J］.Spine,1987,12(2):183- 189.

［4］王健,倪斌.寰枕关节损伤的诊断及治疗进展[J].中国脊柱脊髓杂志,2005,15(9):565-567.

［5］WIESEL S W,ROTHMAN R H. Occipitoatlantal hypermobility［J］.Spine,1979,4(3):187 -191.

［6］UNO K,KATAOKA O,SHIBA R. Occipitoatlantal and occipitoaxial hypermobility in down syndrome［J］. Spine,1996,21(12):1430 -1434.

［7］FRUIN A H,PIROTTE T P. Traumatic atlantooccipital dislocation .Case report［J］.J Neurosurg,1977,46(5): 663-666.

［8］POWERS B,MILLER M D,KRAMER R S,et al. Traumatic anterior atlanto-occipital dislocation［J］. Neurosurgery,1979,4(1):12-17.

［9］HARRIS J H,CARSON G C,WAGNER L K,et al. Radiologic diagnosis of traumatic occipitovertebral dissociation:1.normal occipitovertebral relationships on lateral radiographs of supine subjects［J］. AmJ Roentgenol,1994,162(4):881-886.

［10］HARRIS J H,CARSON G C,WAGNER L K,et al. Radiologic diagnosis of traumatic occipitovertebral dissociation:2.comparison of three methods of detecting occipitovertebral relationships on lateral radiographs of supine subjects［J］. Am J Roentgenol,1994,162(4):887-892.

［11］ANDERSON PA,MONTESANO PX. Morphology and treatment of occipital condyle fracture［J］. Spine, 1988,13(7):731- 736.

［12］CHALJUB G,SINGH H,GUNITO FC,et al. Traumatic atlanto-occipital dislocation:MRI and CT［J］. Neuroradiology,2001,43(1):41-44.

［13］PARK JB,HA KY,CHANG H. Traumatic posterior atlanto-occipital dislocation with Jefferson fracture and fracture-dislocation of C6-C7:a case report with survival［J］.Eur Spine,2001,10(6):524-528.

## 2. 寰齿前间距增宽
### The Broad Atlanto Dental Interval

**表现**

寰齿前间距增宽在颈椎 X 线侧位片或 CT 矢状位重建图上观察,表现为寰椎前弓后缘至齿状突前缘的间隙前后距离增宽(图 5-2-1)。

**解释**

寰齿前间距(the atlanto dental interval,ADI)是指寰椎前弓后缘至齿状突前缘的间隙距离。寰枢椎及周围韧带构成的寰枢关节位于颅骨颈椎移行部,寰枢关节形态结构比较复杂,且不同于其他脊椎关节,寰枢关节内没有椎间盘,其关节囊松弛,活动范围大。确保寰枢关节稳定的因素有骨骼、韧带、关节囊及周围肌肉等,如遭到创伤、炎症、退变、畸形或肿瘤等破坏,就会导致正常解剖吻合关系丧失,出现关节功能障碍。临床上根据失稳的轻重程度分为脱位、半脱位和不稳定。1978 年 White[1]将寰枢椎半脱位分为寰椎前脱位、寰椎后脱位、侧方脱位、旋转半脱位以及合并两种以上的复合型脱位。目前,寰枢椎前脱位按照戴力扬[2]的诊断标准:单纯寰枢关节前脱位即寰椎相对于枢椎向前滑脱,影像学上表现为 ADI 增宽。

导致寰枢关节半脱位的原因很多,主要有以下 4 种[3]:①作用于颈部的直接暴力行为,尤其是对寰枢椎的直接打击作用,这是临床上最常见的原因;②颈部软组织感染,尤其是咽喉部、咽后间隙感染时,细菌向后蔓延至寰枢关节囊和周围韧带,使它们逐渐变得松弛;③其

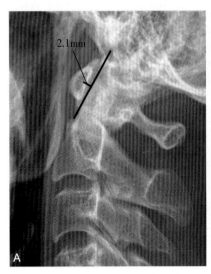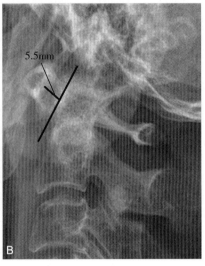

**图 5-2-1　寰齿前间距增宽**

A. 寰齿前间距的测量模式图：选寰椎前弓后缘中点为起点，做垂直于齿状突前缘
切线的垂线，此垂线的长度即为 ADI；B. 患者扭伤致颈部疼痛 2 个月，寰齿前间
距明显增宽，ADI 约为 5.5mm

他系统疾病导致长期体位不正，关节退变，颈部肌肉萎缩、劳损，对关节的支持作用减弱；
④先天性发育异常致使寰枢关节变形、不稳定。

**讨论**

寰齿前间距增宽，被誉为是诊断寰枢关节半脱位最准确和实用的指标。寰齿前间距可
在颈椎侧位片或 CT 矢状位重建图中测量，测量寰椎前弓后缘中点与枢椎齿状突前缘的最小
距离，即为 ADI。

早在 1934 年 Coutts[4] 首先建立了 ADI 的概念并认为 ADI 超过 2mm 时，即可诊断为寰
枢关节半脱位。这一标准被不少学者沿用，直到 1960 年，Hinck 和 Hopkins[5] 对成人 ADI
作了较为系统的测量，结果证实成人 ADI 在屈曲位、中立位和伸展位的正常值范围分别为
0.3~1.8mm、0.4~2mm 和 0.3~2.2mm。此后，许多作者均以 ADI 超过 3mm 作为诊断成人寰枢
椎不稳的标准。随后，Locke 等[6] 对小儿 ADI 作测量，发现绝大多数小儿 ADI 小于 4mm，以
ADI 超过 4mm 或 4.5mm 作为诊断小儿寰枢椎不稳的标准。1974 年 Fielding[7] 在纽约圣卢
克医院生物力学实验中心进行了著名的关于寰枢关节周围韧带的力学实验，实验取 22 具成
年尸体的寰枢椎标本，将枢椎固定，对寰椎施加前移的拉力，结果表明当 ADI<3mm 时，全部
样本横韧带均未断裂；当 3mm<ADI<5mm 时部分横韧带断裂；当 ADI>5mm 时样本横韧带完
全断裂，据此 Fielding 认为成人 ADI>3mm 时应视为病理状态。1977 年 Fielding 根据 1974
年生物力学实验结果，结合 CT 检查结果提出著名的 Fielding-Hawkins 分型[8]，按移位程度将
寰枢椎半脱位分为 4 型：Ⅰ型（寰枢椎旋转移位，ADI<3mm，横韧带完整）；Ⅱ型（寰枢椎显著旋
转移位，ADI 介于 3~5mm 之间，横韧带损伤）；Ⅲ型（寰枢椎显著旋转移位，ADI>5mm，横韧带
完全断裂，当 ADI>10~12mm 时寰齿关节间所有韧带均断裂）；Ⅳ型（寰枢椎旋转移位，寰椎后
移位，寰椎两侧块不同程度后移）。此后，Levine 等[9] 又在 Fielding-Hawking 分型的基础上增

加第 V 型,即寰枢关节完全旋转脱位,一侧前脱位,另一侧后脱位。国内学者戴力扬[2]通过对 151 例正常国人 ADI 测量,提出成人 ADI≥4mm,小儿 ADI≥5mm 时即可诊断寰枢关节半脱位,而成人 ADI 超过 3mm 时应高度怀疑寰枢关节半脱位,但需结合临床和其他检查。

寰枢关节的稳定性由组成关节的寰椎和枢椎及其周围的肌肉、韧带和关节囊等共同维护,其中起最主要作用的是韧带,而横韧带则是其中最主要的韧带,若横韧带发生损伤甚至断裂,则极易发生寰枢关节旋转性半脱位。横韧带位于椎管前方,齿突后方,连于寰椎左右两侧侧块之间,主要作用为限制寰枢关节的过度前屈及寰椎的过度前移。虽然多数学者认为 ADI 能间接反映横韧带损伤情况,但仅通过在 X 线或 CT 图像上测量寰齿前间距,并结合临床症状间接推断横韧带的损伤程度,这样会出现很多误差。MRI 具有极高软组织分辨率,能直接显示横韧带,可准确评估横韧带受损程度及寰枢关节失稳状态。正常横韧带在 CT 图像呈高密度[10],MRI 图像呈低信号。横韧带中间稍宽,两端略窄,两端分别附着于寰椎左右侧块,横韧带前份紧密贴附于齿状突后缘。横韧带受损时 MRI 显示韧带水肿呈高信号,横韧带断裂时可见韧带中断[11]。此外,MRI 还能清晰显示颈段脊髓是否受损,评估损伤位置、形态和程度。

综上所述,对于寰枢椎半脱位的影像学诊断,需多种影像检查方法结合,X 线摄片和 CT 检查对骨质改变及关节面错位显示佳,MRI 检查对韧带及脊髓损伤显示清晰。

**判读要点**
- 寰枢关节半脱位最常用的诊断指标;
- 在颈椎 X 线侧位片或 CT 矢状位重建图观察测量;
- 当成人 ADI≥4mm,小儿≥5mm 时即可诊断寰枢关节半脱位,而成人 ADI≥3mm 时应高度怀疑寰枢关节半脱位;
- MRI 注意观察伴发韧带及颈髓损伤情况。

# 参 考 文 献

［1］WHITE A A,PANJABI M M. The clinical biomechanics of the occipitoatlantoaxial complex［J］. Orthop Clin North Am 9:867-878. Orthopedic Clinics of North America,1978,9(4):867-878.

［2］戴力扬 . 寰齿间距的放射学测量及其临床意义［J］. 中国临床解剖学杂志,1996(3):212-213.

［3］胡有谷 . 寰枢椎的解剖及其损伤［J］. 中华骨科杂志,1997(12):779-784.

［4］COUTTS M B. Atlanto-epistropheal subluxations［J］. Archives of Surgery,1934,29(2):297-311.

［5］HINCK V C,HOPKINS C E. Measurement of the atlanto-dental interval in the adult［J］. American Journal of Roentgenology Radium Therapy & Nuclear Medicine,1960,84:945-951.

［6］LOCKE G R,GARDNER J I,VAN EPPS E F. Atlas-dens interval(ADI)in children:a survey based on 200 normal cervical spines［J］. American Journal of Roentgenology Radium Therapy & Nuclear Medicine,1966, 97(1):135-140.

［7］FIELDING J W,GV C,HOHL M. Tears of the transverse ligament of the atlas. A clinical and biomechanical study［J］. Journal of Bone & Joint Surgery American Volume,1974,56(8):1683-1691.

［8］FIELDING J W,HAWKINS R J. Atlanto-axial rotatory fixation.(fixed rotatory subluxation of the atlanto-axial joint)［J］. Journal of Bone & Joint Surgery American Volume,1977,59(1):37-44.

［9］LEVINE A M,EDWARDS C C. Traumatic lesions of the occipitoatlantoaxial complex［J］. Clin Orthop Relat Res,1989,239(239):53-68.

［10］张雅萍,许乙凯,孟卓,等.螺旋CT三维重建在诊断寰枢关节脱位中的应用［J］.医学影像学杂志,
2008,18(1):54-56.

［11］DICKMAN C A,MAMOURIAN A,SONNTAG VK H,et al.Magnetic resonance imaging of the transverse
atlantal ligament for the evaluation of atlantoaxial instability［J］.Journal of Neurosurgery,1991,75(2):221-
227.

# 3. 环 裂 征
## The Incomplete Ring Sign

### 表现

环裂征在椎弓峡部平面CT横断位显示,表现为椎弓峡部两侧或者单侧断裂,骨性椎管
环的完整性中断(图5-3-1)。

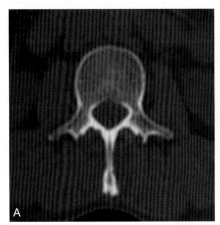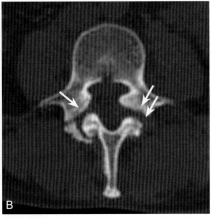

**图5-3-1 环裂征**

A. CT横轴位图像,正常椎弓峡部层面骨性椎管呈完整环状结构,前部为椎体后缘,
两侧为椎弓根序连于椎板,后部为棘突基底部围成;B.环裂征:双侧椎弓峡部崩裂
(箭),裂隙横跨峡部,断裂面形态不规则

### 解释

正常情况下,正常椎骨CT检查横断位,在连续的层面中总会见到完整的骨结构环,称为
椎完整骨环,由下列结构构成:前部为椎体后缘、两侧椎弓根序连于椎板,后部为棘突基底部
围成。所谓环裂征是相对于完整骨环而言的,在CT连续扫描横断面中,整个椎骨无一层完
整骨环。

环裂征是脊柱椎弓峡部断裂的直接征象,且有高度特异性。其中,以腰椎椎弓峡部裂临
床最常见。发生机制有3种解释:①先天性学说。有研究结果[1,2]表明:刚出生的婴儿椎弓
是分离的,1~2岁时椎弓开始联合,3~6岁椎体与椎弓骨核融合。倘若初级骨化中心不融合,
一个骨化中心分裂为二,椎弓峡部骨化不全或有潜在的软骨缺损,则形成先天性椎弓峡部裂
隙。②获得性学说。认为椎弓峡部裂是由于重复性损伤及应力造成的疲劳性骨折所致。腰
椎生理曲度为前曲,是产生疲劳性骨折的基础,因为下位腰椎承受了上位腰椎向前下方滑脱

的分力,上下关节突的扣锁作用虽能防止腰椎滑脱,却使椎弓峡部承受较大的牵张应力,同时因相邻脊椎上下关节突的钳夹,尤其是上位椎体下关节突的嵌压,以及脊柱腰段的剪力作用,使腰椎峡部易产生疲劳性骨折。③先天性构造缺陷和后天性损伤结合学说。当椎弓峡部发育不良,运动负荷过大致使腰椎承受过屈或过伸等外力作用,导致椎弓峡部裂[3]。

### 讨论

环裂征被认为是椎弓峡部裂的特征性直接征象之一。环裂征阳性者即一个椎骨连续扫描层面中,整个椎骨无一层完整骨环,并且除外椎体畸形(蝴蝶椎)和手术椎板切除等因素即可考虑椎弓峡部裂[3]。椎弓峡部指的是椎弓上下关节突之间的部分,通过此处的 CT 横轴位层面称为峡部层面,骨性椎管构成完整的环状结构。

椎弓峡部裂也称为椎弓崩裂。由于椎弓峡部不连,导致椎体向前移位,称为脊椎滑脱。双侧椎弓峡部裂比单侧更容易导致脊椎滑脱。

多数椎弓峡部裂通过腰椎双斜位(45°)X 线摄片即可明确诊断,表现为狗戴项圈征。由于腰椎峡部裂隙角度变异很大,当 X 线束未与峡部裂隙平行时,尤其伴有脊椎滑脱椎体移位时,45° 斜位摄片往往不能显示病变[4-5]。

CT 轴位扫描是诊断腰椎椎弓峡部裂最常用的检查,但常规平行于椎间隙的薄层扫描虽对显示椎间盘突出、双边征、椎间小关节增生、关节间隙狭窄、椎管侧隐窝狭窄、黄韧带肥厚和硬膜囊变形等病变有一定优势,却易造成椎弓峡部裂漏诊[6]。原因在于椎弓峡部裂常发生于椎弓根下方 2~9mm[7],故对疑有峡部裂的患者作平行于椎间盘的 CT 轴位薄层扫描应包括峡部层面,以免漏诊。此外,CT 常规轴位即使显示峡部裂,也常误诊为椎间小关节间隙,误诊率达 30% 以上[1,8]。椎弓反角度 CT 扫描(reverse gantry angle CT,RGCT)较 CT 常规轴位检查能更明确、直观地显示椎弓峡部裂的特征[9]。RGCT 是根据椎弓形态而设计的特殊扫描方法。由于椎体与椎弓之间存在一定角度,通过向头侧倾斜 CT 机架,使扫描线与椎弓走行方向平行,而与峡部裂的走行方向近乎垂直,所得 CT 图像能清晰显示椎弓峡部的裂隙,呈现环裂征,从而有利于鉴别椎弓峡部裂与椎间小关节。多层螺旋 CT(multislice spiral CT,MSCT)具有快速、薄层、大范围扫描和可提供高质量三维图像信息的优势[10],通过图像后处理重建技术,不仅能很好显示峡部裂的环裂征,且能准确地显示峡部裂导致的椎间盘膨出、椎体滑脱、椎管狭窄等继发改变。

### 判读要点

- 椎弓峡部裂特征性直接征象;
- 在椎弓峡部平面 CT 横断位观察,以 RGCT 图像观察最佳;
- 诊断时需除外脊椎裂、椎体畸形(蝴蝶椎)和手术椎板切除。

## 参 考 文 献

[1] HU S S,TRIBUS C B,DIAB M,et al. Spondylolisthesis and spondylolysis [J]. Journal of Bone and Joint Surgery,American Volume,2008,90(3):656-671.

[2] 姜永宏,张晓东,余建国,等. 椎弓峡部不连的多层螺旋 CT 诊断[J].实用放射学杂志,2006,22(6):714-717.

[3] LANGSTON J W,GAVANT M L. "Incomplete ring" sign:a simple method for CT detection of spondylolysis[J]. Journal of Computer Assisted Tomography,1985,9(4):728.

[4] SAIFUDDIN A,WHITE J W,TUCKER S,et al. Orientation of lumbar pars defects:Implications for radiological

detection and surgical management [J]. Journal of Bone and Joint Surgery-british Volume,1998,80(2):208-211.

[5] DER WALL H V,STOREY G O,MAGNUSSEN J S,et al. Distinguishing scintigraphic features of spondylolysis [J]. Journal of Pediatric Orthopaedics,2002,22(3):308-311.

[6] 秦德安,张佐伦,李晓东.腰椎峡部裂的CT诊断和临床意义[J].实用放射学杂志,2005,21(9):995-997.

[7] ARTS M P,PONDAAG W,PEUL W C,et al. Nerve root decompression without fusion in spondylolytic spondylolisthesis:long-term results of Gill's procedure [J]. European Spine Journal,2006,15(10):1455-1463.

[8] 高小玲,王仁法,程少容,等.多层螺旋CT曲面重组在腰椎峡部裂诊断中的应用[J].临床放射学杂志,2007,26(9):905-907.

[9] JINKINS J R,MATTHES J C,SENER R N,et al. Spondylolysis,spondylolisthesis,and associated nerve root entrapment in the lumbosacral spine:MR evaluation [J]. American Journal of Roentgenology,1992,159(4):799-803.

[10] LONG M I,XIAO-HUA LI,RONG T U,et al. Value of CT reconstruction technology in the diagnosis of lumbar spondylolysis and the etiology of the disease [J]. Hainan Medical Journal,2016,27(7):1114-1117.

# 4. 宽　管　征
## The Wide Canal Sign

### 表现

宽管征在 MRI 矢状位或 CT 重建矢状位上显示,宽管征[1]是指:椎弓峡部不连时,平面椎管矢状径与 $L_1$ 椎体水平椎管矢状径相比,当比率 >1.25 时定义为宽管征阳性(图 5-4-1)。

### 解释

正常情况下,脊椎顺列,椎管矢状径差别不大。椎体滑脱失稳时,椎管矢状径增大。椎体滑脱指椎体相对邻近椎体部分移位,引起滑脱的主要原因有:脊柱退行性改变、椎弓峡部裂、脊柱发育异常、椎体骨质破坏和术后改变等。退变性滑脱时,椎间小关节骨质增生硬化,椎间盘变性,韧带松弛,造成椎体向前滑脱,其后部椎板是完整的。而椎弓峡部裂所致滑脱时,椎体与附件断开,椎体向前滑脱,附件位置不动或者向后滑脱。

Teplick[2]指出,腰椎双侧椎弓峡部不连时,在躯干重力、周围肌肉拉力和腰骶部曲度的综合作用下产生向前剪切力,椎间盘、小关节及后部肌肉韧带复合体产生向后剪切力,两种力量使椎体与附件前后分离,导致椎管前后径明显增大。正常人或退变性滑脱者矢状径管径比 <1.25,而椎弓峡部裂所致腰椎滑脱者矢状径管径比 >1.25。文献报道椎弓峡部不连时,宽管征阳性率达 95% 以上。因此,宽管征是椎弓峡部裂的重要间接征象之一。

### 讨论

Ulmer 等[1]首次提出宽管征的概念,并认为宽管征是椎弓峡部裂的重要间接征象之一。在 MRI T1WI 正中矢状位或 CT 重建矢状位上分别测量 $L_1$ 椎体水平及椎弓峡部不连平面椎管矢状径。测量方法[1]为:在 $L_1$ 椎体后缘相切并平行椎体后缘画出椎体后缘线,再画出与该线平行并与同一椎体平面棘突前缘相切的椎管后缘线,上述两条线之间的垂直距离就是该椎体平面的椎管正中矢状径,将椎弓峡部不连平面椎管矢状径与 $L_1$ 椎管矢状径相比,当比率 >1.25 时,认为宽管征阳性。

椎体滑脱是引起患者背部疼痛和腰腿神经痛的主要原因,而椎弓峡部裂和退变是导致

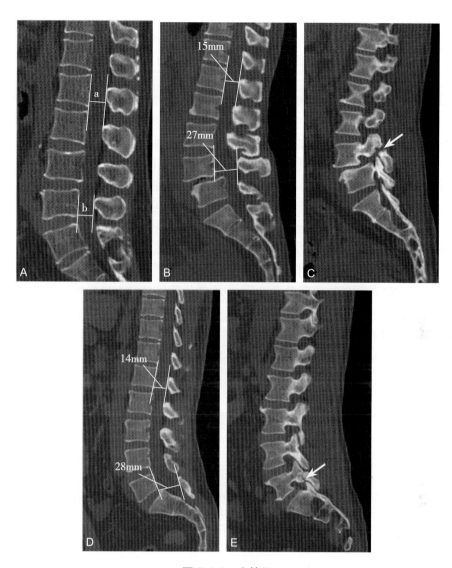

**图 5-4-1 宽管征**

A.测量模式图。CT正中矢状位重建图显示正常椎管,与椎体后缘相切并平行椎体
后缘画出椎体后缘线,再画出与该线平行并与同一椎体平面棘突前缘相切的椎管后
缘线,上述两条线之间的垂直距离就是该椎体平面的椎管正中矢状径(a线表示 $L_1$ 椎
体平面的椎管正中矢状径,b线表示 $L_4$ 椎体平面的椎管正中矢状径。测量a、b线的
长度,再以 b/a 得出的比值即为 $L_4$ 椎体平面的椎管正中矢状径与 $L_1$ 椎体平面的椎管
正中矢状径比);B~C.腰椎滑脱且宽管征阳性,椎弓峡部裂性椎体滑脱(箭);D~E.无
椎体滑脱但宽管征阳性,矢状位显示椎弓峡部裂(箭)

椎体滑脱最重要的两个原因。根据典型 MRI 表现[3-4],一般不难诊断椎弓峡部裂所致椎体
滑脱。然而,日常工作中,MRI漏诊椎弓峡部裂却时有发生,可能与以下因素[1,5]有关:①检
查体位为仰卧位,椎体滑移程度可能减小,以至于被阅片者忽略;②横断扫描时定位线往往
局限在椎间盘层面,椎弓峡部无法观察,而矢状位也可能未完全包括在扫描范围以内;③读

片时未全面观察,一般只注意椎间盘病变、椎体改变,常忽略椎弓峡部形态信号异常;重视椎管异常狭窄,却容易忽略椎管异常增宽;④椎小关节退变硬化造成容积效应,影响椎弓峡部的观察。因此,许多学者强调观察椎弓峡部裂辅助征象的重要性[6-9],而宽管征即是重要的间接征象之一。

Ulmer 等[1]选取 100 例无脊椎滑脱受试者以及 18 例退变性脊椎滑脱患者,研究结果显示:任何腰椎水平的椎管矢状径管径比均不超过 1.25(均值 0.93~0.99)。但是,在 35 例椎弓峡部裂脊椎滑脱患者中,34 例椎管矢状径管径比超过 1.25(均值 1.56)。张联合等[10]的研究结果显示:12 例双侧椎弓峡部不连而无明显椎体滑脱的病例也出现明显的宽管征。

综合 Ulmer、张联合等学者的研究,一方面,在腰椎滑脱病例中,椎弓峡部裂所致椎体滑脱者的椎管矢状径增大,而退变所致椎体滑脱者椎管矢状径无明显增大,宽管征有助于二者鉴别,且诊断效能高。当两者管径比率 >1.25 时,即可诊断椎弓峡部裂所致椎体滑脱,而比率 <1.25 时,则支持退变所致滑脱的诊断。因此,宽管征有助于两种滑脱的鉴别诊断。另一方面,当宽管征阳性却无明显椎体滑脱时,要高度警惕椎弓峡部裂,避免漏诊。需要强调的是,宽管征作为重要的间接征象有助于诊断,但不能代替影像学上椎弓峡部裂的直接征象。

判读要点

- 椎弓峡部裂的重要间接征象;
- 在 MRI 正中矢状位或 CT 重建正中矢状位观察;
- 注意与退变所致腰椎滑脱鉴别。

# 参 考 文 献

[1] ULMER J L, ELSTER A D, MATHEWS V P, et al. Distinction between degenerative and isthmic spondylolisthesis on sagittal MR images: importance of increased anteroposterior diameter of the spinal canal ("wide canal sign") [J]. American Journal of Roentgenology, 1994, 163 (2): 411-416.

[2] TEPLICK J G, LAFFEY P A, BERMAN A, et al. Diagnosis and evaluation of spondylolisthesis and/or spondylolysis on axial CT [J]. American Journal of Neuroradiology, 1986, 7 (3): 479-491.

[3] 钟志伟. 退变性腰椎滑脱与峡部裂性腰椎滑脱的 CT、MRI 特点及其对 MIS-TLIF 手术的影响[D]. 长春: 吉林大学, 2015: 1-15.

[4] JOHNSON D W, FARNUM G N, LATCHAW R E, et al. MR imaging of the pars interarticularis [J]. American Journal of Roentgenology, 1989, 152 (2): 327-332.

[5] JINKINS J R, MATTHES J C, SENER R N, et al. Spondylolysis, spondylolisthesis, and associated nerve root entrapment in the lumbosacral spine: MR evaluation [J]. American Journal of Roentgenology, 1992, 159 (4): 799-803.

[6] PARK J S, MOON S K, JIN W, et al. Unilateral lumbar spondylolysis on radiography and MRI: emphasis on morphologic differences according to involved segment [J]. American Journal of Roentgenology, 2010, 194 (1): 207-215.

[7] ULMER J L, ELSTER A D, MATHEWS V P, et al. Lumbar spondylolysis: reactive marrow changes seen in adjacent pedicles on MR images [J]. American Journal of Roentgenology, 1995, 164 (2): 429-433.

[8] 王琳, 刘太运, 王学香, 等. 腰椎滑脱伴邻近节段变化的 CT 分析及临床意义[J]. 中国临床医学影像杂志, 2012, 23 (8): 598-600.

[9] 葛湛, 何学军, 陈红辉. 螺旋 CT 三维重建对腰椎峡部裂并滑脱的诊断价值[J]. 实用放射学杂志, 2006, 22 (4): 437-439.

[10] 张联合,杨岗,张士良,等.宽管征在MRI诊断腰椎双侧椎弓峡部不连中的意义[J].实用放射学杂志,2014(4):645-648.

# 5. 小关节面裸露征
## The Naked Facet Sign

**表现**

小关节面裸露征在椎间小关节CT横断面上显示,表现为关节突被显露,即受累平面CT横断图像显示双侧孤立骨性关节面,关节间隙丧失[1](图5-5-1)。

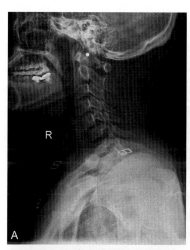
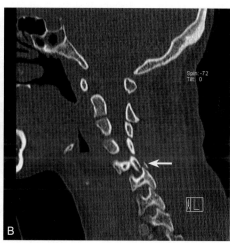
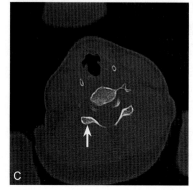

图5-5-1 小关节面裸露征

A. 颈椎侧位片显示 $C_5$ 相对于 $C_6$ 向前脱位;B. CT矢状位,$C_5$ 下关节突骨折(白箭);C. CT轴位,显示裸露的 $C_6$ 上关节突(白箭)

**解释**

在正常情况下,椎间小关节表现为双侧对称,上下关节突部分重叠,关系固定并保持在相对固定位置,无论屈曲还是伸展,均保持最小的生理运动范围。借助棘上和棘间韧带、黄韧带和小关节囊的固定作用,维持这种解剖对位关系。前纵韧带、后纵韧带主要功能是维持椎体的直线排列,它们在维持椎小关节的稳定性上起间接作用。

小关节面裸露征常发生于脊柱屈曲分离型损伤时,尤其是胸腰段,当脊柱严重屈曲内脱位损伤时,无论有无骨折,维持椎间小关节稳定的韧带结构不同程度受损,导致受伤椎体的上位关节突与上位椎体的下位关节突不能良好契合。CT 轴位片示受伤椎体一侧或两侧关节突关节面无关节突契合、小关节间隙加宽和关节突显露，上下关节面呈"裸露状"[1]。

小关节面裸露征也偶尔发生于中段或上段胸椎骨折中，但需要极度的屈曲力，与胸椎相连的肋骨前端可以部分抵消脊椎后部张力，并限制椎体的压缩程度[2]。然而，当屈曲力克服了这种肋骨抵消机制时，常发生断裂、脱位，最终后果往往是伤及脊髓导致截瘫[3]。

**讨论**

脊柱损伤的检查手段中，X 线摄片仍然是常用检查方法。Green 等[4]从最常见到最不常见的次序列举了脊柱屈曲损伤的 X 线征象。这些征象包括局限性脊柱后凸、脊柱向前半脱位、椎间隙后部增宽、椎体前上部楔形骨折、椎小关节脱位以及棘突分离等。识别这些 X 线征象对早期诊断极为重要，因为屈曲损伤后临床并发症多，其中脊柱不稳最为常见（20%）。

CT 横断面、矢状面和冠状面重建可全面、直观显示骨及软组织损伤、椎体前后结构、椎体序列、骨性椎管受损程度等情况。过度屈曲力造成韧带复合体破坏并椎体向前半脱位，相应的下关节突亦向前移位，导致椎小关节面裸露。关节面裸露的程度可以是部分或完全，进一步的屈曲外力可致椎小关节绞锁。在这种情形下，横断面 CT 将显示椎小关节的颠倒关系，即上椎体的下关节突移位到下椎体的上关节突前方（背背并列）。脊柱侧位平片和 CT 矢状面重建可显示这种小关节的颠倒关系以及上椎体向前半脱位。小关节面裸露征最初用于胸腰椎连接处屈曲骨折和下部胸椎小关节内脱位，例如 Chance 骨折。虽然胸腰段椎小关节连接和颈椎不尽相同，但由于损伤机制类似，该征象也可用于评价颈椎[1,5]。

然而，Harris 等[6]关于确定胸腰椎出现小关节面裸露征所需屈曲角度的研究表明，小关节面裸露征出现的最小屈曲角度为 5°（相对于 $T_{11}$ 椎体前上点），最大屈曲角度为 16.5°（相对于 $L_1$ 椎体后下点），位于椎体前方 3cm 处所需的最小屈曲角度仅下降 1°。Harris 等[6]关于确定腰椎出现小关节面裸露征所需屈曲角度的研究表明，位于腰椎体前方 3cm 处所需的最小屈曲角度为 7.5°。这些结果表明，对于胸腰椎屈曲分离型损伤，小关节面裸露征意味着后柱椎体存在不稳定性。与通常处于中立位置的胸椎不同，腰椎通常处于前凸状态。因此，腰椎屈曲分离型损伤更容易导致脊椎不稳。因此，临床医生应将损伤机制、影像检查结果（包括小关节面裸露征）和隐藏的损伤模式与稳定性联系起来综合分析，并最终确定损伤的治疗方案[7]。

CT 轴位能评估有无碎骨片落入椎管和定位，CT 矢状位和冠状位重建清楚显示：骨折线走行方向、脊柱后凸与屈曲损伤的关系及骨折线劈裂棘突、关节突、椎弓根、椎板等[8]。75% 的单侧椎小关节脱位合并关节突骨折，因此，螺旋 CT 及三维重建具有重要价值。MRI 对于诊断软组织结构、椎管内脊髓损伤方面更有价值。①后纵韧带复合体损伤：棘上韧带、棘间韧带、黄韧带等破坏，后方软组织肿胀；②椎旁肌肉损伤：如腰大肌、腰方肌、竖脊肌等水肿或血肿；③椎管内血肿：可发生在前方、后方及硬膜外间隙[9-11]。

总之，小关节面裸露征是脊柱屈曲分离型损伤的一种特征性 CT 表现，提示伴有严重的脊柱不稳和韧带损伤。

**判读要点**

- 脊柱屈曲分离型损伤的一种特征性 CT 表现；
- 在椎间小关节 CT 横断面观察；
- 提示存在严重脊柱不稳和韧带损伤。

# 参 考 文 献

［1］LINGAWI S S. The naked facet sign［J］. Radiology, 2001, 219(2): 366-367.

［2］HEIPLE K G. Watson-Jones fractures and joint injuries［M］. Churchill Livingstone, 1976: 539-540.

［3］ROGERS L F, THAYER C, WEINBERG P, et al. Acute injuries of the upper thoracic spine associated with paraplegia［J］. American Journal of Roentgenology, 2012, 134(1): 67-73.

［4］GREEN J D, HARLE T S, HARRIS J H, et al. Anterior subluxation of the cervical spine: hyperflexion sprain［J］. American Journal of Neuroradiology, 1981, 2(3): 243-250.

［5］周生焰. 小关节面裸露征［J］. 现代医用影像学, 2002, 11(1): 19.

［6］HARRIS M B, STELLY M V, VILLARRAGA M L, et al. Modeling of the naked facet sign in the thoracolumbar spine［J］. Journal of Spinal Disorders, 2001, 14(3): 252-258.

［7］HARRIS M B, CHANG D S, SHILT J S, et al. Modeling of the naked facet sign in the lumbar spine［J］. Journal of Spinal Disorders & Techniques, 2002, 15(6): 495-501.

［8］OCALLAGHAN J, ULLRICH C G, YUAN H, et al. CT of facet distraction in flexion injuries of the thoracolumbar spine: the "naked" facet［J］. American Journal of Roentgenology, 1980, 134(3): 563-568.

［9］方挺松, 黄钰坚, 彭加友, 等. 脊柱 Chance 骨折的 X 线及多层螺旋 CT 诊断［J］. 医学影像学杂志, 2013, 23(3): 446-449.

［10］张向阳, 梁朝革, 唐献忠, 等. 微创脊柱内固定治疗胸腰段 Chance 骨折［J］. 颈腰痛杂志, 2015(3): 201-203.

［11］BERNSTEIN M P, MIRVIS S E, SHANMUGANATHAN K, et al. Chance-type fractures of the thoracolumbar spine: imaging analysis in 53 patients［J］. American Journal of Roentgenology, 2012, 187(4): 859-868.

# 6. MRI 液体征
## The MRI Fluid Sign

### 表现

MRI 液体征常见于骨质疏松所致急性椎体压缩性骨折, MRI 显示为压缩椎体上终板下缘或下终板上缘出现圆点状、线样或三角形状异常信号, T1WI 呈低信号, T2WI 呈高信号, T2WI STIR 呈明显高信号(图 5-6-1)。

### 解释

由骨质疏松所致的急性椎体压缩性骨折, 在压缩椎体上终板下缘或下终板上缘常出现 MRI 液体征。主要发生机制有两方面: ①骨质疏松时椎体血供较正常椎体减少, 容易发生缺血坏死; ②椎体终板上下缘的骨小梁承受较大压力, 轻微外伤即可引发骨折且程度较为严重, 使得此区域供血动脉及引流静脉中断发生急性缺血坏死, 从而形成 MRI 液体征[1]。此征象出现率与椎体压缩程度、邻近骨髓水肿范围密切相关。椎体压缩程度越重, 骨髓水肿范围越广泛, 越容易出现 MRI 液体征。

### 讨论

椎体压缩骨折是临床常见疾病, 尤其是老年患者, 骨质疏松明显, 轻微外伤甚至没有明确外伤史也可出现椎体压缩骨折, 而肿瘤侵犯椎体导致骨折亦很常见。目前认为 MRI 液体征是骨质疏松所致急性椎体压缩性骨折(即良性骨折)的重要特征, 对与肿瘤侵犯所致椎体压缩骨折(恶性骨折)鉴别具有重要意义。Baur 等[1]研究发现, 良性椎体压缩骨折 MRI 液体

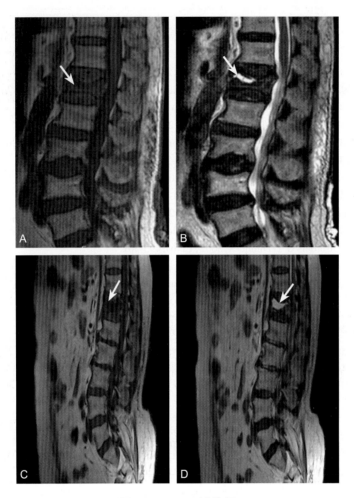

图 5-6-1　MRI 液体征

A~B. L$_1$ 椎体良性压缩性骨折,邻近骨髓水肿,T1WI 呈弥漫性低信号,T2WI 呈条带状高信号(箭头),位于 L$_1$ 椎体上终板下方;C~D. L$_1$ 椎体良性压缩性骨折,邻近骨髓水肿,T1WI 呈弥漫性低信号,T2WI 呈三角形高信号(箭头)

征常见,约 40%,而恶性骨折 MRI 液体征少见,仅 6%。刘振生等[2]研究亦显示了相似的研究结果,即压缩椎体内出现 MRI 液体征提示良性骨折可能性大。

　　Baur 等[1-2]对 MRI 液体征及其周围组织检查表明,液体征象区为坏死骨质,周围骨髓水肿并反应性纤维增殖。老年人骨质普遍疏松脱钙,椎体髓腔内脂肪浸润明显增加,椎体血液循环减慢、血流减少,容易缺血坏死。Dupuy 等[3]认为,骨质疏松所致急性椎体压缩性骨折时,供血动脉及引流静脉中断,椎板下骨小梁缺血坏死、损伤后炎性代谢产物、渗出液聚集,液体被压入坏死骨质的间隙里,形成 MRI 液体征。压缩椎体常信号不均,周围可见碎骨片和血肿,但无椎旁软组织肿块。

　　此外,文献报道[4-6],由骨质疏松所致椎体急性压缩性骨折内可见"裂缝",若其内有气体填充,在 X 线摄片、CT 影像表现为真空征,若其内有液体填充,则在 MRI 影像表现为上述的 MRI 液体征。Malghem 等[4]认为,真空征和 MRI 液体征为同一病理变化的不同影像学表现形式,只是压缩椎体裂缝内填充内容物不同而已。当患者行 MRI 检查时,随着仰卧时间的延长,椎体裂缝内容物由气体逐渐变成液体,在 MRI 上表现为 MRI 液体征。

Yuh 等[7-8]认为肿瘤浸润所致恶性骨折时,椎体骨髓腔被肿瘤组织浸润填充,终板周围可见恶性肿瘤细胞,液体渗出聚集少见。另外,恶性肿瘤侵犯浸润椎体,供血血管增多、增粗、大量新生肿瘤毛细血管,故椎体血供丰富,骨折后不容易发生缺血坏死。椎体信号相对均匀,髓腔内被软组织信号填充,可见椎旁软组织肿块。

### 判读要点

- 在脊柱 MRI 矢状位观察;
- MRI 液体征常见于压缩椎体上终板下缘或下终板上缘;
- 表现为形状规则或不规则圆点状、线样或三角形,T1WI 呈低信号,T2WI 呈高信号,T2WI STIR 呈明显高信号;
- 需与肿瘤侵犯椎体所致压缩骨折鉴别。

## 参 考 文 献

[1] BAUR A,STABLER A,ARBOGAST S,et al.Acute osteoporotic and neo-plastic vertebral compression fractures:fluid sign at MRI imaging [J]. Radiology,2002,225(3):730-735.

[2] 刘振生,李澄,滕皋军. MRI 液体征象在良恶性椎体压缩骨折鉴别诊断中的价值[J].临床放射学杂志,2007,26(12):1243-1246.

[3] DUPUY D E,PALMER W E,ROSENTHAL D I,et al.Vertebral fluid collection associated with vertebral collapse [J].Am J Roentgenol,1996,167(6):1535-1538.

[4] MALGHEM J,MALDAGUE B,LABAISSE M A,et al. Intravertebral vacuum cleft:changes in content after supine positioning [J].Radiology,1993,187(2):483.

[5] SHIH T T,TSUANG Y H,HUANG K M,et al. Magnetic resonance imaging of vertebral compression fractures [J]. J Formos Med Assoc,1996,95(4):313-319.

[6] LANE J I,MAUS T P,WALD J T,et al. Intravertebral clefts opacified during vertebroplasty:pathogenesis,technical implications,and prognostic significance [J]. AJNR,2002,23(10):1642-1646.

[7] YUH W T,QUETS J P,LEE H J,et al.Anatomic distribution of metastases in the vertebral body and modes of hematogenous spread [J].Spine,1996,21(19):2243-2250.

[8] YUH W T,MAYR N A,PETROPOULOU K,et al.MRI fluid sign in osteoporotic vertebral fracture [J]. Radiology,2003,227(3):905.

## 7. 狗戴项圈征
### The Scottie Dog With a Collar

### 表现

狗戴项圈征常见于腰椎椎弓狭部裂时,在腰椎 X 线双斜位或多层螺旋 CT(MSCT)容积扫描及图像重建显示,以 MSCT 多平面重建(MPR)诊断敏感性较高,表现为椎弓狭部条带状透亮骨质缺损,亦称椎弓狭部裂或椎弓崩裂,常伴随邻近椎体滑脱(图 5-7-1)。

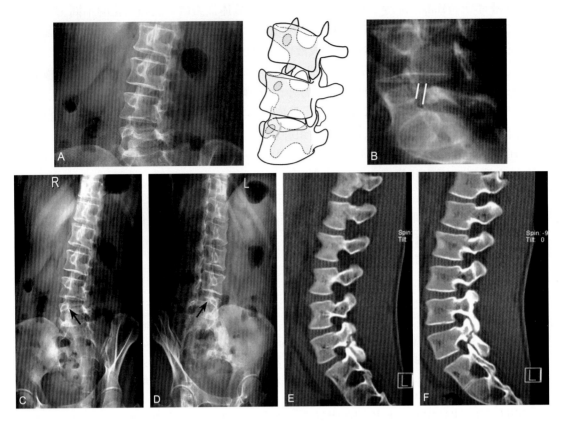

**图 5-7-1 狗戴项圈征**

A. 正常腰椎 X 线斜位片。椎体及附件显示为"狗形",狗颈部为椎弓峡部;B. 椎弓峡部裂时,可见条状透亮带,如同狗戴项圈征;C~D.腰椎 X 线双斜位;E~F.腰椎 MSCT 斜矢状位 MPR 示:L$_5$ 双侧椎弓根条状透亮线,呈狗戴项圈征,提示 L$_5$ 椎弓狭部裂

### 解释

狗戴项圈征提示腰椎椎弓狭部裂,椎弓峡部(椎弓环最狭窄)部分骨质不连或椎弓关节间部缺损[1],是引起脊椎滑脱的主要原因之一。

腰椎 X 线双斜位摄片是显示椎弓峡部的最佳位置,取 45° 摄片,影像显示清晰的"狗形",其头为同侧横突,耳为上关节突,眼为椎弓根,颈为峡部,身体为椎体,腰为下关节峡,尾为对侧横突。当椎弓峡部崩裂时,则在"狗颈"(椎弓峡部)可见裂隙,即呈狗戴项圈征。

### 讨论

当出现狗戴项圈征,说明腰椎椎弓峡部骨质不连,根据狗戴项圈征宽度和形态来诊断椎弓峡部裂的程度。椎弓峡部裂的原因有两方面:①先天性,亦称先天性峡部缺损,胚胎发育过程中[2],椎弓没有正常融合,留下缝隙缺口,形成椎弓峡部不连。②后天性,常与外伤及长期劳损关系密切,是一种应力骨折或疲劳骨折[3]。椎弓峡部不连时,腰椎椎体稳定性差,常伴随椎体向前滑脱。

腰椎 X 线双斜位(45°)是显示狗戴项圈征的最佳摄片体位。正常腰椎双斜位影像显示清晰的"狗形",其头为同侧横突,耳为上关节突,眼为椎弓根,颈为峡部,身体为椎体,腰为下关节峡,尾为对侧横突。当椎弓峡部崩裂时,则在"狗颈"(椎弓峡部)可见裂隙,即呈狗戴项圈征。

椎弓峡部裂是引起脊柱滑脱失稳的潜在因素。正常情况下,腰椎上下毗邻椎体前后缘构成连续的弧线,前后平行。当椎弓峡部裂继发椎体滑脱失稳时,椎体前后缘连线不连续,参照下位椎体判定上位椎体的移位方向。但由于周围结构特别是肠内容物重叠,或当脊柱侧弯、旋转时,普通X线双斜位摄片难以清晰显示狗戴项圈征,从而导致漏诊[4]。另外,普通X线双斜位摄片只能反映骨质情况,不能显示椎弓狭部裂周围骨赘、骨痂、纤维组织增生、是否合并椎间盘突出,以及脊髓和神经根是否损伤等征象[5]。

MSCT容积扫描之后,通过多平面重建技术(MPR)调整坐标,对感兴趣区实行全方位、多角度展示。其中,斜矢状位是显示狗戴项圈征的最佳重建位置。斜矢状位MPR图像能清晰显示椎弓峡部裂隙具体位置、裂隙宽度、周围软组织等相关情况[6]。另外,斜矢状位MPR图像还避免了横断位椎弓峡部裂隙与椎间小关节间隙混淆,从而提高狗戴项圈征诊断敏感性。正中矢状位MPR图对于显示狗戴项圈征不如斜矢状位,但对椎体滑脱诊断优势明显,可较好地指导临床手术方案制定。

**判读要点**

- 诊断腰椎椎弓狭部裂(椎弓崩裂)的X线直接征象;
- 在腰椎X线双斜位或MSCT的多平面重建技术(MPR)上观察,以斜矢状位MPR图最佳,辅以正中矢状位MPR图,帮助判断脊柱滑脱情况;
- 当"狗颈"见条状透亮影时,称为狗戴项圈征。提示椎弓峡部骨质不连或崩裂,根据狗戴项圈征的宽度及形态来诊断椎弓狭部裂的程度。

## 参 考 文 献

[1] ROSSI F, DRAGONI S. Lambar spondylolysis and sports : the radiological findings and statistical considerations [J]. La RadiologiaMedica, 1994, 87(4) : 397.

[2] 屈国林, 刘庆东, 徐晓明, 等. 招收飞行学员中腰椎峡部裂的病因探讨[J]. 中华实用诊断与治疗杂志, 2011, 25(4) : 331-333.

[3] 葛湛, 何学军, 陈红辉. 螺旋CT三维重建对腰椎峡部裂并滑脱的诊断价值[J]. 实用放射学杂志, 2006, 22(4) : 437-439.

[4] SAIFUDDIN A, WHITE J, TUCKER S, et al. Orientation of lumbar pars defects : implications for radiological detection and surgical man agement [J]. J Bone &Joint Surg, 1998, 80(2) : 208-211.

[5] 叶文钦, 陈忠, 练旭辉, 等. 螺旋CT三维和多平面重建在腰椎峡部裂中的应用[J]. 临床放射学杂志, 2002, 21(11) : 886-888.

[6] ROJAS C A, VERMESS D, BERTOZZI J C, et al. Normal thickness and appearance of the prevertebral soft tissues on multidetector CT [J]. AJNR, 2009, 30(1) : 136-141.

# 8. C₂ 肥 大 征
## The Fat C₂ Sign

**表现**

第二颈椎（$C_2$）肥大征在颈椎 X 线侧位片显示，外伤后，$C_2$ 椎体前、后缘之间的距离与 $C_3$ 椎体相比明显增加（图 5-8-1）。

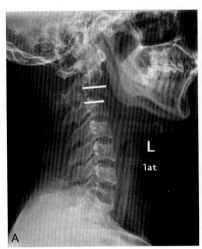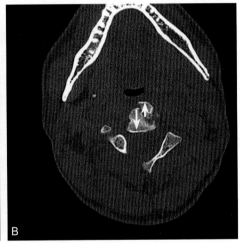

**图 5-8-1　C₂ 肥大征**

A. 颈椎侧位 X 线片示：$C_2$ 椎体前、后缘之间的距离与 $C_3$ 椎体相比明显增加，即 $C_2$ 肥大征；B. CT 显示 $C_2$ 椎体爆裂骨折，多个碎骨片（白箭）

**解释**

正常情况下，无论男性或女性，$C_2$ 与 $C_3$ 椎体前后缘距离相等。外伤后，尤其是爆裂伤时，椎体处于过曲、过伸、旋转或多种情况并存时，在旋转、侧屈、爆裂性或垂直重力作用下，导致 $C_2$ 椎体复杂纵行骨折、低位齿状突骨折或椎体滑脱等。行 X 线摄片时，X 线投照方向常不在骨折面的切线位上，故未能直接观察到骨折直接征象 - 骨折线。

然而，骨折或脱位常常使 $C_2$ 椎体前缘或后缘移位或前、后缘同时移位，从而使前、后缘之间距离增加，形成 $C_2$ 肥大征[1]。$C_2$ 肥大征提示存在伴有碎骨片移位的潜在不稳定骨折，需要进一步 CT 或 MRI 检查。

**讨论**

$C_2$ 肥大征最早由 Smoker 和 Dolan 两位学者于 1987 年提出[2]，被认为是 $C_2$ 不稳定骨折的间接征象。颈椎 X 线侧位片是观察有无 $C_2$ 肥大征的主要摄片体位[3]。测量方法是沿着 $C_2$ 椎体前缘和后缘分别做一连线，前后连线之间的距离为 $C_2$ 椎体前后径；沿着 $C_3$ 椎体前缘和后缘分别做一连线，前后连线之间的距离为 $C_3$ 椎体前后径；$C_2$ 椎体前后径 >$C_3$ 椎体前后径时，称为 $C_2$ 椎体肥大征。患者病情允许时，可加摄开口位片，帮助观察齿状突骨质情况。

　　Smoker 和 Dolan 虽然描述了这种征象,但未给出 $C_2$ 肥大征的具体参考标准。Pellei 和 Wackenheim[1,3]亦没有明确。国内学者曹国平等[4]研究了 100 例颈椎 X 线侧位片,建议 $C_2$~$C_3$ 椎体前后径相差达 2.3mm 以上时,应考虑 $C_2$ 肥大征。

　　分析 $C_2$ 肥大征形成机制,主要是在综合外力作用下,导致 $C_2$ 椎体复杂纵行骨折、低位齿状突骨折、不典型外伤性椎体滑脱或椎体爆裂伤。$C_2$ 椎体复杂纵行骨折时,椎体前缘、后缘或二者同时中断,使 $C_2$ 椎体在颈椎 X 线侧位片上明显增宽产生 $C_2$ 肥大征。低位齿状突骨折[5]是由于颈椎屈曲或伸展过度,以及侧弯的合力造成。$C_2$ 椎体水平或斜行骨折正好累及齿状突下方,它使齿状突、$C_1$ 椎体和枕部及下位颈椎分离,形成不稳定型骨折,可合并下颌骨骨折、茎突骨折或环枕关节脱位。不典型外伤性椎体滑脱[6]是指外伤致 $C_2$ 椎体环后缘骨皮质中断,$C_2$ 椎体前后径增宽。碎骨片一旦落入椎管,可能引起脊柱机械性不稳定、椎管狭窄,甚至脊髓神经损伤。$C_2$ 椎体爆裂伤时,椎体正常形态消失伴多发碎骨片。

　　对于 $C_2$ 肥大征不明显而又高度怀疑 $C_2$ 骨折的,需要密切注意其他 X 线征象。例如:①颈椎生理曲度是否自然,有无变直或消失,甚至排列紊乱;②$C_2$ 椎体骨小梁结构是否紊乱、模糊;③椎弓间距加宽则提示椎板骨折可能[7];④椎前软组织及后颈部软组织是否肿胀。

　　$C_2$ 肥大征提示存在 $C_2$ 不稳定性骨折,应当进一步行 CT 和 MRI 检查,以明确碎骨片的位置、椎管有无狭窄及脊髓损伤情况,为临床治疗提供重要的依据。

　　外伤后 $C_2$ 肥大征应与先天性 $C_2$ 椎体肥大鉴别。先天性 $C_2$ 椎体肥大是由于 $C_2$ 的二次骨化中心未正常融合形成,无明显外伤史,骨皮质连续,骨小梁结构清晰,椎前软组织无异常改变。

### 判读要点

- $C_2$ 椎体不稳定性骨折重要诊断依据;
- 在颈椎 X 线侧位观察和测量;病情允许时可加摄开口位片观察齿状突骨质;
- $C_2$ 椎体前、后缘之间的距离与 $C_3$ 椎体前、后缘之间的距离相比明显增加(≥2.3mm);
- 应与先天性 $C_2$ 椎体肥大鉴别。

## 参 考 文 献

[1] PELLEI D D .The fat $C_2$ sign [J].Radiology,2000,217(2):359-360.

[2] SMOKER W R,DOLAN K D. The "fat" $C_2$:a sign of fracture [J]. AJNR,1987,148(3):609-614.

[3] WACKENHEIM A,DOSCH J C,LANGENBRUCH K. A dysplasic origin of the "fat $C_2$ body"[J].Neuroradiol,1988,30(4):345-347.

[4] 曹国平,许云飞.颈2肥大征在 X 线平片中对枢椎骨折的诊断价值[J].实用放射学杂志,2004,20(5):435-437.

[5] HARRIS J H,MIRVIS S E. Injuries of diverse or poorly understood mechanisms:in the radiology of acute cervical spine trauma [M]. 3rd ed.Baltimore,Md:Williams & Wilkins,1996;421-472.

[6] BURKE JT,HARRIS JH. Acute injuries of the axis vertebra [J]. Skeletal Radiol,1989,18:335-346.

[7] AT LAS SW,REGENBOGEN V,ROGERS LF,et al. The radiographic characteristics of burst fractures of the spine [J]. Am J Roentgenol,1986,147(3):575-576.

# 9. 椎体内真空裂隙征
## The Intravertebral Vacuum Cleft Sign

**表现**

椎体压缩性骨折后在椎体内出现线形或半月形气体影,称为椎体内真空裂隙征。X 线平片表现为位于塌陷椎体中央或终板下细线样或半月形透亮影。CT 图像表现为终板下不规则低密度区。MRI 图像表现为病变区小片状短 T2、长 T1 信号,周围液体积聚时见长 T2 信号,周围骨质水肿呈稍长 T1、稍长 T2 信号改变,T2WI STIR 呈高信号(图 5-9-1)。

**解释**

椎体内真空裂隙征的形成机制,学术界普遍支持骨质缺血坏死理论。正常椎体血供主要来源于椎体两侧成对的节段动脉,后正中分支营养相邻两个椎体后部,前中央支走行于椎体腹侧供应单个椎体。椎体腹侧仅由短而分支细的前中央动脉供血,因而这一供血薄弱区更易发生缺血性坏死[1]。血运障碍导致椎体塌陷,而椎体塌陷进一步影响椎体血供及椎体骨折愈合,如此恶性循环,在病变椎体中,形成影像所见的椎体内真空裂隙征。部分骨质疏松所致急性骨折时,周围骨质水肿可析出液体进入病变椎体裂隙中,形成 MRI 液体征。研究表明[2],椎体内积液聚集通常发生在病程早期,而椎体内真空裂隙征出现代表疾病进展,通常椎体塌陷程度较积液时加重。

研究发现,椎体内真空裂隙征多见于脊柱胸腰段椎体,由于生物力学作用因素,使该区域椎体屈伸力负荷相对较大,患处持续应力不稳,最终导致椎体真空裂隙征出现[3-5]。

椎体真空裂隙征中的气体由 95% 氮气、少量氧气和二氧化碳组成[6]。Armingeat 等[7]研究提出椎体内真空裂隙征是由于椎体塌陷,病变区骨量减少,局部负压形成,邻近椎间盘中气体析出并聚集在病椎内。Lafforgue 等[8]研究认为气体可以在病椎与邻近椎间盘之间流动。

**讨论**

椎体内真空裂隙征多发生在脊柱胸腰段,可单个或多个椎体同时受累。缺血性骨坏死是形成椎体内真空裂隙征的病理基础,常见于慢性骨质疏松骨折患者,也可见于长期糖皮质类固醇激素治疗、多发性骨髓瘤、动脉硬化、放疗后、酗酒、骨转移瘤、糖尿病、急性创伤和骨髓炎等病例,以慢性骨质疏松患者最多见,主要发生在绝经后妇女和(或)老年男性骨质疏松患者[9,10]。

目前关于椎体真空裂隙征的同名诊断包括椎体内真空、椎体内裂隙征、椎体假关节、椎体内骨折裂、骨内裂、骨内的真空现象、椎体内真空现象等。

临床最常用的检查方法是 X 线摄片、CT 和 MRI 有助于疾病的鉴别诊断。椎体内真空裂隙征通常出现在病椎内或靠近塌陷椎体的终板区域。X 线片表现为病椎不同程度塌陷变扁,脊柱后凸改变,单个或多个病椎内见线形或新月形透亮影。侧位片显示最佳,可有效避免肠内容物重叠构合影干扰,可准确判定病灶位置。椎体内真空裂隙征在 CT 上显示更为清楚,表现为病椎内不规则低密度区。部分椎体塌陷后凸入椎管,致椎管骨性狭窄。椎体内真空裂隙征 MRI 表现为病椎内斑片状 T1WI 低信号,T2WI 病变区积气呈低信号,积液时则呈高信号。病椎塌陷后凸入椎管,可致椎管狭窄、脊髓受压。

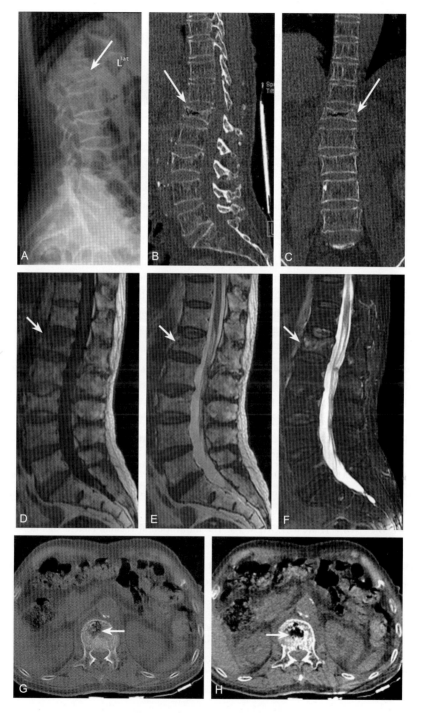

**图 5-9-1 椎体内真空裂隙征**

A. 腰椎侧位片示 $L_1$ 椎体压缩骨折(长箭头);B~C. 腰椎 CT 矢状位和冠状位重建
图示 $L_1$ 椎体压缩骨折,椎体内横向、条状低密度气体影(长箭头);D~E. 腰椎 MRI
示 $L_1$ 椎体压缩骨折,病椎内片状稍长 T1、稍长 T2 信号,周围见小片稍长 T2 信号
区(短箭头);F. T2WI 压脂序列示病椎内见片状高信号区(短箭头),提示骨质水肿;
G~H. 同一病人 CT 轴位图像示病椎中心见片状低密度气体影(箭头)

判读要点

• 在脊柱 X 线侧位片显示,CT 及 MRI 检查有助于观察细节;

• 胸腰段脊柱常见;

• 表现为单个或多个椎体塌陷压缩,X 线片或 CT 示:椎体内或终板下线形或新月形透亮影,MRI T2WI 呈局部低信号区,伴周围积液时呈局部高信号;

• MRI 注意观察有无椎管狭窄、脊髓受压表现。

## 参 考 文 献

[1] RATCLIFFE J F. The arterial anatomy of the adult human lumbar vertebral body:a microarteriographic study [J]. J Anat,1980,131( 1 ):57-79.

[2] YU CW,HSU C Y,SHIH T T,et al. Vertebral osteonecrosis:MR imaging finding and related changes on adjacent levels[J]. Am J Neuroradiol,2007,28(1):42-47.

[3] KIM DY,LEE SH,JANG JS,et al. Intravertebral vacuum phenomenon in osteoporotic compression fracture: report of 67 cases with quantitative evaluation of intraverebral instability [J]. J Neurosurg,2004,100(1):24-31.

[4] MCKIERNAN F,FACISZEWSKI T. Intravertebral clefts in osteporotic vertebral compression fractures [J]. Arthritis Rheum,2003,48(5):1414-1419.

[5] YUAN HA,BROWN CW,PHILLIPS FM. Osteoporotic spinal deformity:a biomechanical rationale for the clinical consequences and treatment of vertebral body compression fractures [J].JSpinal Disord Tech,2004, 17(3):236-242.

[6] M. SARLI,F.C. PE′ REZ MANGHI,R. GALLO J.R. ZANCHETTA. The vacuum cleft sign:an uncommon radiological sign [J]. Osteoporos Int,2005,16(10):1210-1214.

[7] ARMINGEAT T,PHAM T,LEGRE V,et al. Coexistence of intravertebral vacuum and intradiscal vacuum [J]. Joint Bone Spine,2006,73(4):428-432.

[8] LAFFORGUE P,CHAGNAUD C,DAUMEN-LEGRE V,et al. The intravertebral vacuum phenomenon (“vertebral osteonecrosis”)migration of intradiscal gas in a fractured vertebral body?[J]. Spine,1997,22(16): 1885-1891.

[9] MALDAGUE B E,NOEL H M,MALGHEM J J. The intravertebral vacuum cleft:a sign of ischemic vertebral collapse [J]. Radiology,1978,129(1):23-29.

[10] MALGHEM J,MALDAGUE B,LABAISSE MA,et al. Intravertebral vacuum cleft:changes in content after supine positioning[J]. Radiology,1993,187(2):483-487.

# 10. 鱼形椎体征
## The Fish Vertebra Sign

表现

鱼形椎体征在脊柱 X 线侧位上观察,主要表现为单个或多个椎体上下缘骨质凹陷。CT 和 MRI 矢状位显示椎体终板中心凹陷,周围隆起改变(图 5-10-1)。

解释

脊柱椎体为松质骨,骨质严重疏松脱钙时,骨小梁形态增粗、数量减少,椎体弹性能力减弱,骨质脆性增加,在脊柱承受的力学因素影响下,引发椎体形态改变。

某些疾病,如镰状细胞贫血,由于椎体生长板中央缺血、梗死(微循环阻塞所致),椎间盘压迫,终板凹陷,脊椎生长障碍,导致椎体正常形态消失,呈典型凹透镜样[1-3],类似鱼形椎体表现。

### 讨论

鱼形椎体征见于各种原因引起的骨质疏松症、骨软化症、多发性骨髓瘤、Paget病、成骨不全、代谢性疾病及其他(镰状细胞贫血,高雪氏病等),据文献报道[4-6],镰状细胞贫血患者约10%出现鱼形椎体征。

上述疾病引起椎体上下缘凹陷改变,在影像学中,描述这一椎体形态改变的术语命名混乱,包括鱼形椎体、鳕鱼椎体、鱼嘴椎体、鱼尾椎体、鱼骨畸形和沙漏畸形等,其中以鱼形椎体和鱼嘴椎体最常

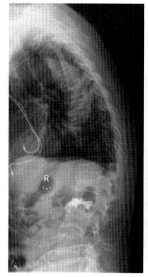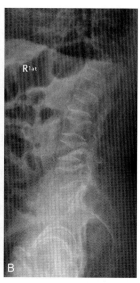

图 5-10-1　鱼形椎体征

A. 胸椎侧位片示胸椎骨质疏松脱钙,密度弥漫减低,多个椎体上下缘凹陷改变;B. 腰椎侧位片示腰骶椎骨质弥漫疏松脱钙表现,多个椎体上下缘凹陷改变

用。早在1926年,Schmorl[7]最早提出"鱼形椎",用以描述骨软化症引起脊柱椎体双凹改变,形似鱼的椎体。1941年由Albright等人[8-9]通过对绝经期妇女骨质疏松症的深入研究,从影像角度提出绝经期妇女骨质疏松造成椎体双凹改变,称为鱼形椎体;此后,他们意识到关于鱼形椎体这一名词使用和命名非常混乱;1948年,他们进一步提出鳕鱼椎这一概念。Donald Resnick等[10]研究认为骨质疏松患者X线片中,双凹椎体的形态与金枪鱼椎骨形态非常相似,因此以鱼形椎体命名是符合逻辑的。Jason T. Rexroad等[11]研究发现,在X线片上镰状细胞贫血患者胸椎双凹改变与鲑鱼脊椎形态相似,支持使用鱼形椎体来描述。2004年,Mulligan[12]认为病变椎体边缘双凹改变,用"鱼形椎"描述更合适。Reynolds等[13]对老年性骨质疏松造成的鱼形椎体和镰状细胞贫血引起的"H"形椎体作了简单区分,且明确指出,无论是鱼形还是"H"形椎体,椎体畸形均发生于椎骨终板,而不是椎间盘。

临床上年轻的骨质脱钙患者,通常确诊已是晚期,鱼形椎体征的影像表现,对临床早期诊断有重要意义。

### 判读要点

- 见于各种原因引起严重的骨质疏松脱钙患者;
- 脊柱X线侧位片观察;
- 单个或多个椎体出现;
- 椎体上下缘双凹,呈鱼形椎体表现。

# 参 考 文 献

[ 1 ] NTAGIOPOULOS P G, MOUTZOURIS D A, MANETAS S. The "fish-vertebra" sign [ J ]. Emergency Medicine

Journal Emj,2007,24(9):674-675.

[2] KOOY A,DE HEIDE LJM,TEN TIJE AJ,ct al. Vertebral bone destruction in cell disease infection,infarction or both [J]. Netherlands Journal of Medicine,1996,48(6):227-231.

[3] WILLIAMS H J,DAVIES A M,CHAPMAN S. Bone within a bone [J]. Clinical Radiology,2004,59(2):132-144.

[4] SCHWARTZ A M,HOMER M J,MCCAULEY R G. "Step-off" vertebral body:Gaucher's disease versus sickle cell hemoglobinopathy [J].American Journal of Roentgenology,1979,132(1):81-85.

[5] LONERGAN G J,CLINE D B,ABBONDANZO S L. Sickle cell anemia [J]. Radiographics,2001,21(4):971-994.

[6] FONSECA E K,AECA D O,CBSD D O,et al. "Fish-mouth" vertebrae in sickle cell anemia [J]. Abdominal Radiology,2017:1-2.

[7] SCHMORL C G. Die pathologische anatomic der wirbelsäule [J]. Verh Dtsch Ges Orthop. 1926,21:3-41.

[8] ALBRIGHT F,SMITH PH,RICHARDSON A M. Postmenopausal osteoporosis [J]. British Journal of Hospital Medicine,1941,38(5):2465-2474.

[9] ALBRIGHT F,REIFENSTEIN E C Jr. The parathyroid glands and metabolic bone disease:selected studies[M]. Baltimore,Md:Williams & Wilkins,1948;141-144.

[10] RESNICK D L. Fish vertebrae [J]. Arthritis &Rheumatism,1982,25(9):1073-1077.

[11] JASON T. Rexroad,Richard P. Moser,Ⅲ and Jeffrey D. Georgia "fish" or "fish mouth" vertebrae? [J]. American Journal of Roentgenology. 2003;181(3):886-887.

[12] MULLIGAN M E. Regarding "fish" or "fish mouth" vertebrae [J].American Journal of Roentgenology, 2004,182(6):1600.

[13] REYNOLDS J. A re-evaluation of the "fish vertebra" sign in sickle cell hemoglobinopathy [J]. Am J Roentgenol Radium Ther Nucl Med,1966,97(3):693-707.

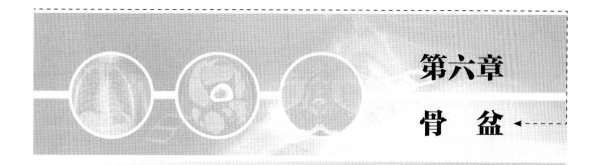

# 1. 海 鸥 征
## The Gull Sign

**表现**

髋臼发生骨折时,当髋臼顶承重区内上方关节面压缩,骨塌陷入松质骨中,在 X 线平片或 CT 的多平面重建技术表现出类似飞翔的海鸥型改变,称为海鸥征[1](图 6-1-1)。

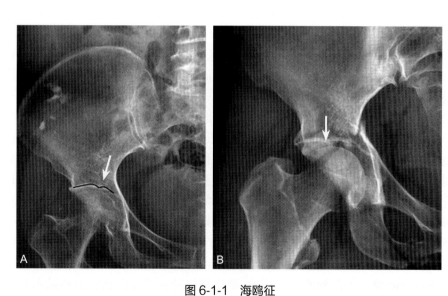

**图 6-1-1 海鸥征**

A. 患者外伤后出现髋臼塌陷,髋臼压缩骨折形成飞行海鸥样改变,即海鸥征(箭头);
B. 患者髋臼多发骨折合并海鸥征(箭头)

**解释**

髋臼呈半球形深凹关节窝,髋臼顶部是支持股骨头的关节面负重部分,它由软骨下骨和软骨组成三维结构,与股骨头形成关节。Letournel 等[1]将髋臼结构分为前柱、后柱。按具体骨折累及部位,划分为前部分骨折(前壁骨折、前柱骨折、方形区骨折、前柱+后半横形骨折、双柱骨折)和后部分骨折(后壁骨折、后柱骨折、横形骨折、后壁+后柱骨折、横形+后壁骨折、"T"型骨折)。

外旋状态时的髋关节,由后下向前上方的冲击力经股骨头对髋臼顶部内上方产生撞击,导致髋臼顶发生压缩性骨折,多出现在髋臼1~2点方位。行X线片和CT检查时见髋臼顶部呈现典型的双弧影,类似于正在展翅飞行的海鸥,被形象地定义为海鸥征,既往也被称为鸥翼征(the gull-wing sign)[2]。其中出现海鸥征最高的骨折类型为前柱骨折,其余为前柱+后半横行骨折,"T"型骨折,前壁骨折,双柱骨折,横形+后壁骨折[3]。当暴力足够大时,会进一步发生后柱骨折[4]。

### 讨论

海鸥征表明骨折累及髋臼顶负重区,并出现髋臼顶的压缩骨折,损伤机制分为高能量损伤(车祸伤、高处坠落伤等)和低能量损伤(普通运动中的各种跌损伤等,一般高度不超过站立时身高)[5]。Anglen等[6]认为髋臼顶压缩性骨折常见为低能量损伤,故此类骨折常见于老年骨质疏松患者。Ferguson等[7]调查了1980~2007年治疗的1 309例移位的髋臼骨折患者资料,1994~2007年与1980~1993年两个时期相比,老年髋臼骨折比例增加了2.4倍。查国春等[3]统计了国内自1990~2013年637例髋臼骨折患者,老年髋臼骨折的比例由1990年的6.7%增加至2013年的40.0%,其中133例老年髋臼骨折中,有21.1%合并海鸥征,而504例年轻人髋臼骨折中出现海鸥征的只有0.8%。老年骨质疏松、原有的髋臼发育不良、退行性关节疾病、内科合并症被认为是老年髋臼顶撞击后出现塌陷,从而出现海鸥征的原因[8-9]。年轻患者的髋臼骨折往往由于高能量损伤。髋臼骨折如伴有任何一个以下影像学表现,意味着不良的预后[6,7,10,11]:①方形区骨折(quadric-lateral plate fracture);②海鸥征(Gull sign);③髋关节后脱位(posterior dislocation of the hip);④股骨头软骨面磨损、剥脱及关节面坍陷(femoral head injury);⑤粉碎性后壁骨折(comminuted posterior wall fracture);⑥后壁边缘压缩性骨折(posterior wall marginal impaction)。

髋臼顶为负重区,髋臼骨折理想目标是恢复股骨头与髋臼顶的同心解剖关系[6],可以行保守治疗和手术治疗;其中具有海鸥征的髋臼顶压缩性骨折属于关节内骨折,关节内骨折的治疗原则是解剖复位加固定术[4,12,13]。切开复位髋臼骨折最多用于老年人。由于老年人髋臼的相对不稳定,出现海鸥征的患者骨折块压缩至髋臼内上方松质骨内,显露骨折块困难,并且在此部位固定十分困难,因此带关节面骨折块无松质骨支撑而容易发生再移位,所以关节面表面的解剖学恢复是很麻烦的,失败率非常高[6,13,14]。Laflamme等[10]研究表明出现海鸥征的约1/3患者最终行全髋关节置换。现在有研究[10,15,16]应用改良Stoppa入路、开窗法暴露修复臼顶区关节面压缩塌陷,通过植骨内固定治疗髋臼骨折有不错的疗效。

海鸥征的诊断确定可以预测手术疗效,即出现海鸥征的髋臼顶骨折预后不良可能性非常高。应根据临床和影像学结果,个性化制定治疗方案,但其骨折的解剖特性决定了应以关节切开复位治疗为宜[13]。也有学者主张直接进行关节置换,特别是对粉碎骨折、压缩或有软骨丢失的患者[17-18]。

### 判读要点

- 髋臼塌陷骨折的表现;
- 髋臼X线正位摄片或者CT重建可见;

- 最常出现在髋臼前柱骨折或前柱＋后半横行骨折；
- 是影响骨折复位质量的独立危险因素。

## 参 考 文 献

［1］LETOURNEL E,JUDET R. Fractures of the Acetabulum［M］. 2nd ed.New York：Springer Verlag.1993：412-565.

［2］BERKEBILE R D,FISCHER D L,ALBRECHT L F. The gull-wing sign：value of the lateral view of the pelvis in fracture-dislocation of the acetabular rim and posterior dislocation of the femoral head［J］. Radiology.1965,84（2）：937.

［3］查国春,孙俊英,陈向阳,等.不同年龄髋臼骨折的临床流行病学特征［J］.中华骨科杂志.2016,36(18)：1175-1184.

［4］庄岩,雷金来,魏星,等.伴有"海鸥征"表现的髋臼顶压缩性骨折的手术治疗［J］.中华骨科杂志.2014,34（10）：1000-1007.

［5］MAUFFREY C,HAO J,DOC,et al. The epidemiology and injury patterns of acetabular fractures：are the usa and china comparable?［J］.Clinical Orthopaedics & Related Research®.2014,472（11）：3332-3337.

［6］ANGLEN J O,BURD T A,HENDRICKS K J,et al. The "Gull Sign"：a harbinger of failure for internal fixation of geriatric acetabular fractures［J］.Journal of Orthopaedic Trauma. 2003,17（9）：625-634.

［7］FERGUSON T A,PATEL R,BHANDARI M,et al. Fractures of the acetabulum in patients aged 60 years and older：an epidemiological and radiological study［J］. Journal of Bone & Joint Surgery American Volume.2010,92（2）：250-257.

［8］HAIDUKEWYCH G J. Acetabular fractures：the role of arthroplasty［J］. Orthopedics.2010,33（9）：645.

［9］SE-ANG J,YOUNG-HO C,YOUNG-SOO B,et al. Unusual cause of hip pain：intrusion of the acetabular labrum［J］. Hip & Pelvis.2015,27（1）：49-52.

［10］LAFLAMME G Y,HEBERT-DAVIES J,ROULEAU D,et al. Internal fixation of osteopenic acetabular fractures involving the quadrilateral plate［J］. Injury-international Journal of the Care of the Injured.2011,42（10）：1130-1134.

［11］ZHA G C,SUN J Y,DONG S J. Predictors of clinical outcomes after surgical treatment of displaced acetabular fractures in the elderly［J］.Journal of Orthopaedic Research.2013,31（4）：588-595.

［12］CORNELL C N. Management of acetabular fractures in the elderly patient［J］. Hss Journal.2005,1（1）：25-30.

［13］PAGENKOPF E,GROSE A,PARTAL G,et al. Acetabular fractures in the elderly：treatment recommendations［J］. Hss Journal the Musculoskeletal Journal of Hospital for Special Surgery.2006,2（2）：161-171.

［14］BASTIAN J D,TANNAST M,SIEBENROCK K A,et al. Mid-term results in relation to age and analysis of predictive factors after fixation of acetabular fractures using the modified Stoppa approach［J］.Injury-international Journal of The Care of The Injured.2013,44（12）：1793-1798.

［15］陈国富,朱忠,梁军波,等.开窗法复位植骨内固定治疗髋臼前柱骨折合并臼顶区关节面压缩塌陷的临床研究［J］.中国骨伤杂志.2011,24（2）：112-115.

［16］钱荣勋,王洪震,高宜军,等.改良Stoppa入路与腹股沟入路行髋臼骨折切开复位内固定术的比较［J］.实用骨科杂志.2015,（9）：784-788.

［17］MEARS D C,VELYVIS J H. Acute total hip arthroplasty for selected displaced acetabular fractures：two to twelve-year results［J］.Journal of Bone & Joint Surgery American Volume.2002,84-A（1）：1.

［18］JR HD,LINDVALL E,BOLHOFNER B,et al. The combined hip procedure：open reduction internal fixation combined with total hip arthroplasty for the management of acetabular fractures in the elderly［J］. Journal of Orthopaedic Trauma.2010,24（5）：291-6.

# 2. 马 刺 征
## The Spur Sign

**表现**

骨盆髋臼发生双柱骨折时,在 X 线闭孔斜位或 CT 横轴位和多平面重建时显示,表现为与骶髂关节相连的髂骨翼断端呈刺状向外背侧突出[1]。

**解释**

正常情况下骨盆的髂骨与髋臼相连续为一个整体结构,当髋臼的前柱与后柱都发生骨折后,髋臼与髂骨分离,骨折远端游离向内移位,而与骶骨相连的主骨无移位,在闭孔斜位、CT 的横断面或者三维重建上就可以见到这个突出骨刺样隆起的骨端。这个突出的骨刺样改变是由髂骨与骶髂关节相连的主体外下方的断端形成的一个三角形尖刺。它的出现标志着髋臼的双柱骨折。这个征象也被称为骨尖刺征[2]、骨刺征[3]、枪刺征[4]。

**讨论**

髋臼呈半球形深凹关节窝,与股骨头形成关节,Judet-Letournel 等将髋臼结构分为前柱、后柱(图 6-2-1)。前柱由髂嵴的前上方斜向前内下方,经耻骨支至耻骨联合,即髂耻柱。分髂骨部、髂臼部、耻骨部三段,包括:髂骨翼前界、髂嵴、髂棘、髋臼前半部分和耻骨上支组成;后柱从坐骨大切迹通过髋臼中心到坐骨结节,包括:坐骨、坐骨棘、髋臼后半部分和坐骨切迹密质骨部分组成,即髂坐柱。髋臼前后两柱相交形成了一个内倾的"Y",后柱和臼顶是髋关节主要承重部分[1,5]

髋臼骨折大多采用 Judet-Letournel 分型[6-8],分为10 种,前 5 种基础骨折都为只累及一个壁(柱)或单纯的横行骨折,后 5 种为骨折线累及两个部分以上的复杂骨折。前者分别为后壁、后柱、前壁、前柱和横行骨折,后者为"T"形骨折、前柱与后半横行骨折、横行与后壁骨折、后柱与后壁骨折和双柱骨折。前柱骨折通常是外部旋转时的外力结果,而后柱的骨折则是在内部旋转中受力的结果[1]。双柱骨折是一种特殊类型,其区别在于髋臼端的任何部位均与近端的髂骨翼分离,后柱骨折线可位于不同水平。前柱骨折线常延伸至髂嵴顶端,也可位于髂前上棘至髂骨翼后方之间的不同水平,通过髋臼上方的骨折线使髋臼关节面与主骨(与骶髂关节相连的髂骨为主骨)不相连,形成漂浮骨盆,故又称"浮动髋",可以通过髋臼正位、闭孔斜位和髂骨斜位的 X 线检查或者 CT 扫描和重建做出正确诊断,其中斜位片和CT 三维重建可以评估骨折的移位和继发骨折的情况,有利于手术途径的选择[9-11]。出现马刺征意味着双柱骨折,不过不是所有的双柱骨折都可以看到马刺征[10]。

双柱骨折影像特点:

(1) 在常用的 Judet-Letournel 分类中,X 线骨盆前后位和闭孔斜位对于充分评估每条用

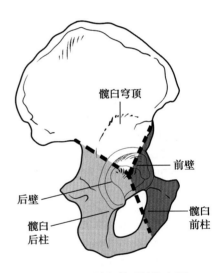

图 6-2-1　髋臼前后柱和臼顶

(图中标注:髋臼穹顶、前壁、后壁、髋臼后柱、髋臼前柱)

于定位髋臼骨折的标线是很重要的。骨盆前后位是基础，主要观察髂耻线、髂坐线、髋臼顶线、髋臼前缘线和后缘线(图 6-2-2)。髂耻线表示前柱内侧边界；髂坐线表示后柱；髋臼前缘线和后缘线分别表示前壁和后壁边缘；髋臼顶线是髋臼负重面。各线的中断提示相应髋臼结构的骨折[12-13]。闭孔斜位主要观察髋臼前柱线和臼后唇线，双柱骨折也可表现为髋臼及股骨头同时向盆腔内移位，类似于髋臼内凸，常有马刺征的 X 线表现。

(2) 因髋臼双柱骨折的患者常伴有其他损伤，有时难以配合进行 X 线的多体位检查，而随着 CT 技术的发展和普及，多层螺旋 CT 检查已经变得越来越普遍，开始对 CT 在髋臼骨折评估和髋臼骨折分类进行了研究[14]。这些研究表明，多层螺旋 CT 的多方向成像和多平面重组图像能更好地评估关节内碎片和更好地显示髋臼关节面[15]。在三维重建时也可以看见马刺征(图 6-2-3)。此外，CT 还可以简单、快速评估关节周围软组织[5]。

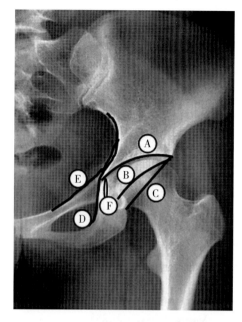

**图 6-2-2 骨盆前后位髋臼相关线条标记**

A. 髋臼顶线；B. 髋臼前缘线；C. 髋臼后缘线；
D. 髂坐线；E. 髂耻线；F. 泪滴

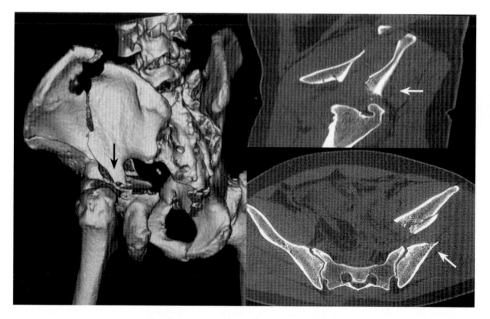

**图 6-2-3 髋臼双柱骨折 CT 三维重建**

CT 三维重建显示的马刺征(黑箭头)，平扫及矢状位 MPR 所显示构成马刺征的断端(白箭头)

**判读要点**

- 马刺征出现意味着髋臼双柱骨折；
- 在骨盆闭孔斜位片或 CT 三维重建可见；

- 它的出现表示髋臼的完全游离；
- 不是所有双柱骨折都有马刺征。

## 参 考 文 献

［1］JOHNSON T S. The spur sign［J］. Radiology，2005，235（3）：1023-1024.

［2］S.TERRY CANALE，JAMES H.BEATY，坎贝尔骨科手术学 12 版［M］. 第 6 卷 . 王岩，唐佩福，译 . 北京：人民军医出版社，2013：2578.

［3］刘沂 . 骨盆与髋臼骨折［M］. 上海：上海科学技术出版社，2004：219.

［4］曹奇勇，王满宜，吴新宝，等 . CT 在髋臼骨折中的应用［J］. 中华外科杂志，2004，42（4）：220-223.

［5］胥少汀，葛宝丰，徐印坎 . 实用骨科学［M］.4 版 . 北京：人民军医出版社，2012：904- 913.

［6］LAWRENCE D A，MENN K，BAUMGAERTNER M R，et al. Acetabular fractures：anatomic and clinical considerations［J］. American Journal of Roentgenology，2013，201（3）：W425.

［7］JUDET R，JUDET J，LETOURNEL E，et al. Fractures of the acetabulum：classification and surgical approaches for open reduction［J］. Journal of Bone and Joint Surgery，American Volume，1964，46（8）：1615-1675.

［8］LETOURNEL E，JUDET R，ELSON R A，et al. Fractures of the acetabulum［J］.Orthopedic Clinics of North America.1964，30（3）：285.

［9］BORRELLI J，GOLDFARB C，CATALANO L W，et al. Assessment of articular fragment displacement in acetabular fractures：a comparison of computerized tomography and plain radiographs［J］. Journal of Orthopaedic Trauma.2002，16（7）：449-456.

［10］毛宾尧，王亦璁，杨庆铭 . 髋臼骨折［M］，北京：人民军医出版社，2004：123-124.

［11］ROGERS LF，WEST OC. Imaging skeletal trauma［J］.Elsevier Saunders，2015：129，154 -156.

［12］DURKEE N J，JACOBSON J A，JAMADAR D A，et al. Classification of common acetabular fractures：radiographic and ct appearances［J］. American Journal of Roentgenology.2012，187（4）：915-925.

［13］王谦，张堃 . 髋臼骨折诊断、分型及治疗原则［J］. 国际骨科学杂志 .2015，（1）：4-7.

［14］O'TOOLE R V，COX G，SHANMUGANATHAN K，et al. Evaluation of computed tomography for determining the diagnosis of acetabular fractures［J］. J Orthop Trauma. 2010，24：284-290.

［15］PASCARELLA R，MARESCA A，REGGIANI L M，et al. Intra-articular fragments. in acetabular fracture-dislocation［J］.Ortho pedics. 2009，32：402

# 3. 本 田 征
## The Honda Sign

**表现**

骶骨不全骨折或高处坠落伤所致骶骨骨折时，在骨扫描检查中表现出类似本田汽车标志的"H"型表现（图 6-3-1）。

**解释**

骶骨位于腰椎下方，由 5 个骶椎融合而成，支撑上方脊柱。两侧横突向两侧延伸并与肋成分融合形成骶骨翼，借骶髂关节与骨盆相连。躯干和上半身的重量通过骶骨中央向下传递，而髋关节外侧骶骨施加向上的力，当产生的应力集中在骶骨翼面并超过骶骨翼的机械强度时就发生应力断裂。当骶骨发生骨折时，骨折线沿骶骨翼垂直走行，并越过中线时，在骨扫

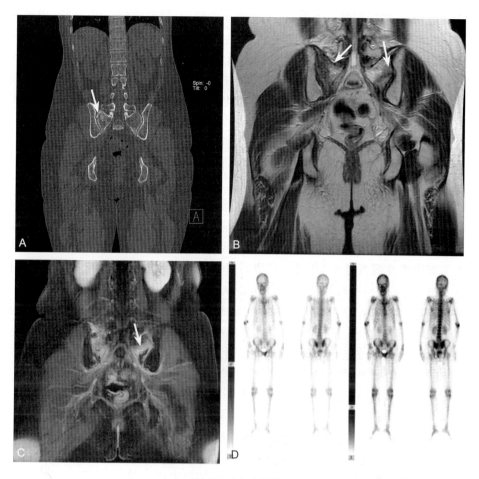

图 6-3-1 本田征

A. CT 示骶椎不全性骨折,可见骨折线(箭);B. MRI 冠状 T2WI 示骶骨不全骨折(箭);
C. MRI 增强 T1WI 示骶骨不全性骨折(箭);D.骨扫描示骶椎不全性损伤时骨扫描出现
类似"H"型改变(Honda sign)

描呈类似"H"型的改变,呈"Honda"征或"H"征[1],常见于应力骨折,也见于高能量损伤[2]。

**讨论**

骶骨出现"H"型骨折的原因主要有两种:①在引起骶骨骨质结构改变的基础上应力出现骨折;②常见于高处坠落伤的患者,研究发现高处坠落伤患者导致骶骨在 $S_{1-2}$ 区域高位横行骨折,并常伴有双侧骶孔区纵行骨折,即"U"型或"H"型骨折[3]。因为高处坠落伤所导致的骨折有明确外伤史,且在骶椎侧位 X 线检查常有明显移位,因此一般来说诊断不难。这里我们着重讨论常通过骨显像或 MRI 发现的骶骨应力骨折。

1964 年,Pentecost 等[4]首先提出不全性骨折的概念,将非肿瘤性疾病引起的骨组织减少和骨的弹性张力降低所发生的应力性骨折称为不全骨折。应力分为两类:疲劳性骨折和不全性骨折,年轻人应力性骨折在骨盆好发于耻骨和股骨颈,老年人好发于骶骨翼和髋臼上份。

1982 年 Lourie 首次报告骶骨不全骨折[5](sacral insufficiency fracture,SIF)。SIF 易感因

素包括骨质疏松症、类风湿性关节炎、糖皮质激素的使用、骨盆放疗、Paget 病、甲旁亢、成骨不全等[6-7]。因为骨代谢和骨组织重建随年龄增加而降低，而且当骨盆倾角越大，骶骨的剪切力也越大，女性骨盆倾斜角比男性骨盆倾斜角大[8]。所以 SIF 主要发生在女性和 55 岁以上患者。Weber[9]、Soubrier[10] 以及 Park 等[11] 的报道也证明了这些说法。SIF 主要症状包括骨盆、下脊柱和髋部的剧烈疼痛，根据这些症状也常误诊为椎管狭窄、椎间盘退变性疾病、腰椎滑脱等。

Lourie 和 Weber 等的报告认为，SIF 是自发性骨质疏松性骨折，与疲劳性骨折的发生机制相似[5,9]。前者是正常应力发生于弹性强度不正常骨骼，而后者是不正常应力发生于正常骨骼[1,12,13]。

SIF 与负重应力有关，垂直的应力从脊柱到骶骨、骶翼然后到髂翼[14]。骶骨翼应力主要由松质骨承受，其骶孔和骶骨体相对稳定。骨质疏松时骨小梁排列稀疏，是骨折的易发因素，而各种原因所致的骨质疏松在松质骨区表现更明显，因骶骨翼外侧骶髂关节端有韧带保护，因此 SIF 主要发生在骶骨翼中间区域，其纵行骨折线常发生在腰椎边缘向下延长线的侧方骶骨翼区，与骶髂关节呈平行状[12]。骨盆围绕从一侧骶髂关节上部到对侧下肢的两个轴旋转，两轴线相交于骶骨，在已发生纵行骨折的基础上不断受到垂直应力，则继发形成横行骨折[15-16]。

发生 SIF 时其他部位也会受到影响，如耻骨、脊柱椎体、髋臼、股骨颈等。研究发现，耻骨骨折与 SIF 发生的相关性约 33%[17-18]。

骶骨骨折影像学检查：

X 线片上表现为骶骨翼区出现平行于骶髂关节的垂直硬化区，当发生 "H" 形不全骨折时，还可出现横贯骶骨上部的硬化；但受骶骨本身形态特征、肠道气体、骨质疏松、血管钙化等因素的影响，普通 X 线片常常容易漏诊[19]。X 线片能观察到异常表现常发生在患者症状出现的数周后，这个间隔期也是 X 线检查容易漏诊的原因之一[12]。

放射性核素扫描是检测 SIF 这种骨折最敏感的技术之一，表现为单侧或双侧骶骨翼上核素的异常浓聚，如为双侧 SIF 再加以横行骨折，便呈现典型的 "H" 形或蝴蝶形浓聚[20-21]，但是放射性核素扫描的特异性较差，炎症、肿瘤同样可引起放射性核素聚集，尤其是当患者具有恶性肿瘤病史时，因此，当出现 "H" 形骨折线或其变异、没有证据表明有其他部位骨折、没有转移性疾病时，应高度怀疑 SIF[20]。

与骨扫描或磁共振成像相比，CT 对于 SIF 检查不是很敏感，报告的灵敏度在 60%~75% 之间[22]。CT 检查一般被认为是确诊 SIF 的依据，表现为骨皮质或松质骨连续性中断，骨小梁排列受压变形或出现硬化区；薄层扫描更容易发现 SIF，并且可鉴别炎症性、肿瘤性疾病；但是 CT 对骶椎的横行骨折线观察有欠缺。

MRI 是诊断 SIF 的另一种敏感方法，可以检测到骶骨的早期变化，类似于骨显像，报道的敏感性或接近 100%[22]。异常信号出现的时间远远早于 X 线出现可诊断征象的时间[17]。MRI 主要表现的病理基础为骨折周围骨髓水肿及出血，从而出现相对应的信号特征。如果临床怀疑骶骨骨折，行骶骨斜冠状位图像能更好地展示垂直走向的骨折[23]，T2 加权像，特别是结合脂肪抑制像，可以更好地诊断 SIF。但是，MRI 特异性较差，恶性肿瘤及感染也可以出现类似表现，且在损伤早期（<18 天）可出现阴性结果[24-25]。

氟脱氧葡萄糖 - 正电子发射断层摄影（fluoro-deoxy-glucose-positron emission tomography/

computed tomography，FDG-PET/CT)是近年来用于鉴别 SIF 的新技术。FDG-PET 也可以发现本田征[26-28]，FDG-PET 结合 CT 检查，也就是 FDG-PET/CT 可大大提高诊断率[29]。

综上所述，MRI 和骨显像敏感性最高，CT 对确诊有重要作用，而 X 线平片在 SIF 中作用不明显。

### 判读要点

- 骶骨不全性骨折和骶骨高处坠落伤的表现；
- 在骨显像检查时出现；
- 骨显像和 MRI 对 SIF 最敏感；
- 需结合临床和 CT 检查确诊。

## 参 考 文 献

[1] MORRISON W B，SANDERS T G. Problem solving in musculoskeletal imaging [M].Philadelphia：Mosby，2008：519-522.

[2] 刘沂.骨盆与髋臼骨折[M].上海：上海科学技术出版社，2004：125.

[3] ROY-CAMILLE R，SAILLANT G，GAGNA G，et al. Transverse fracture of the upper sacrum. Suicidal jumper's fracture [J]. Spine，1985，10(9)：838.

[4] PENTECOST R L，MURRAY R A，BRINDLEY H H，et al. Fatigue，insufficiency，and pathologic fractures [J]. JAMA，1964，187(13)：1001-1004.

[5] LOURIE H. Spontaneous osteoporotic fracture of the sacrum：an unrecognized syndrome of the elderly [J]. JAMA，1982，248(6)：715-717.

[6] PEH W C，KHONG P L，YIN Y，et al. Imaging of pelvic insufficiency fractures[J]. Radiographics，1996，16(2)：335-348.

[7] HERON J，CONNELL DA，JAMES S L，et al. CT-guided sacroplasty for the treatment of sacral insufficiency fractures [J].Clinical Radiology，2007，62(11)：1094-1100.

[8] HEBERT P，AZEMA M J，CHEVALIER B. Etude clinique de la statique pelvi-rachi dienne [A]. Paris：Masson Ed，1990.179-185.

[9] WEBER M，HASLER P，GERBER H，et al. Insufficiency fractures of the sacrum. Twenty cases and review of the literature [J].Spine，1993，18(16)：2507-2512.

[10] SOUBRIER M，DUBOST J，BOISGARD S，et al. Insufficiency fracture：a survey of 60 cases and review of the literature [J]. Joint Bone Spine，2003，70(3)：10-218.

[11] PARK Y S，SEO W S，HEO D R，et al. Sacral insufficiency fracture associated with osteoporotic spinal compression fracture：analysis of incidence and clinical factors [J]. Bioscientifica，2014，5(1)：17-20.

[12] LEROUX JL，DENAT B，THOMAS E，et al. Sacral insufficiency fractures presenting as acute low-back pain：biomechanical aspects [J]. Spine，1993，18(16)：2502-2506.

[13] SMITH D K，DIX J E. Percutaneous sacroplasty：long-axis injection technique [J]. American Journal of Roentgenology，2012，186(5)：1252-1255.

[14] HOLTZHAUSEN L M，NOAKES T D. Stress fracture of the sacrum in two distance runners [J]. Clinical Journal of Sport Medicine，1992，2(2)：392-405.

[15] SCHINDLER OS，WATURA R，COBBY M. Sacral insufficiency fractures [J]. Journal of Orthopaedic Surgery，2007，15(3)：339-46.

[16] 孙海波，李永犇，潘进社.骶骨不全骨折的研究进展[J].中华骨科杂志，2011，31(11)：1283-1288.

[17] LYDERS E M，WHITLOW C T，BAKER M D，et al. Imaging and treatment of sacral insufficiency fractures[J].

Ajnr Am J Neuroradiol,2010,31(2):201-210.

[18] HERMAN M P,KOPETZ S,BHOSALE P R,et al. Sacral insufficiency fractures after preoperative chemoradiation for rectal cancer:incidence,risk factors,and clinical course [J]. International journal of radiation oncology,biology,physics,2009,74(3):818-823.

[19] KARATAŞ M,BAŞARAN C,OZGÜI E,et al. Postpartum sacral stress fracture:an unusual case of low-back and buttock pain [J]. American Journal of Physical Medicine & Rehabilitation,2008,87(5):418.

[20] AL-FAHAM Z,RYDBERG J N,OLIVER WONG C Y. Use of SPECT/CT with 99mTc-MDP bone scintigraphy to diagnose sacral insufficiency fracture [J]. Journal of Nuclear Medicine Technology,2014,42(3):240-241.

[21] WILD A,JAEGER M,HAAK H,et al. Sacral insufficiency fracture,an unsuspected cause of low-back pain in elderly women. [J]. Arch Orthop Trauma Surg,2002,122(1):58-60.

[22] CABARRUS M C,AMBEKAR A,LU Y,et al. MRI and CT of insufficiency fractures of the pelvis and the proximal femur [J].American Journal of Roentgenology,2008,191(4):995.

[23] BLAKE S P,CONNORS A M. Sacral insufficiency fracture [J]. British Journal of Radiology,2004,77(922):891-896.

[24] FREDERICSON M,MOORE W,BISWAL S. Sacral stress fractures:magnetic resonance imaging not always definitive for early stage injuries:a report of 2 cases [J]. American Journal of Sports Medicine,2007,35(11):835.

[25] WHITE J H,HAGUE C,NICOLAOU S,et al.Imaging of sacral fracture [J]. Clin Radiol,2003,38(12):914.

[26] JOSHI P,LELE V,GANDHI R,et al. Honda sign On 18-FDG PET/CT in a case of lymphoma leading to incidental detection of sacral insufficiency fracture [J]. Journal of Clinical Imaging Science,2012,2(2):29.

[27] LAPINA O,TIŠKEVIČIUS S. Sacral insufficiency fracture after pelvic radiotherapy:a diagnostic challenge for a radiologist [J].Medicina,2014,50(4):249-254.

[28] ROGERS L F,WEST O C. Imaging skeletal trauma [M].United States:Elsevier/Saunders,2015:159.

[29] TSUCHIDA T,KOSAKA N,SUGIMOTO K,et al. Sacral insufficiency fracture detected by FDG-PET/CT:Report of 2 cases [J]. Annals of Nuclear Medicine,2006,20(6):445-448.

# 4. 倒拿破仑帽征
## The Inverted Napoleon Hat Sign

### 表现

倒拿破仑帽征在骨盆正位片或腰椎正位片显示,表现为第 5 腰椎($L_5$)至骶 1 椎体($S_1$)水平,重叠在骶椎上的 $L_5$ 椎体下半部分骨质,形成类似于倒置的拿破仑帽的半圆形密度增高影(图 6-4-1)。

### 解释

脊柱滑脱是指椎体间骨性连接异常而发生的上位椎体相对于下位椎体表面部分或全部的滑移。滑脱常见于腰椎,是临床上引起腰腿痛的常见原因。倒拿破仑帽征是 $L_5$ 椎体发生严重的前滑脱时产生的。重叠在骶骨上的 $L_5$ 椎体形成帽的"圆顶",横突形成帽渐缩的"边缘"[1]。

在站立位时,人体重心通过 $L_5$ 传达到骶骨,使腰椎承受向下和向前的持续应力,正常情况下脊柱的前后纵韧带、髂腰韧带和椎小关节起到稳定腰骶关节,防止椎体前滑脱的作用,任何这些稳定力量的显著破坏而致的脊柱向前滑动,均可出现倒拿破仑帽征。

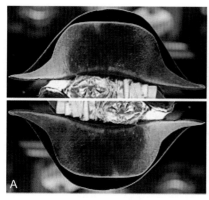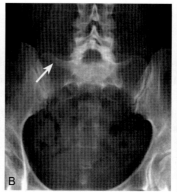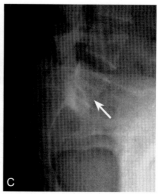

图 6-4-1　倒拿破仑帽征

A. 拿破仑帽及倒拿破仑帽;B. 倒拿破仑帽征,重叠在骶骨上的 $L_5$ 椎体形成帽的"圆顶",横突形成帽渐缩的"边缘"(箭头);C. 腰椎侧位片显示 $L_5$ 椎体Ⅲ°前滑脱(箭头)

## 讨论

1975 年 Wiltse 与 Newman 等[2]人根据病因将腰椎滑脱分为:Ⅰ类,先天发育不良性;Ⅱ类,峡部裂性;Ⅲ类,退变性;Ⅳ类,创伤性;Ⅴ类,病理性;五种不同类型的椎体滑脱,并得到国际腰椎研究学会的认可。临床有真假滑脱之分,真性滑脱指椎体向前或侧方移位,且椎弓峡部不连续;另一种是退行性腰椎滑脱,椎体结构完整,又称为假性滑脱。

国内常用 Meyerding 分类法[3]对椎体滑脱进行分度,即站立位是根据上位椎体相对下位椎体滑移的程度分为Ⅰ~Ⅴ。Ⅰ度:指椎体滑动不超过椎体中部矢状径的 25%;Ⅱ度:25%~50%;Ⅲ度:50%~75%;Ⅳ度:超过椎体矢状径的 75%;Ⅴ度:滑脱超过整个椎体的宽度,即完全脱位。

腰椎滑脱引起腰腿痛的原因较复杂。由于椎体前移,人体正常承重力遭到破坏,异常应力作用可使腰背肌、韧带组织、椎间盘等处于劳损状态而发生疼痛。此外,下腰椎不稳、创伤性小关节炎、腰骶关节紊乱也会引起患者疼痛和不适。当明显的椎管狭窄和神经根管狭窄发生时,会有整个下肢或双下肢疼痛,并伴有各种运动感觉障碍[4]。

影像学检查是腰椎滑脱症的主要诊断手段,通过 X 线侧位片、CT 矢状位重组和 MRI 矢状位扫描可以明确椎体滑脱诊断、确定滑脱类型、量化椎体位移的程度。X 线检查简便快捷,是腰椎滑脱诊断的常规首选检查方法。轻度腰椎滑脱需要拍摄腰椎侧位片以明确诊断,严重的 $L_5$ 椎体前滑脱时则会出现倒拿破仑帽征。认识倒拿破仑帽征的意义在于,观察腰椎或骨盆正位片甚至是腹部平片时,此征象对检出严重的 $L_5$ 椎体前滑脱具有重要的临床价值。当发现这一征象时,可投照腰椎侧位片以观察滑脱分度;双斜位片显示峡部情况;CT 或 MRI 检查能准确获取椎体、椎管、神经根和周围软组织改变等情况。

### 判读要点

- $L_5$ 椎体严重前滑脱的间接征象;
- 在腰椎正位片或腹部、骨盆正位片上观察;
- 出现倒拿破仑帽征时拍摄腰椎侧位片明确诊断;
- CT 及 MRI 观察椎体、椎管、神经根和周围软组织改变。

# 参 考 文 献

[ 1 ] TALANGBAYAN LE.The inverted Napoleon's hat sign [ J ].Radiology.2007，243（2）：603-604.

[ 2 ] WILTSE LL，NEWMAN PH，MACNAB I. Classification of spondylolysis and spondylolisthesis [ J ].Clin Orthop Relat Res. 1976，（117）：23-29.

[ 3 ] MEYERDING H W.Spondylolisthesis [ J ].Surg Gynecol Obstet.1932，54（5）：371-377.

[ 4 ] 贾连顺 . 腰椎滑脱和腰椎滑脱症[ J ]. 中国矫形外科杂志 . 2001，8（8）：815-817.

# 5. 髋臼角增大
## The Increased Acetabular Angle

### 表现

髋臼角在骨盆正位片上测量。测量两髂骨最低点连线与髋臼上缘至髂骨最低点连线所构成的夹角。用于评价髋关节的发育程度，婴幼儿此角大于 35°、成人大于 45° 时提示髋臼发育不良。

### 解释

髋关节是人体中最大、关节窝最深的球窝形持重关节。发育正常的髋关节半球形的股骨头与髋臼相匹配且同心，生长过程中由于髋关节负重的刺激，各骨骺特别是髂骨骨骺呈"外积生长"，以及髋臼边缘骨膜下新骨形成而使正常髋臼向外、向下方、髋臼的周围生长，髋臼变大变深[1-2]。髋臼发育不良时因髋臼过浅、髋臼对股骨头包容不足、股骨头外移、关节对应关系不良、髋关节半脱位，引起早发性骨关节病。

髋臼角用于评估髋关节发育程度，具有重要的价值。髋臼角在出生时应小于 28°，且角度随着年龄的增长而逐渐变小，1 岁以上测量时应小于 22°。成人的正常范围为 33°~38°，髋臼发育不良患者常见于 45° 以上。

### 讨论

髋关节发育异常并不少见，约占 40 岁以下全髋关节置换患者的 1/4[3]。髋关节发育异常包括髋臼发育不良、髋关节半脱位及髋关节脱位[4]，其中髋臼发育不良是根源，先天性髋关节脱位及半脱位大多也是由于髋臼发育不良所致。髋臼发育不良病因尚不明确，关节囊松弛、基因缺陷、臀位产及羊水过少等都可能是影响因素。发病率有明显的性别差异，女性发病率是男性的 5~9 倍[5-6]。

髋臼发育不良的诊断依据患者的病史、体格检查及影像学检查，影像学检查是明确诊断、治疗决策和疗效评估过程的关键组成部分[7]。文献报道了多种放射学参数用于评估髋臼的发育程度，包括 Shap 定义的髋臼角（AA）（图 6-5-1）、Delberger 和 Frank 提出的中心边缘角（CEA）（图 6-5-2）、Hilgenreiner 和 Tonnis 的髋臼指数（AI）以及髋臼深度（AD）、髋臼顶切线角、股骨头覆盖率、髋关节内间隙、髋关节上间隙等[8-12]。目前的研究显示，CEA 和 AA 是量化髋臼发育简单而有效的指标。AA 的变异较少，并且具有良好的重复性和可靠性[9,13]。

骨盆后前位 X 线片是评估髋臼发育程度最常用的方法，对髋臼发育不良的诊断非常重要。评估髋臼角应和观察股骨头形态一样成为骨盆阅片的基本步骤之一。文献给出的国人

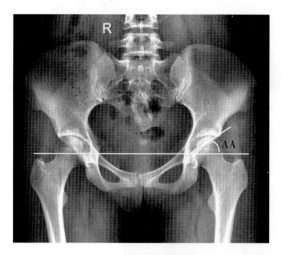

**图 6-5-1 髋臼角测量模式图**

髋臼角(AA)在髋关节站立位后前位片上测量:两髂骨最低点连线与髋臼上缘至髂骨最低点连线所构成的夹角

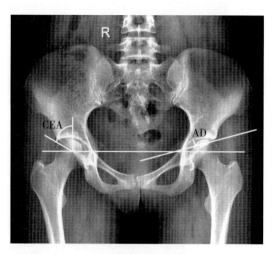

**图 6-5-2 中心边缘角和髋臼深度测量模式图**

中心边缘角(CEA)和髋臼深度(AD)在髋关节站立位后前位片上测量。CEA测量:通过股骨头中心作一垂线,然后自股骨头中心至髋臼缘划一条直线,两线的夹角为中心边缘角。AD 的测量:从髋臼顶部的最深点到髋臼上缘与同侧耻骨联合上缘连线的垂直距离

正常男女婴儿髋臼角度 0~6 个月均值为 22.4° 和 25.6°,7~12 个月为 22.3° 和 21.4°,女性数值略大于男性[5]。成人大于 45°~48° 时应考虑髋臼发育不良[12,14]。

成人髋臼发育不良的 X 线表现为髋臼浅小、变平,髋臼陡峭、倾斜度增加(髋臼角 >45°),对股骨头覆盖不足、股骨头顶部裸露 25% 以上,CEA 通常小于 30°[12]。值得注意的是,当髋臼边缘骨质增生形成骨赘时,会影响上述测量参数的准确性。当继发骨性关节炎时可出现:①髋臼顶及边缘增生硬化,外缘骨性增生,部分呈唇样;②髋臼及股骨头囊变呈"对吻状",称对吻囊变征;股骨头边缘增生肥大,呈"斧头样"变形;③负重部位关节间隙变窄;④髋臼旁软组织钙化及关节内游离体;⑤髋关节半脱位。

CT 与 MRI 冠状位图像同样也能观察测量髋臼角,但整体观不如 X 线平片。CT 和 MRI 的主要价值是对继发性病变的检出,特别是周围软组织情况及早期软骨下小囊变优于 X 线片,还可以发现 X 线片不能显示的股骨头向前半脱位。

CT 表现为髋臼顶唇短小,同时前后唇变短,髋臼窝变浅并向外上倾斜,髋臼对股骨头包容不足,髋臼增生硬化,硬化区可见单发或多发髋囊变,囊变在 CT 片上表现为边缘清楚的低密度区,多分布于髋臼或股骨头前部,多发囊变常沿髋臼排列呈"串珠状"改变[14]。此外 CT 三维重建能直观显示髋臼对股骨头的包容情况(图 6-5-3)。

MRI 除了能显示髋臼及股骨头上述形态学改变外,还能观察到:①骨质出现长 T1、长 T2 异常信号区(图 6-5-4);②软骨变薄、表面不光滑和信号异常;③关节积液和髋臼旁软组织囊肿;④髋臼盂唇的撕裂[15]。

早发现、早治疗是决定髋关节发育不良患者预后的关键。治疗越早,治疗的方法越简单,也更容易获得正常或接近正常的髋关节,减少并发症[16]。

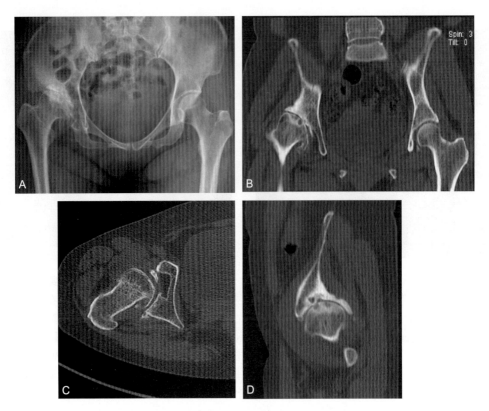

**图 6-5-3　右髋关发育不良并骨性关节炎病例 1**

A. 双髋关节后前位片示：右侧髋臼变浅，向外上倾斜，髋臼对股骨头包容不足，AA 增大，CEA 变小，髋关节间隙变窄，髋臼缘骨质增生硬化；B. CT 冠状位重组示：右侧髋臼发育不良，髋臼缘及股骨头骨质增生，关节间隙变窄，股骨头囊变；C. CT 轴位图像示：髋臼前唇短小，右股骨头略变形，髋臼缘及股骨头骨质增生；D. CT 矢状位重组示：右股骨头及右髋臼边缘硬化，右髋臼及右股骨头多发囊变呈"串珠状"改变，并出现对吻囊变征

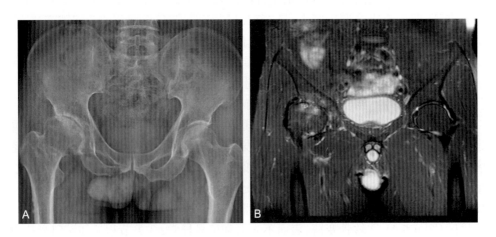

**图 6-5-4　左髋关发育不良并骨性关节炎病例 2**

A. 双髋关节后前位片示：右侧髋臼变浅，向外上倾斜，髋臼对股骨头包容不足，AA 增大，CEA 变小，髋关节间隙变窄，髋臼缘骨质增生硬化；B. MRI 冠状位 T2 压脂序列示：股骨头小囊变，髋臼及股骨头骨质出现异常信号区

判读要点

• 髋臼发育不良多见于女性；

• 髋臼角用于评估髋关节发育程度；

• 成人 AA 大于 45° 提示髋臼发育不良，结合 CEA<30°、股骨头裸露 25% 以上，可诊断为髋臼发育不良；

• CT 和 MRI 能早期显示骨质及周围继发改变。

# 参 考 文 献

［1］PONSETI I V. Growth and development of the acetabulum in the normal child anatomical, histological, and roentgenographic studies ［J］. J Bone Joint SurgAm. 1978, 60 (5):575-585.

［2］SINGH S, HEE H T, LOW Y P. Significance of the lateral epiphysis of the acetabulum to hip joint stability ［J］. J Pediatric Orthop. 2000, 20 (3):344-348.

［3］ENGESÆTER IØ, LEHMANN T, LABORIE LB, et al. Total hip replacement in young adults with hip dysplasia: age at diagnosis, previous treatment, quality of life, and validation of diagnoses reported to the Norwegian Arthroplasty Register between 1987 and 2007 ［J］. Acta Orthop. 2011, 82 (2):149-154.

［4］WEINSTEIN SL, MUBARAK SJ, WENGER DR. Developmental hip dysplasia and dislocation: Part I ［J］. Instr Course Lect. 2004, 53:523-530.

［5］陈锡建, 李学胜. 婴儿髋关节 X 线测量［J］. 放射学实践. 2003, 8:601-602.

［6］HAYNES RJ. Developmental dysplasia of the hip: etiology, pathogenesis, and examination and physical findings in the newborn ［J］. Instr Course Lect. 2001, 50:535-540.

［7］DEZATEUX C, ROSENDAHl K. Developmental dysplasia of the hip ［J］. Lancet. 2007, 369 (9572):1541-1552.

［8］TÖNNIS D. Normal values of the hip joint for the evaluation of X-rays in children and adults ［J］. Clin Orthop Relat Res. 1976, (119):39-47.

［9］ENGESÆTER IØ, LABORIE LB, LEHMANN TG, et al. Radiological findings for hip dysplasia at skeletal maturity. Validation of digital and manual measurement techniques ［J］. Skeletal Radiol. 2012, 41 (7):775-785.

［10］SAHIN S, AKATA E, SAHIN O, et al. A novel computer-based method for measuring the acetabular angle on hip radiographs ［J］. Acta Orthop Traumatol Turc. 2017, 51 (2):155-159.

［11］张保付, 南静, 陈四虎, 等. 成人髋臼发育不良并发骨囊变的影像学研讨［J］. 医学影像学杂志. 2014, 24 (2):289-292.

［12］田军, 毕万利, 孟繁禄, 等. 成人髋臼发育不良性骨关节病的影像学表现［J］. 中华放射学杂志. 2003, 37 (2):135-139.

［13］LEE YK, CHUNG CY, KOO KH, et al. Measuring acetabular dysplasia in plain radiographs ［J］. Arch Orthop Trauma Surg. 2011, 131 (9):1219-1226.

［14］李世林. 成人髋臼发育不良并骨性关节病的 X 线诊断［J］. 中国中西医结合影像学杂志. 2010, 8 (1):32-34.

［15］MANASTER BJ. From the RSNA refresher courses. radiological society of north america. adult chronic hip pain: radiographic evaluation ［J］. Radiographics. 2000, 20:S3-S25.

［16］中华医学会小儿外科分会骨科学组, 中华医学会骨科学分会小儿创伤矫形学组. 发育性髋关节发育不良临床诊疗指南(0~2 岁)［J］. 中华骨科杂志. 2017. 37 (11):641-650.

# 6. α角度增大
## The Increased Alpha Angle

### 表现

"α"角可以在髋关节蛙式位或 CT、MRI 平行于股骨颈长轴的斜矢状面上测量。以股骨头中心为圆心,股骨头最大半径画圆,从股骨头开始失去圆度的点到股骨头中心点作直线,该直线与股骨颈长轴构成的夹角为"α"角(图6-6-1)。当股骨头颈之间的凹陷度不足时"α"角增大,"α"角增大超过一定范围时可发生股骨头颈部与髋臼唇的撞击。同时,可伴有髋臼缘的骨质增生、股骨颈疝窝、关节面下囊变、髋臼盂唇和关节软骨等软组织损伤。

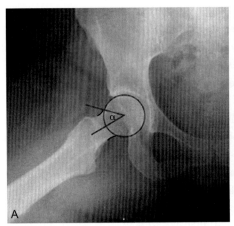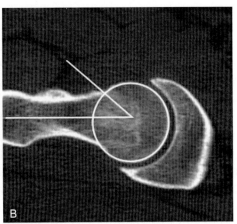

**图6-6-1　"α"角测量模式图**

A.髋关节蛙式侧位,以股骨头中心为圆心,股骨头最大半径画圆,从股骨头开始失去圆度的点到股骨头中心点作直线,该直线与股骨颈长轴构成的夹角为"α"角;B.CT 平行于股骨颈长轴的斜矢状位,测量方法与蛙式位相同

### 解释

正常情况下,股骨头颈交界处呈局限性凹陷,在横轴位、冠状位和股骨颈斜轴位上均可显示。当股骨头颈移行区的局限性凹陷变浅、消失、甚至出现骨性突起时可导致髋臼和股骨颈之间的关节间隙变窄,髋关节屈曲或(和)内旋时股骨颈和髋臼外缘接触、碰撞,造成髋臼唇损伤、撕裂,进一步引起髋臼骨质囊变、盂唇变性骨化。"α"角的意义在于将这种骨性突出程度量化,"α"角越大表示突出越严重,越容易发生股骨头颈部与髋臼唇的撞击。

### 讨论

髋关节撞击综合征(femoroacetabular impingement,FAI),又称股骨髋臼撞击综合征,1999年由 Ganz 等[1]最先报道,并于 2003 将其定义为:由于髋关节解剖结构异常引发的股骨近端和髋臼间发生不正常的接触、撞击,导致髋臼盂唇和关节软骨的损伤,引起髋关节慢性疼痛、髋关节活动范围特别是屈曲和内旋受限等一系列临床症状[2]。FAI 是青年人发生髋关节疼痛以及活动障碍的重要原因,若未经及时合理的诊治,最终转归为髋关节骨性关节炎[2-3]。

Siebenrock 等[4]根据解剖结构不同将 FAI 分为 2 种类型:凸轮型(Cam 型)和钳型(Pincer型)(图 6-6-2)。

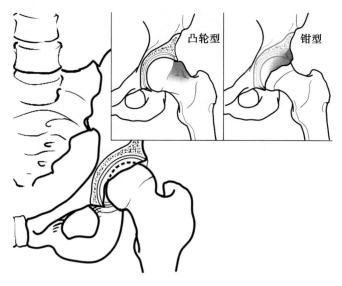

图 6-6-2　FAI 临床分型

Cam 型:主要由于股骨头颈交界处的骨性结构异常(凹陷不足)引起的碰撞。导致凹陷不足的原因可以是发育异常,也可以由股骨头骺滑脱、股骨头骨软骨炎、骨折畸形愈合、股骨头缺血坏死、股骨后倾及髋内翻等[5]。这一类型常见于爱好运动的青年男性,男女比例约为14∶1,平均发病年龄 32 岁[6]。

Pincer 型:一般由于髋臼过度覆盖股骨头所致。髋臼后倾、髋臼过深、髋臼前突或髋臼缘骨化等原因均可导致普遍性或者局限性髋臼过度覆盖[5]。过度覆盖的髋臼边缘会和股骨头颈交界处反复撞击,主要累及髋臼的前上缘,导致盂唇损伤、盂唇缘骨化,继而会加重过度覆盖的程度,引发恶性循环[7]。此型常见于中年女性,男女比例约为 1∶3,平均发病年龄为40 岁[6]。

"α"角与 Cam 型 FAI 的发生具有相关性,对 Cam 型 FAI 的诊断具有重要的临床价值,"α"角度越大,引起撞击的风险越大[8-9]。有学者认为当"α"角超过 50° 时应考虑撞击的存在[10-11],但目前更多的研究选择"α"角为 55° 作为诊断 FAI 的临界值[10,12,13]。Sutter 等[13]人的研究显示当"α"角 >55° 时对 Cam 型 FAI 诊断的敏感性达 81%~91%。且有证据表明手术治疗 Cam 型 FAI 时,使"α"角 <55° 会改善患者的预后[11]。

除了"α"角度增大外,Cam 型 FAI 的骨盆后前位片上还可观察到外侧股骨头颈交界区变平、隆起,呈手枪柄样畸形(图 6-6-3)[14]。

标准化 X 线检查有助于显示股骨近端和(或)髋臼盂缘的骨性解剖异常,可伴有关节边缘骨赘形成、关节面增厚硬化变形、关节面下和骨内形成假囊肿、骨质破裂所致关节腔内游离体等髋关节骨性关节炎的表现,是诊断 FAI 的首选检查方法[5,15]。股骨近端水平侧位片最适合于观察、测量"α"角,评估股骨头颈交界处异常,但由于股骨近端水平侧位片投照有一定技术难度,临床上常以蛙式位代替。

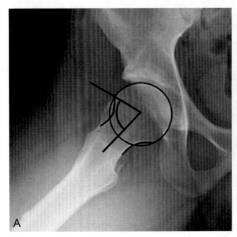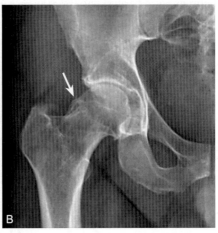

**图 6-6-3 "手枪柄样"畸形**

A. 髋关节蛙式位显示右股骨头颈之间的凹陷度不足,"α"角度增大;B. 髋关节后前位
片显示右股骨头颈交界区隆起(箭),股骨呈"手枪柄样"畸形

　　CT 在显示髋关节各骨质的细节结构方面较 X 线片有显著优势,可显示早期细微骨质改变,观察髋臼边缘的骨赘、股骨颈疝窝、关节面下囊变等。但单纯 CT 水平轴位对 FAI 的诊断价值有限,应常规行冠状位重建和沿股骨颈长轴重建的斜矢状图像上测量"α"角,测量方法及诊断原则与 X 线片相同。

　　MRI 可以显示髋臼盂唇及关节软骨等软组织损伤。在常规横断面基础上行股骨颈长轴的斜矢状面扫描,还可行关节造影评估盂唇情况。Cam 型 FAI 合并的盂唇撕裂一般见于前上和外上方,主要表现为臼唇与臼缘的分离,关节软骨的病变一般也见于前上髋臼区[16],也可在股骨颈前上方皮质下方出现 T2WI 中或高信号的骨髓水肿(图 6-6-4)。

　　典型的 Cam 型 FAI 可以出现撞击三联征,即髋臼前上盂唇撕裂、髋臼前上软骨损伤及股骨颈"α"角异常[17]。

　　避免疼痛加重的动作、保持肌肉力量以及抗炎药物运用等保守疗法可暂时缓解症状;手术治疗可根除病因,通过手术修正组织结构异常可减轻患者症状、延缓关节退变、延缓远期髋关节骨性关节炎的发生,其远期疗效正在随访中。

**判读要点**

- Cam 型髋关节撞击综合征的间接征象;
- 在髋关节蛙式位或 CT、MRI 平行于股骨颈长轴的斜矢状面上均可测量;
- "α"角 >55° 对诊断 FAI 具有较高的敏感性;
- CT 可观察髋臼边缘的骨赘、股骨颈疝窝、关节面下囊变等;
- MRI 注意观察髋臼盂唇及关节软骨等软组织损伤;
- 典型的 Cam 型 FAI 出现撞击三联征;
- 结合典型的病史、临床症状、体征和影像学表现可做出诊断。

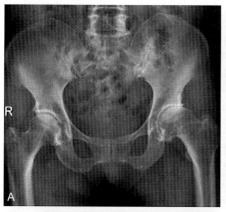
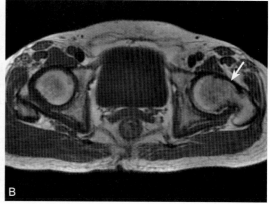

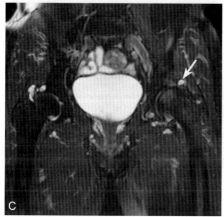

图6-6-4　髋关节正位片及MRI

A.髋关节正位片。观察到左股骨头颈交界区隆起,呈手枪柄样畸形,髋臼缘及股骨头骨质增生硬化;B. MRI轴位T1WI,股骨头颈交界区骨性隆起,凹陷度不足(箭);C. MRI冠状位T2WI SPAIR,前上盂唇损伤,可见盂唇旁囊肿(箭头),髋臼缘及股骨颈前上方皮质下方出现T2WI高信号的骨髓水肿

## 参 考 文 献

[1] MYERS S R,EIJER H,GANZ R. Anterior femoroacetabular impingement after periacetabular osteotomy [J]. Clin Orthop Relat Res. 1999, (363):93-99.

[2] GANZ R,PARVIZI J,BECK M,LEUNIG M,et al.Femoroacetabular impingement:a cause for osteoarthritis of the hip [J]. ClinOrthop Relat Res. 2003, (417):112-120.

[3] ITO K,MINKA MA,LEUNIG M,et al. Femoroacetabular impingement and the cam-effect:a MRI-based quantitative anatomical study of the femoral head-neck offset [J]. J Bone Joint Surg Br. 2001,83(2):171-176.

[4] SIEBENROCK K A,WAHAB KH,WERLEN S,et al. Abnormal extension of the femoral head epiphysis as a cause of cam impingement [J]. Clin Orthop Relat Res. 2004, (418):54-60.

[5] 过哲,程晓光,屈辉.髋关节撞击综合征的影像表现[J].中华放射学杂志.2010,44(11):1221-1224.

[6] TANNAST M,SIEBENROCK K A,ANDERSON S E. Femoroacetabular impingement:radiographic diagnosis--what the radiologist should know [J].Am J Roent genol. 2007,188(6):1540-1552.

[7] FADUL D A,CARRINO J A. Imaging of femoroacetabular impingement[J]. J Bone Joint Surg Am. 2009,91(1):138-143.

[8] LAHNER M,JAHNKE N L,ZIRKE S,et al. The deviation of the mechanical leg axis correlates with an increased hip alpha angle and could be a predictor of femoroacetabular impingement [J]. Int Orthop. 2014,38(1):19-25.

［9］ODRI G A，FRIOUX R，REDON H，et al. Reliability of a new hip lateral view to quantify alpha angle in femoroacetabular impingement［J］. Orthop Traumatol Surg Res. 2014,100（4）:363-367.

［10］SA D，URQUHART N，PHILIPPON M，et al. Alpha angle correction in femoroacetabular impingement［J］. Knee Surg Sports Traumatol Arthrosc. 2014,22（4）:812-821.

［11］NÖTZLI H P，WYSS T F，STOECKLIN C H，et al. The contour of the femoral head-neck junction as a predictor for the risk of anterior impingement［J］. J Bone Joint Surg Br. 2002,84（4）:556-560.

［12］高蒙蒙,李桂萍,王胜林. 髋臼股骨撞击综合征的 MSCT 表现及相关测量值分析[J].实用放射学杂志. 2017,33（1）:91-94.

［13］SUTTER R，DIETRICH TJ，ZINGG PO，et al. How useful is the alpha angle for discriminating between symptomatic patients with cam-typefemoroacetabular impingement and asymptomatic volunteers［J］. Radiology.2012,264（2）:514-521.

［14］BARDAKOS N V，VILLAR R N. Predictors of progression of osteoarthritis in femoroacetabular impingement：a radiological study with a minimum of ten years follow-up［J］. J Bone Joint Surg Br. 2009,91（2）:162-169.

［15］屈辉,于爱红. 充分发挥影像检查在髋关节撞击综合征诊断中的作用[J]. 中华放射学杂志. 2010,44（11）:1125.

［16］郑卓肇. 关节影像诊断系列讲座（三）股骨髋臼撞击综合征[J/OL]. 中华关节外科杂志.2011,05（5）:658-659.

［17］HARRIS-HAYES M，ROYER N K. Relationship of acetabular dysplasia and femoroacetabular impingement to hip osteoarthritis：a focused review［J］. PM R. 2011,3（11）:1055-1067.

# 7. 髂骨致密线征
## The Iliac Hyperdense Line

### 表现

髂骨致密线征主要在骨盆正位片或 CT 横断位上显示,表现为双侧骶髂关节旁髂骨纵行条状致密线影,MRI 多方位 T1WI、T2WI 可显示臀肌挛缩及增生增厚的纤维条索影,相应肌间隙增宽。

### 解释

正常情况下,髂骨呈扇形,分内外面,内面为髂窝,外面被臀后线、臀前线和臀下线 3 条粗糙的隆起分为 4 部分,被臀肌覆盖,臀大肌上部起于髂骨后外部臀后线后方,呈窄带状。在横断面上,髂骨翼部可划分为两部分,分别为游离部和骶髂关节部。前者较大,游离,外缘稍凸,与髂窝一致;后者较小,相对固定,参与构成骶髂关节,外缘呈由后内向前外走行的斜面。

当臀肌发生挛缩时,挛缩的肌肉及其筋膜牵拉其所附着的髂骨后部,由于其长期、持续的牵拉力作用,导致臀大肌附着处骨质变形、增厚,且骶髂关节部外缘骨皮质由后内向前外走行逐渐变为前后走行,当前后位投照时,前后走行的骶髂关节部外缘皮质与 X 线方向一致,在骨盆平片上表现为骶髂关节旁的致密线影。

### 讨论

髂骨致密线征被认为是臀肌挛缩症（gluteus muscle contracture，GMC）的一特异性影像征象[1],虽然统计学发现部分正常人群的骨盆骶髂关节旁也可出现致密线,但阳性率极低(3%)[2]。髂骨致密线征的诊断,在于观察双侧骶髂关节旁髂骨有无纵行条状致密线影,必要时测量其长度及与骶髂关节的距离。

　　GMC 是一组臀肌及其筋膜的纤维样变性,导致单侧或双侧髋关节功能障碍,并出现一系列特有的临床症状及体征的综合征。临床上常出现坐位或下蹲姿势、步态异常,体格检查双下肢不对称,表现为"外八字"步态或高低步态,坐位双膝不能并拢,中立位常屈髋。影像学上 X 线及 CT 髂骨致密线征对 GMC 有重要的提示作用;而 MRI 能直接显示受累、萎缩的臀肌及增厚的纤维条索影,对外科手术治疗有重要指导意义[3]。张文龙等[4]曾报道,GMC 的主要病因为肌内注射,且年龄越小,注射次数越多,越容易引发此病。多数学者认为,1%~2% 的苯甲醇作为青霉素溶媒是最危险的致病因子[5]。肌内注射部位多在臀部外上象限区域,所以发生臀肌挛缩主要是臀大肌或部分臀中肌,反复肌肉注射时,在机械及药物的化学性炎症刺激作用下,臀部软组织渗出、出血及坏死,引起肌肉萎缩及纤维化,最终导致肌筋膜及结缔组织挛缩变性引起髋关节功能异常,且随着 GMC 患者年龄的增大而加重[6]。GMC 具有典型的体征,因此一旦临床怀疑本病,经过详细的体格检查,诊断并不困难。然而由于本病仅有轻微的步态异常等表现,缺乏疼痛等明显的症状,常不足以引起患儿及其家长的重视,就诊年龄多较晚。为了解臀肌挛缩对儿童骨盆生长发育的影响,近年来,人们对 GMC 的 X 线表现进行了大量的研究。由于儿童正处于生长发育期,挛缩的臀肌及其筋膜的长期牵拉易导致骨盆及髋关节的一系列形态学改变,这些改变主要有颈干角、中心边缘角(center-edge angle,CE 角)的增大,髋臼角变小,髂骨高宽比及股骨头指数的减小等,而髂骨致密线征与上述各量化指标相比,更为直观、简明,对诊断 GMC 具有一定的特征性,且上述这些形态学改变,在一定程度上可反映病情的严重程度[7]。因此,一经发现髂骨致密线征,应高度怀疑 GMC,应行详细、全面的体格检查,从而使更多的 GMC 患者获得相对的早期诊断和早期治疗。成年人轻度臀部软组织挛缩症一般不主张手术治疗,主要通过有意识地纠正步态来预防远期继发性骨骼肌肉系统的损害,局部理疗按摩有一定帮助。对于 3~5 岁的轻症 GMC 患者,如通过上述训练步态的方法不能纠正其临床症状,或在约 1 年的观察期内症状明显加重,则应手术治疗。此外,所有中、重度患者无论年龄大小,均应尽早手术治疗。

### 判读要点

- GMC 的影像学征象(包括直接与间接征象);
- 髂骨致密线征主要在骨盆正位片或 CT 横断位显示;
- 必要时测量髂骨致密线的长度及与骶髂关节的距离;
- MRI 可显示臀肌挛缩及增生增厚的纤维条索影。

## 参 考 文 献

[1] 倪滨,李明.儿童臀肌挛缩对骨骼发育的影响[J].四川大学学报(医学版),2007,38(4):657-659.

[2] 常峰,袁峰,丁宁,等.骨盆骶髂关节旁致密线的测量与臀肌挛缩[J].中国组织工程研究,2011,15(4):687-689.

[3] 刘伟锋,陈俊伟,赖丽莎.臀肌挛缩症的影像学回顾性分析[J].中国 CT 和 MRI 杂志,2015(4):114-116.

[4] 张文龙,马海峰,孙儒申,等.骨盆骶髂关节旁 DR 致密线与臀肌挛缩症的相关性分析[J].肿瘤影像学,2012,21(1):71-72.

[5] 顾洁夫.儿童臀肌挛缩症[J].中华小儿外科杂志,1986,7(6):366.

[6] 吴华,陈继革.白色纤维切断术治疗臀肌挛缩症[J].华中科技大学学报(医学版),2001,30(1):39-41.

[7] 蔡金华,甘兰丰,郑鹤琳,等.臀肌挛缩症的一种新X线征象—髂骨致密线[J].中华放射学杂志,2003,37(2):144-146.

# 8. 滑 膜 疝 洼
## The Synovial Herniation Pit

### 表现

滑膜疝洼在髋关节正位片显示,表现为近股骨颈的圆形或椭圆形透亮区,有时呈分叶状。CT呈低密度,边缘可见清晰薄层硬化环。MRI特征性表现为T1WI均匀低信号,T2WI为高信号边缘围绕低信号环(图6-8-1)。

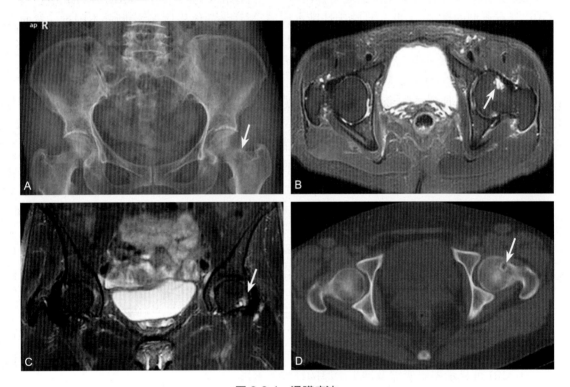

图6-8-1 滑膜疝洼

A.髋关节正位片示左股骨颈外侧区一个小圆形透亮焦点(箭头),边界清晰,此为经典滑膜疝洼征;B.横断T2WI抑脂表现为左侧股骨颈局灶性长T2信号(箭头);C.冠状T2WI抑脂表现为股骨头颈交界处局灶性长T2信号(箭头),边缘锐利,无周围水肿或其他侵袭征象;D.髋关节CT横断位显示左股骨类圆形低密度灶,边缘硬化(箭头)

### 解释

正常情况下,股骨头位于髋臼窝内,股骨头及股骨颈骨皮质边缘平滑连续。人体站立或行走时,髋关节囊前方结构处于紧张和松弛不断交替状态,前部关节囊和相邻股骨头基底区、股骨颈近端前外侧皮质间存在长期压迫和摩擦,使得邻近覆盖的滑膜组织可能因受刺激致纤维软骨化生形成纤维结缔组织和新生软骨,相互摩擦致皮质反应性成骨,后三者成分及其内的液体构成了股骨颈反应区[1]。

滑膜疝洼[2]是在股骨颈前部关节囊、髂骨韧带和髂腰肌的机械压迫下,股骨颈反应区的纤维结缔组织或液体通过骨皮质疝入松质骨内形成的洼状骨质缺损。

**讨论**

滑膜疝洼是位于股骨颈上部较小的局灶性皮质下骨缺损,缺损区内多为均匀软组织密度,少数为近似脂肪样密度。以往的报道中指出,它可能属于正常生理变异,更多学者认为它是前关节囊对股骨颈上部侧面慢性机械磨损,导致纤维组织疝入,且有学者报道[3]疝窝与邻近皮质之间有联系。疝洼通常位于股骨颈近端的前上象限,为5~15mm以下的颈缘[4]。滑膜疝洼患者常无明显自觉症状,部分患者髋关节感轻微疼痛,多在其他检查中偶然发现,多位于股骨头基底和股骨颈近端前侧皮质下、股骨颈中轴线外侧,病灶周围松质骨因慢性刺激可发生反应性成骨,X线和CT上表现为薄层硬化环,MRI上呈环形或弧状低信号。病灶或相邻上下层面上相邻皮质与病灶相连的局限性裂隙样缺损,可作为诊断此病的特异性征象[5]。病灶内通常为纤维结缔组织和液体,少数为脂肪组织。病灶内为液体时,呈均匀长T2、长T1信号。纤维结缔组织和液体同时存在时,T1WI呈低信号,T2WI呈不均匀高信号。

一般来说,疝洼的大小保持稳定。Pitt[2]等人于1982年首次提出股骨颈滑膜疝的形成,在之后的随访中发现股骨颈滑膜疝短期内无明显变化,少数病灶可在较长时期内增大。随着研究的深入,多个随访病例发现病灶增大的原因可能与职业性体力活动有关,患者有经常性的髋部过伸运动,前部关节囊和肌腱紧张所致股骨颈受压和磨损时间较长。郭建彬[6]等人在探讨儿童髋关节暂时性滑膜炎合并滑膜疝的超声诊断价值中发现,所研究病例滑膜疝的发生均基于暂时性滑膜炎病变,未见单独存在者,他们认为滑膜疝是暂时性滑膜炎的并发症。最近的研究[7]支持机械应力和髋关节的过伸导致疝洼的形成,该理论认为髋关节撞击综合征(femoroacetabular impingement,FAI)是滑膜疝洼形成的原因。Ji[8]等人研究发现有症状的FAI患者,滑膜疝洼的发生率较高,且疝洼与中央性髋臼后倾有一定的相关性,此外,疝洼还可以作为预测钳型FAI的有用指标。Lian Kavanagh[9]等人在其报告中强调了放射性引导关节内类固醇注射对滑膜疝洼的治疗作用。

对滑膜疝洼进行正确的影像学诊断,可使患者避免不必要的外科手术。

**判读要点**

- 在髋关节正位片或CT/MRI轴状位观察;
- 病灶周围皮质信号减弱时有潜在骨折征象;
- 病灶或相邻上下层面上相邻皮质与病灶相连的局限性裂隙样缺损,为诊断的特异性征象;
- 股骨头基底和股骨颈近端前侧皮质下为好发部位;
- 清晰的薄层硬化边缘。

# 参 考 文 献

[ 1 ] ANGEL J L. The reaction area of the femoral neck［J］. Clin Orthop Relat Res. 1964,32:130-142.

[ 2 ] PITT M J,GRAHAM A R,SHIPMAN J H,et al. Herniation pit of the femoral neck［J］.Am J Roentgenol. 1982,138(6):1115-1121.

［3］FREEDMAN Y,TAL S. Synovial herniation pits：a pseudo-lesion of the femoral neck［J］. Isr Med Assoc J. 2004,6(3)：189.

［4］GOULD C F,LY J Q,LATTIN G E,et al. Bone tumor mimics：avoiding misdiagnosis［J］. Curr Probl Diagn Radiol. 2007,36(3)：124-141.

［5］贾洪升,毕万利. 股骨颈滑膜疝的影像学表现［J］. 医学影像学杂志 .2011,3：415-417.

［6］郭建彬,马琳,阚艳敏 . 儿童髋关节暂时性滑膜炎合并滑膜疝的彩色多普勒超声诊断价值［J］. 中国煤炭工业医学杂志 . 2014,36(3)：565-568.

［7］CRABBE J P,MARTEL W,MATTHEWS L S. Rapid growth of femoral herniation pit［J］.Am J Roentgenol.1992, 159(5)：1038-1040.

［8］JI HM,BAEK JH,KIM KW,et al. Herniation pits as a radiographic indicator of pincer-type femoroacetabular impingement in symptomatic patients［J］. Knee Surg Sports Traumatol Arthrosc. 2014,22(4)：860-866.

［9］KAVANAGH LN,BYRNE C,KAVANAGH E,et al. Symptomatic synovial herniation pit-MRI appearances pre and post treatment［J］. BJR Case Rep. 2016,12(1)：1-3.

# 9. 髋 臼 后 倾
## The Acetabular Retroversion

**表现**

在标准骨盆正位 X 线片上,髋臼前缘线位于髋臼后缘线外侧,表现为交叉征,或者髋臼后壁缘位于股骨头中心的外侧,表现为后壁征,坐骨棘凸向骨盆腔也是髋臼后倾的表现。CT 和 MRI 的横断位表现为髋臼前后缘连线与水平线锐角相交,髋臼过度覆盖股骨头前方(图 6-9-1)。

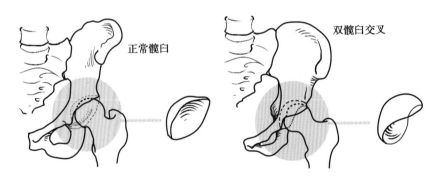

正常髋臼　　　　　　　双髋臼交叉

图 6-9-1　双髋臼交叉征

**解释**

正常髋臼呈轻度前倾,其关节面呈半球面,表面覆盖以透明软骨,髋臼缘周围还有纤维软骨构成的盂唇。髋臼后倾[1]表现为矢状面上髋臼开口向后,是由髋臼后壁缺损或者髋臼发育错位而形成的髋臼前壁覆盖过多所致,两种原因也可以同时存在。标准骨盆正位片上,正常髋臼前后壁边缘投影线应呈现不相交的“人”字形。髋臼前方过度覆盖时,髋臼前缘线位于髋臼后缘线外侧,表现为交叉征[2];髋臼后壁过度覆盖时,髋臼后壁缘位于股骨头中心的外侧,表现为后壁征[3],两者征象皆为髋臼后倾所致,当髋臼后方的骨缺损严重时,也表现为髋臼的后倾。Kalberer[4]等人通过研究发现骨盆前后位 X 线片上,髋臼后倾也可表现为坐骨棘凸向骨盆腔的征象。

### 讨论

　　髋关节主要由髋臼、股骨、股骨颈及周围韧带组成,髋关节黏附于髋臼周围的关节囊,纤维软骨环以及周围韧带一面较深的髋臼中。髋臼后倾本身可以引起髋关节疼痛和骨性关节炎的发生,且众多研究报道也指出髋臼后倾与多种髋关节退行性疾病有密切联系,常见的有髋关节撞击综合征(femoroacetabular impingement,FAI)或者髋关节发育不良(在髋臼发育不良患者中,约有1/6患者表现为髋臼后倾,且后倾主要发生在髋臼的近端1/3)[5]。目前的研究成果表明,FAI主要是由该部位解剖异常致股骨近端和髋臼发生异常摩擦,或者在使用髋关节末端进行活动时造成股骨近端与髋臼周围出现摩擦是出现的一种慢性炎症。越来越多的证据表明,髋臼后倾是整个半骨盆旋转异常所致,而不是前髋臼壁的局部过度生长[6]。除了直接以骨盆正位片髋臼前后缘的交叉征及后壁征来诊断髋臼后倾外,目前被广泛使用的另一指标是"EE"角[7],但因深髋臼、髋臼前突等亦可导致股骨头前方运动空间减小,引起"EE"角度变小而未具特异性。"EE"角的测量方法是在横断位上,经过股骨头近赤道平面于股骨头外缘作一与水平线垂直的直线,髋臼前后缘夹角即为"EE"角。Werner[8]等人曾针对平片所示的髋臼前后缘交叉征阴阳性做过大样本的对比研究,阴性组EE角均值为21°,阳性组为17°,即髋臼后倾"EE"角是减小的。陈焱君[7]等人结合其研究结果认为"EE"角可作为诊断钳型FAI的形态学指标。医学中对髋关节的检查一般采用X线或者多排螺旋CT及三维重建检查,可发现股骨头颈连接处及髋臼等解剖出现失常,若选择手术治疗,髋臼后倾的存在将会直接影响到术中髋臼截骨块的旋转方向,因此,在术前和术中判断髋臼是否存在后倾显得尤为重要[9]。而CT可精确测量髋臼后倾的角度,MRI能很好地显示髋臼唇及关节软骨的损伤。

### 判读要点

- 髋关节疼痛,无明显外伤史;
- 骨盆正位片或CT、MRI横断位观察;
- 髋臼前后缘呈交叉征或后壁征;
- 坐骨棘凸向骨盆腔;
- "EE"角较正常减小;
- 髋关节撞击综合征(钳型)的形态学指标。

## 参 考 文 献

［1］朱迪,郭万首.股骨——髋臼撞击症解剖学异常的研究进展[J].中国矫形外科杂志,2010,(12):999-1002.

［2］JAMALI A A,MLADENOV K,MEYER D C,et al. Anteroposterior pelvic radiographs to assess acetabular retroversion:high validity of the "cross-over-sign"[J]. J Orthop Res,2007,25(6):758-765.

［3］NINOMIYA S. Rotational acetabular osteotomy for the severely dysplastic hip in the adolescent and adult[J]. Clin Orthop Relat Res,1989,(247):127-137.

［4］KALBERER F,SIERRA R J,MADAN S S,et al. Ischial spine projection into the pelvis:a new sign for acetabular retroversion[J]. Clin Orthop Relat Res,2008,466(3):677-683.

［5］黄野,张洪,周乙雄,等.对髋臼发育不良患者髋臼后倾的临床研究[J].中华外科杂志,2005,(08):502-

504.

[6] ZURMUHLE C A, ANWANDER H, ALBERS C E, et al. Periacetabular osteotomy provides higher survivorship than rim trimming for acetabular retroversion [J]. Clin Orthop Relat Res, 2017, 475(4):1138-1150.

[7] 陈焱君, 刘波, 卢建烨, 等. MSCT对髋关节撞击综合征的影像学研究[J]. 中国CT和MRI杂志, 2013, (3): 98-102.

[8] WERNER C M, COPELAND C E, STROMBERG J, et al. Correlation of the cross-over ratio of the cross-over sign on conventional pelvic radiographs with computed tomography retroversion measurements [J]. Skeletal Radiol, 2010, 39(7):655-660.

[9] 程士欢, 朱东, 谷贵山, 等. 髋臼前倾和后倾的影像学及生物力学研究[J]. 实用骨科杂志, 2010, (02): 109-113.

# 10. 继发性裂隙征
## The Secondary Cleft Sign

### 表现

继发性裂隙征[1]用来描述从平行于下耻骨支下缘的耻骨联合间隙对比剂的线性外溢, MRI 表现为同一位置与生理性裂隙连续的线性高信号(图6-10-1)。

### 解释

耻骨联合是一非滑膜性的微动关节, 由纤维软骨和上耻骨韧带以及下耻骨韧带组成, 是构成骨盆前部的主要部分, 耻骨联合纤维软骨盘中央常有一狭窄的矢状位生理性裂隙, 被定义为限制在关节上下缘之间的中线裂隙空间。继发性裂隙征被定义为在髋臼裂缝注射造影剂后, 延伸到关节中线, 低于关节两侧的影像学表现。耻骨联合相邻的内侧耻骨是小腿及结合肌腱等多个肌腱的起源, 也是内收肌的起源, 其共同的腱膜支持前方的关节。纤维软骨盘向下追踪由腹直肌肌肉构成的腱膜支撑, 而内收长肌和短收肌从所述腱膜延伸到主干。这些肌肉

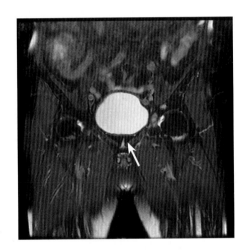

**图 6-10-1 继发性裂隙征**
冠状 STIR 图像显示介于下耻骨支和分离的内收肌之间的相应的高信号强度, 继发性裂隙(箭)和腓肠肌腱膜

合并在耻骨前部形成较结实的耻骨前腱膜。耻骨联合以该腱膜构成躯干肌肉与承重下肢之间运动的中心轴线, 因此非常容易受到运动期间踢、拉伸和扭转施加的剪切力[2]。而纤维软骨用于支撑冲击和消散该剪切力, 从而形成一个小的可填充裂缝, 在注射造影剂时能清楚识别, 并表现为 T2WI 和 STIR 序列上高信号强度的中心焦点。

### 讨论

Brennan 等人[3]通过荧光透视引导下耻骨裂缝注射造影剂, 描述了与耻骨联合纤维软骨内的生理裂隙连续的继发性裂隙, 并指出由于骨盆环的异常应力, 中间纤维软骨的慢性损伤会导致继发性裂隙征的形成。他们认为该征象可作为腹股沟肌肉撕裂的标记, 且这

一附着于耻骨下支下缘支柱下缘的微小裂隙是大多数腹股沟疼痛或运动性贫血的原因。Cunningham[4]等人认为继发性裂隙征是位于耻骨联合纤维软骨盘裂缝的异常向下延伸，Mullens[5]等人将其解释为在冠状位上由耻骨联合下方延伸的液体信号强度区域。成像时将患者置于仰卧位，并于皮肤上做针头的入口标记，随后在荧光镜透视引导下将 22 号脊髓针引入到耻骨联合中上缘和下边缘之间的耻骨联合关节裂缝，针穿过皮下脂肪遇到阻力时说明已到达接合面的外缘，再进一步前进 1cm 到纤维软骨盘的裂缝，随后注射 1ml 非离子造影剂，证实了继发性裂隙征是造影剂材料延伸到耻骨联合中线侧面的影像学表现。

腹股沟疼痛常为多种原因并存，而继发性裂隙征作为指征性损伤的标志，为腹股沟疼痛提供了可能的解释。Brennan 等人[3]的研究虽未直接证明继发性裂隙征可能标志着内收肌或结合肌腱的功能障碍，但是证实了在无明显耻骨炎或其他疾病征象存在情况下，继发性裂隙征对非特异性腹股沟疼痛的影响，而 MRI 成像中继发性裂隙征的发现可减少寻找腹股沟疼痛的其他病因，从而减少不必要的干预。Andrea B Mosler 等人[6]通过搜集样本做Meta 分析，也发现有证据可表明继发性裂隙征与臀部 / 腹股沟疼痛之间存在强烈的相关性（OR=638.8）。Branci S 等人[7]将继发性裂隙征解释为附着于耻骨内收肌的部位受到牵引力引起的后果，故可作为内收肌附着部位病变的间接标志，但该意义目前仍存在争议。

判读要点

- 腹股沟疼痛的指征性损伤的标志；
- MRI 冠状位或者耻骨裂缝注射造影剂观察；
- 与生理性裂隙连续的线性信号。

# 参 考 文 献

［1］MURPHY G，FORAN P，MURPHY D，et al. "Superior cleft sign" as a marker of rectus abdominus/adductor longus tear in patients with suspected sportsman's hernia［J］.Skeletal Radiol，2013，42（6）：819-825.

［2］马坤龙，朱磊，方跃.耻骨联合分离的治疗进展［J］.中国修复重建外科杂志，2014，（2）：250-254.

［3］BRENNAN D，O'CONNELL MJ，RYAN M，et al. Secondary cleft sign as a marker of injury in athletes with groin pain：MR image appearance and interpretation［J］.Radiology，2005，235（1）：162-167.

［4］CUNNINGHAM PM，BRENNAN D，O'CONNELL M，et al.Patterns of bone and soft-tissue injury at the symphysis pubis in soccer players：observations at MRI［J］.Am J Roentgenol，2007，188（3）：291-296.

［5］MULLENS FE，ZOGA AC，MORRISON WB，et al. Review of MRI technique and imaging findings in athletic pubalgia and the "sports hernia"［J］.Eur J Radiol，2012，81（12）：3780-3792.

［6］MOSLER AB，AGRICOLA R，WEIR A，et al. Which factors differentiate athletes with hip/groin pain from those without? A systematic review with meta-analysis［J］.Br J Sports Med，2015，49（12）：810.

［7］BRANCI S，THORBORG K，NIELSEN M B，et al. Radiological findings in symphyseal and adductor-related groin pain in athletes：a critical review of the literature［J］.Br J Sports Med，2013，47（10）：611-619.

# 第七章

## 膝 部

---

# 1. 关节积脂血征
## The Lipohemarthrosis Sign

**表现**

关节积脂血征是指关节外伤后关节囊内出现单液 - 液或双液 - 液脂血平面表现,单液 - 液平面上层和双液 - 液平面最上层均为脂肪(图7-1-1)。

**解释**

关节积脂血征是由于关节外伤后关节囊内出现脂肪和血液并形成脂 - 血平面。可发生于全身任何关节,以膝关节最为常见,X线、超声、CT和MRI均可检测到。关节积脂血征X线、超声、CT和MRI表现为关节囊内单液 - 液平面或双液 - 液平面,其最上层均为脂肪。

单液 - 液平面积液X线表现:上层表现为明显低密度;下层表现为等密度。CT表现:上层表现为明显低密度CT值为 –40~–120HU;下层表现为等密度,CT值为35~60HU。超声表现:上层表现为强回声声像;下层表现为低回声声像。MRI表现:上层表现为T1WI、PDWI和T2WI为高信号,脂肪抑制系列为低信号;下层表现为T1WI等信号、PDWI和T2WI略高信号、脂肪抑制T2*WI高信号。在PDWI和T2WI图像中,上下两层之间可见一条低信号的化学位移伪影。

双液 - 液平面积液X线表现:上层表现为明显低密度;中层表现为稍低密度;下层表现为等密度。CT表现:上层表现为明显低密度,CT值为 –40~–120HU;中层表现为略低密度,CT值为15~35HU;下层表现为等密度,CT值为40~65HU。MRI表现:上层表现为T1WI、PDWI和T2WI为高信号,脂肪抑制系列为低信号;中层表现为T1WI及PDWI等信号、T2WI高信号、脂肪抑制T2*WI高信号;下层表现为T1WI等信号、PDWI和T2WI略高信号、脂肪抑制T2*WI等信号。在PDWI和T2WI图像中,上中两层之间可见1条低信号的化学位移伪影。

**讨论**

关节积脂血症是由Kling[1]首次报道的,他在抽吸15个膝关节损伤患者的关节积液时,发现有8个患者的血性关节积液中存在脂肪。关节积脂血症的脂肪来源问题早期存在争议。由于受当时检查条件的限制,有些关节囊内的隐匿性骨折无法被检测出,仅表现为关节周围

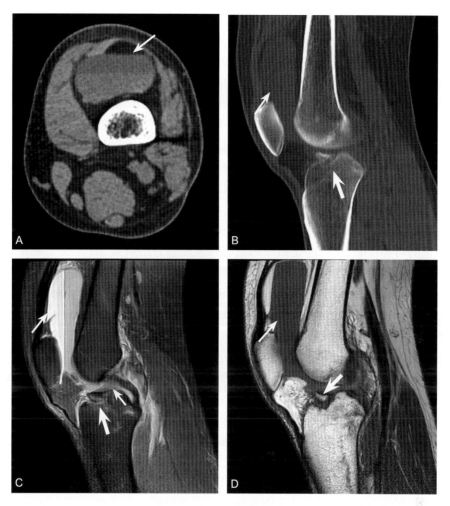

图 7-1-1 关节积脂血征

A. CT 横断位显示膝关节腔内双液 - 液脂血平面(箭头),上层表现为明显低密度的脂肪成分,中层表现为稍低密度的血清成分,下层表现为等密度的血细胞成分;B. 同一患者膝关节 CT 矢状位重建片示髌上囊双液 - 液脂血平面(细箭头),另可见胫骨平台撕脱性骨折表现(粗箭头);C. 同一患者 MRI 矢状位 PDW SPAIR 显示髌上囊双液 - 液脂血平面(箭头),上层线样低信号为脂肪成分,中层高信号为血清成分,下层稍高信号为血细胞成分;另外可见前交叉韧带撕裂(细短箭头),股骨外侧髁及胫骨平台后份关节面下骨皮质不连续并骨挫伤(粗箭头);D. 矢状位 $T_1WI$ 显示髌上囊双液 - 液脂血平面(箭头),并可见胫骨平台关节面下撕脱性骨折(粗箭头)

软组织损伤,所以早期学者提出,关节囊内的脂肪成分不仅来源于囊内骨折处的骨髓,还可能来源于损伤的关节滑膜或周围的脂肪组织。目前普遍认为关节积脂血征是关节囊内骨折后从骨髓腔或撕裂处骨膜组织溢出或挤压出的脂肪和血液同时进入关节囊内,因此关节积脂血症中的脂肪来源于关节囊内骨折处的骨髓[2-5]。而进入关节囊内的脂肪和血液成分在关节软骨和滑膜释放酶的作用下,阻止血凝块的形成,使血液在滑液中不能很好地凝结,而与关节腔中的滑液在关节运动下常混合存在[6]。

　　研究表明,释放入关节腔隙内的血液静置约 3 小时后可分成血清和血细胞两层,形成由脂肪、血清、血细胞 3 层分界的双液 - 液平面[3]。由于流入的血液需静置一段时间才能分出血清和血细胞,大多数患者检查前关节无法保持长时间不移动,受此条件限制,关节创伤性积脂血征患者大多数表现为单液 - 液平面现象,少数表现为双液 - 液平面现象,但所有液 - 液平面的上层均为脂肪。

　　由于关节囊内积血在静置一段时间后可形成液 - 液平面积液现象,故早期有学者将 X 线所示关节内单液 - 液平误认为关节内积脂血症的表现。Lugo-Olivieri 等[4]对 12 例胫骨髁间隆起骨折在 X 线平片中存在液 - 液平面积液的患者进一步行 CT 和 MRI 检查,发现其中 8 例 X 线显示膝关节囊内单液 - 液平面积液在 CT 上没有显示脂肪层。另外 4 例中,有 3 例在 CT 图像上及 1 例在 MRI 上发现了脂肪层,这 4 例中其中有 1 例在 X 线上显示膝关节囊内双液 - 液平面积液。因此其认为外伤后膝关节水平 X 线上关节囊内单液 - 液平面不是膝关节积脂血征的可靠征象,也可能是血液的血浆和血细胞分层所致,而 X 线上关节囊内双液 - 液平面是膝关节积脂血征的可靠征象。但传统 X 线显示关节腔内双液 - 液平面需具备以下条件[5]:①严格的水平 X 线束投照;②充满血液和脂肪的关节,关节腔内积血、积脂量较少时不易或不能显示;③患者的检查位置固定不动持续 3 小时以上。以上条件导致仅使用 X 线诊断关节内积脂血症是非常困难的。

　　Bianchi 等[3]在用超声评估膝关节内积脂血症的研究中发现,当患者在检查位置固定不动几分钟后超声检查显示关节囊内脂 - 血二层液 - 液平表现。当该例患者在检查位置固定不动持续 3 小时以上关节囊内出现 3 层双液 - 液平表现,最上层为强回声脂肪层、中间层为无回声的浆液层、最下层为低回声的血细胞层。超声评价关节内积脂血症是非常有价值的方法,能够清楚显示几种不同层面的液体。然而,由于软组织的肿胀及患者的疼痛妨碍了液 - 液平面的显示[2]。

　　CT 和 MRI 比传统 X 线及超声在评估关节囊积液成分时具有明显优势,能够清楚区分关节积脂血征的不同成分,对关节积脂血征作出明确诊断。有学者研究[4]显示血液和脂肪之间 CT 值差别有 100HU 左右,血清与血细胞之间的 CT 值也有 50~70HU 之间差别。而脂肪、血液、血清和血细胞在 MRI 检查中,不论在 T1WI、PDWI 和 T2WI 中弛豫时间都有明显的不同,所以 CT 和 MRI 检查可以准确地反映关节内积脂血症的组成成分。另外 Ryu[6]实验研究表明,当关节腔内存在 15ml 血液和 5ml 脂肪时,CT 和 MRI 可以清楚地显示。螺旋 CT 检查时间较短,且能使用原始数据进行薄层及多平面重组,这有助于显示与扫描平面平行的微小骨折。MRI 还可很好地显示关节内隐匿性骨折和骨髓水肿,同时对关节周围软组织损伤,关节软骨、半月板及韧带损伤具有不可替代的优势。因此在临床工作中,当 CT 不能很好地显示关节内骨折时,或怀疑合并关节内软组织损伤时,需进一步加做 MRI。

　　最后创伤性关节积脂血征的 CT 和 MRI 检查均有特征性表现,CT 和 MRI 检查可明确诊断创伤性关节积脂血征,创伤性关节积脂血征与关节内骨折并存,可以作为关节内骨折的可靠的间接征象。

**判读要点**

- 关节外伤后关节囊内出现单液 - 液平面,上层为脂肪;
- 关节外伤后关节囊内出现双液 - 液平面,最上层为脂肪;
- 可伴随有关节内骨折表现或骨髓水肿表现。

# 参 考 文 献

［1］ KLING D H. Fat in traumatic lipo hemarthrosis of the knee joint［J］. Am J Surg.1929,6:71-74.

［2］ YABE M,SUZUKI M,HIRAOKA N,et al. A case of intra-articular fracture of the knee joint with three layers within lipohemarthrosis by ultrasonography and computed tomography［J］. Radiat Med. 2000,18(5):319-321.

［3］ BIANCHI S,ZWASS A,ABDELWAHAB I F,et al. Sonographic evaluation of lipohemarthrosis:clinical and in vitro study［J］. J Ultrasound Med.1995,14(4):279-282.

［4］ LUGO-OLIVIERI CH,SCOTT WW JR,ZERHOUNI EA. Fluid-fluid levels in injured knees:do they always represent lipohemarthrosis［J］.Radiology.1996,198(2):499-502.

［5］ 赵英杰,李振龙,吕超伟,等. 创伤性关节积脂血症的 CT 及 MRI 诊断［J］.中华放射学杂志.2006,40(5):530-533.

［6］ RYU KN,JAOVISIDHA S,DE MAESE NEER M,et al. Evolving stages of lipohemarthrosis of the knee. Sequential magnetic resonance imaging findings in cadavers with clinical correlation［J］. Invest Radiol.1997,32(1):7-11.

# 2. 弓 形 征
## The Arcute Sign

### 表现

弓形征在膝关节 X 线前后位片或 CT、MRI 冠状位显示,表现为近端腓骨小头或腓骨茎突撕脱性骨折,骨折线呈横形状或斜形,撕脱碎骨片大小不一,碎骨片多向外上方移位,碎骨片长轴水平走行。MRI 显示腓骨头髓腔或碎骨片水肿,T1WI 低信号,T2WI 高信号,T2WI STIR 高信号(图 7-2-1)。

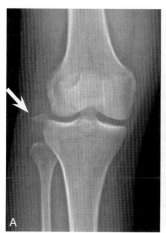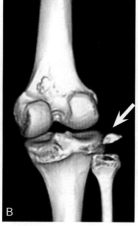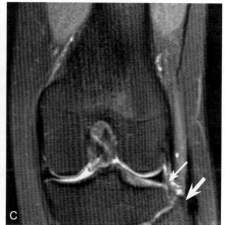

图 7-2-1 弓形征

A. X 线前后位片,腓骨茎突撕脱性骨折,呈弓形征,骨折线为横形,撕脱碎骨片向外上方移位,碎骨片长轴水平走行(粗箭头)。B. CT 骨三维重建,清晰显示弓形征、撕脱骨折碎骨片移位方向(粗箭头)。C. PDWI SPAIR 冠状位示,腓骨小头撕脱骨折(粗箭头),股二头肌腱和外侧副韧带附着,外侧副韧带信号增高,提示损伤(细箭头)

**解释**

弓形征是近端腓骨小头骨折的直接征象，X 线片上腓骨小头向外上撕脱的碎骨片边缘表现形似弓箭。腓骨小头撕脱骨折常发生在膝关节后外侧多根韧带肌腱于腓骨头附着点，易累及弓状复合体(the arcuate ligament complex, ALC)。因此，弓形征间接提示膝关节后外侧角(the posterolateral corner, PLC)损伤且稳定性下降[1]。

膝关节 PLC 是一个解剖复杂的复合体结构，主要由韧带和肌腱组成，包括外侧副韧带、腘肌腱、腘腓韧带、弓形韧带、腓肠豆腓韧带和股二头肌肌腱。其中，腘腓韧带是维持 PLC 稳定性最基本的韧带结构，是整个 PLC 的稳定枢纽[2]。

腓骨茎突是多支维持 PLC 稳定重要韧带的附着点，其中包括外侧副韧带、弓状韧带和腘肌腱，合称"弓状复合体"。三支韧带附着在腓骨茎突上的方位不同，腓骨茎突最外侧为外侧副韧带，内侧深面为弓状韧带，弓状韧带附着点内后方为腘肌腱。弓状复合体韧带损伤以间质撕裂为主，且较腓骨小头骨折更为多见。但腓骨小头骨折多为横形骨折，较少直接累及腓骨茎突。

腓骨小头骨折最常见的机制是胫骨外旋时受到直接内翻暴力，或胫骨内旋时膝关节突然过伸[3]。此时，附着于腓骨小头的韧带张力过大，导致腓骨小头撕脱骨折。因此，常在 X 片中观察到腓骨小头撕脱碎骨片，而在 MRI 还可观察到 PLC 的损伤和骨髓腔水肿。

**讨论**

弓形征毋庸置疑是腓骨小头撕脱性骨折的直接征象，文献认为在膝关节 X 线前后位片上可获得良好的显示，侧位片中游离碎骨片常因胫骨平台重叠遮挡，显示效果欠佳。还可利用 CT 三维重建技术，使膝关节前后位轻度内旋或侧位轻度外旋，可使骨折清晰显示。

随着对 PLC 和 ALC 解剖的深入研究，腓骨小头撕脱骨折已成为 PLC 结构不稳定的重要标志，而所谓的"弓形"是指与弓形复合体相连接的撕脱碎骨片的外形。多数情况下，腓骨小头撕脱骨折合并其他韧带、肌腱及骨折等损伤，其临床及影像表现较为隐蔽，常因腓骨头区域慢性疼痛才引起重视。前后交叉韧带重建术前未能评价 PLC 稳定性，可导致重建手术的失败[4]。在观察弓形征的基础上，着重评价 ALC 损伤及 PLC 稳定性具有重大的临床意义。

根据不同韧带和腓骨小头附着点的位置关系，可大致可分为两种，腓骨茎突骨折和腓骨外侧缘骨折。腓骨茎突(腓骨头尖端)撕脱骨折，数量居多，累及弓形韧带、腘肌腱及腘腓韧带，X 线片特征表现为撕脱碎骨片长轴呈水平走行。外侧缘撕脱骨折，较为少见，外侧缘为外侧副韧带和股二头肌腱附着处。两种不同的撕裂位点可在影像学和手术观察证实。Lee 等[5]研究提出撕脱碎骨片和骨折两断端间隙与韧带损伤位置相关。腘腓韧带和弓状韧带损伤时，撕脱碎骨片体积较小，范围约 1~8mm，向内上移位，位置高于茎突。如果是外侧副韧带和股二头肌腱损伤，撕脱碎骨片体积较大，范围约 15~25mm，撕裂位置位于腓骨外侧缘，且断端移位为 2~4cm，较茎突撕脱骨折移位更远。

腓骨小头撕脱骨折位点和膝关节 PLC 结构韧带和肌腱相关，MRI 评价膝关节 PLC 完整性及骨折类型对于制定合适的治疗计划极为重要，PLC 解剖结构较为粗大，包括外侧副韧带、股二头肌腱及腘肌腱，在常规 MRI 上即可观察。其中弓形韧带、腘腓韧带是较为细小的韧带和肌腱，且走行斜行，常规的 MRI 检查难以观察，而斜冠状位是显示这些细微结构的最佳方位。

单纯的 PLC 损伤非常少见，腓骨小头撕脱性骨折常合并交叉撕裂[6]，但两者合并损伤的可能性尚存争议。Juhng 等[7]的研究发现，18 例中有 50% 的病例合并交叉韧带损伤，其中前交叉韧带损伤占 22%，后交叉韧带损伤占 17%。而 Huang 等[6]研究发现，13 例均合并交叉韧带损伤,且均是位于后交叉韧带。除此之外,还经常合并发生内侧副韧带、半月板、髂胫束、胫骨平台骨折及骨挫伤等[4,5,7]。

Jason 等[8]研究提出,弓形征不仅仅提示膝关节 PLC 稳定性降低,还可能提示膝关节潜在脱位,合并膝关节脱位的创伤能量较高,且多数为向前错位。此时,脱位的膝关节还可能导致腘动静脉和腓总神经的损伤,Walls 和 Green 等[9-10]研究发现,膝关节脱位者血管神经损伤的发生率高达 35%~45%,严重者需截肢,因此,对于合并膝关节脱位的患者,还应警惕血管神经损伤的风险。

判读要点

- 腓骨小头撕脱性骨折的直接征象,弓形复合体和后外侧角损伤的间接征象;
- 在膝关节 X 线前后位或 CT、MRI 冠状位观察,表现为近端腓骨小头或腓骨茎突撕脱性骨折,碎骨片呈弓形;
- X 线片或 CT 观察到弓形征后,须行 MRI 检查,观察弓形复合体及后外侧角的完整性;
- 少数后外侧角损伤合并腓总神经及腘动静脉损伤。

## 参 考 文 献

[ 1 ] BAHK M S,COSGAREA A J. Physical examination and imaging of the lateral collateral ligament and posterolateral corner of the knee [ J ]. Sports Medicine & Arthroscopy Review.2006,14(1):12-19.

[ 2 ] SEEBACHER J R,INGLIS A E,MARSHALL J L,et al. The structure of the posterolateral aspect of the knee[ J ]. Journal of Bone & Joint Surgery American Volume.1982,64(4):536-541.

[ 3 ] STRUB W M. The arcuate sign [ J ]. Radiology. 2007,244(2):620-621.

[ 4 ] YOO JH,YANG BK,RYU HK. Lateral epicondylar femoral avulsion fracture combined with tibial fracture:a counterpart to the arcuate sign [ J ]. Knee.2008,15(1):71-74.

[ 5 ] LEE J,PAPAKONSTANTINOU O,BROOKENTHAL K R,et al. Arcuate sign of posterolateral knee injuries: anatomic,radiographic,and MR imaging data related to patterns of injury[ J ]. Skeletal Radiology.2003,32(11): 619-627.

[ 6 ] HUANG GS,YU JS,MUNSHI M,et al. Avulsion fracture of the head of the fibula (the "arcuate" sign):MR imaging findings predictive of injuries to the posterolateral ligaments and posterior cruciate ligament [ J ]. American Journal of Roentgenology.2003,180(2):381-387.

[ 7 ] JUHNG SK,LEE JK,CHOI SS,et al. MR evaluation of the "arcuate" sign of posterolateral knee instability [ J ]. Am J Roentgenol.2002,178(3):583-588.

[ 8 ] CRIMMINS J T,WISSMAN R D. The arcuate sign:a marker of potential knee dislocation? a report of two cases [ J ]. Radiology Case Reports.2008,3(2):160-167.

[ 9 ] WALLS R M,ROSEN P. Traumatic dislocation of the knee [ J ]. J Emerg Med.1984,1(6):527-531.

[ 10 ] GREEN NE,ALLEN BL. Vascular injuries associated with dislocation of the knee [ J ]. Journal of Bone & Joint Surgery American Volume.1977,59(2):236-239.

# 3. 侧囊征 /Segond 骨折
## The Lateral Capsular Sign

表现

侧囊征在膝关节 X 线前后位或 CT、MRI 冠状位显示,表现为胫骨平台外侧缘撕脱椭圆形小碎骨片,长轴平行于胫骨。CT可显示多数碎骨片向外移位,股骨内外侧髁和胫骨后缘骨折;MRI可观察膝关节韧带和半月板损伤情况,韧带和半月板可呈轻度水肿、部分撕裂和完全撕裂,T2WI信号增高,关节面下常见骨挫伤表现(图7-3-1)。

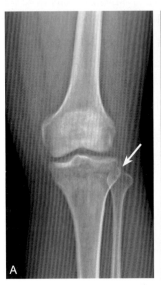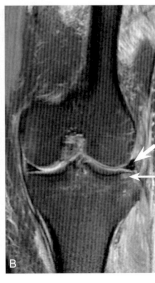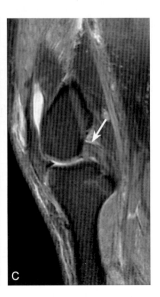

图7-3-1 侧囊征

A.膝关节X线前后位片,胫骨平台外侧缘撕脱椭圆形小碎骨片,长轴平行于胫骨,见侧囊征(箭头);B.同一患者MRI冠状位PDWI SPAIR显示胫骨平台外侧缘撕脱骨折(细箭头),内外侧半月板内横形高信号,提示损伤(粗箭头);C.矢状位PDWI SPAIR中间层面PCL显示肿胀,信号不均,提示PCL水肿,呈轻度损伤(箭头)

## 解释

侧囊征最早是在X线前后位片中发现的影像征象,提示Segond骨折,即胫骨平台外侧缘撕脱性骨折,侧囊征主要用于描述撕脱小碎骨片的形态。

法国医生Paul[1]首次描述了Segond骨折,常发生在高处坠落伤和篮球、滑雪及棒球运动伤中,损伤机制为胫骨受内翻、内旋暴力,暴力损伤前交叉韧带后继续传导,使附着于胫骨平台外侧缘的多支韧带结构过度牵拉[2],导致胫骨平台外侧缘骨质撕脱。Segond骨折提示膝关节前外侧外旋稳定性降低。前外侧稳定性主要靠前交叉韧带(the anterior cruciate ligament,ACL)、髂胫束后束(the posterior fibers of the iliotibial band,PF-ITB)、外侧副韧带前斜束(the anterior oblique band of the fibular collateral ligament,AOB-FCL)及前外侧韧带(the anterolateral ligament,ALL)维持。既往文献[3]还将ALL称为外侧囊韧带和中三分之一外侧副韧带,所描述为同一解剖位置。ACL损伤和Segond骨折有非常高的相关性,75%~100%的ACL损伤可观察到Segond骨折(即侧囊征),因此,Segond骨折也常被当做ACL损伤的间接征象。两者之间在损伤机制上存在一定联系,当膝关节屈曲位,胫骨过度内翻,受到内旋应力时,可引起ACL断裂和Segond骨折同时发生,随即膝关节外翻,胫骨向前移位,可引起股骨内外侧髁和胫骨平台后份对吻撞击,从而伴发股骨内外侧髁凹陷骨折,关节面下骨挫伤及胫骨平台后缘骨折等。而MRI是目前唯一能观察骨挫伤的检查手段,骨挫伤是骨髓出血水肿及骨小梁微骨折的表现。

**讨论**

侧囊征是胫骨平台外侧缘撕脱性骨折（Segond 骨折）的直接征象，Segond 骨折和 ACL 断裂具非常高的相关性，因而被视为 ACL 断裂间接征象。单纯 ACL 断裂较少见，ACL 不足以承受高能量外力，自身断裂的基础上将应力传导至膝关节外侧，此时伴发 Segond 骨折。失去 ACL 及膝关节外侧结构的稳定作用，胫骨相对股骨向前半脱位，不仅造成股骨内外侧髁凹陷骨折及骨水肿，还挤压半月板发生变性和撕裂，且内侧半月板损伤高于外侧。在整个损伤过程中，关节中心 ACL 断裂，内侧半月板受挤压，外侧结构发生撕脱骨折，为一系列应力传导所致的损伤。

ACL 断裂和 Segond 骨折的发生没有直接必然的联系，也存在单发 Segond 骨折的现象。部分学者[4-5]发现成人 ACL 断裂和 Segond 骨折经常伴随发生。儿童青少年却相反，时常发生孤立性的 Segond 骨折，这可能与发育期间韧带硬度强度高于骨质有关。在成人也会单发 Segond 骨折[6]，虽然病例罕见，但是应该注意观察除 ACL 外稳定膝关节结构的损伤，因此，部分学者认为，Segond 骨折并非 ACL 损伤的特征性征象。

早期文献因为 Segond 骨折和 LCL 损伤发生具有高度相关性，因此误将 Segond 骨折当作 LCL 撕脱骨折所致，这可能是由于部分 LCL 附着于 ALL 的缘故。由于胫骨前外侧的支持结构复杂，主要包括 PF-ITB、AOB-FCL、髂胫束囊骨层及 ALL 等，导致 Segond 骨折撕脱碎骨所附着韧带结构一直存在较大争议。

Woods 等[7]认为 Segond 骨折位点位于胫骨前肌结节的后上方，并且可能和中三分之一的外侧囊韧带撕脱骨折相关，而非半月板或半月板胫骨韧带，且撕脱位点并非胫骨肌前结节。

Claes 等[8]对 41 具尸体膝关节大体解剖，首次发现发现并阐述了 ALL 的解剖及生物学应力，ALL 起自胫骨外侧髁，止于胫骨平台外侧缘，位于腓骨头和胫骨前肌结节之间，97% 的人拥有 ALL，对于 ALL 的具体功能还不甚明确，但 ALL 胫骨前外侧缘附着点的位点与 Segond 骨折位点相符合。Jack 和 LaPrade[9-10]研究发现 MRI 图像中可以清晰观察 ALL 的解剖结构，并明确辨认 Segond 骨折碎骨片所连接的韧带，MRI 图像所见 ALL 与 Claes 体外大体解剖位置及起止点一致。Irvine[11]分析 Segond 骨折 MRI 可能是与 PF-ITB 相关，而在 MRI 斜冠状面上可良好观察该韧带。

Michel[12]利用 MRI 回顾分析了 13 例 Segond 骨折病例，碎骨片 11 例与 ITB 连接，10 例与 ALL 连接，无病例与股二头肌肌腱前束连接。同样，Dyan[13]分析了 146 例 Segond 骨折骨碎片所连接韧带，58.9% 发生于 ALL，5.84% 发生于 PF-ITB，35.6% 两者同时发生，且无其他韧带结构附着此处。不同的研究对于 Segond 骨折直接连接韧带的看法不同，但是上述韧带、半月板、骨质及骨挫伤情况都应该注意评价。

Segond 骨折常合并膝关节维持稳定结构的多发损伤，处理不当可造成关节不稳及骨性关节炎，早期利用 MRI 明确损伤，有利临床选择合适的治疗方法。

**判读要点**

- 在膝关节 X 线前后位片或 CT、MRI 冠状位观察；
- X 线片或 CT 观察到侧囊征（Segond 骨折），应该建议 MRI 检查；
- Segond 骨折是 PF-ITB 和 ALL 胫骨附着点撕脱骨折的直接征象；
- Segond 骨折和 ACL 断裂具有高度相关性，但无直接关系；

- 无 ACL 损伤的 Segond 骨折，MRI 需注意观察其他韧带、半月板及骨质损伤；
- MRI 注意观察伴发的关节面下对吻性骨挫伤表现。

## 参 考 文 献

［1］SEGOND P P. Recherches cliniques et expérimentales sur les épanchements sanguins du genou par entorse［J］. Prog Med,1879,7:297-299.

［2］DAVIS D S,POST W R. Segond fracture:lateral capsular ligament avulsion［J］. Journal of Orthopaedic & Sports Physical Therapy,1997,25(2):103-106.

［3］HUGHSTON J,ANDREWS J,CROSS M,et al. Classification of knee ligament instabilities. II. the lateral compartment［J］. J Bone Jt Surg,1976,58(2):173-179.

［4］RINGENBERG J,SEALY D,TILLER R. Isolated segond fracture in a pediatric patient［J］. Physician & Sports medicine,2015,43(2):188-191.

［5］REDDY D,ALEXANDER R,HUSSAIN W M,et al. Adolescent Segond fracture with an intact anterior cruciate ligament［J］. Orthopedics,2012,35(7):1112-1115.

［6］WHARTON R,HENCKEL J,BHATTEE G,et al. Segond fracture in an adult is not pathognomonic for ACL injury［J］. Knee Surgery Sports Traumatology Arthroscopy,2015,23(7):1925-1929.

［7］WOODS G W,STANLEY R F,TULLOS H S. Lateral capsular sign:x-ray clue to a significant knee instability［J］. American Journal of Sports Medicine,1979,7(1):27-33.

［8］CLAES S,VEREECKE E,MAES M,et al.Anatomy of the anterolateral ligament of the knee［J］. J Anat,2013, 223(4):321-328.

［9］JR P J,MALONEY E,RICHARDSON M,et al. The anterolateral ligament of the knee:MRI appearance, association with the Segond fracture,and historical perspective［M］. Shakespeare and the shrew :Palgrave Macmillan,2015:367-373.

［10］LAPRADE R,GILBERT T,BOLLOM T,et al. The magnetic resonance imaging appearance of individual structures of the posterolateral knee:a prospective study of normal knees and knees with surgically verified grade III injuries［J］. Am J Sports Med,2000,28(2):191-199.

［11］IRVINE G,DIAS J,FINLAY D. Segond fractures of the lateral tibial condyle:brief report［J］. J Bone Jt Surg. 1987,69(4):613-614.

［12］MAESENEER M D,BOULET C,WILLEKENS I,et al. Segond fracture:involvement of the iliotibial band, anterolateral ligament,and anterior arm of the biceps femoris in knee trauma［J］. Skeletal Radiology,2015, 44(3):413-421.

［13］FLORES D V,SMITAMAN E,HUANG B K,et al. Segond fracture:an MR evaluation of 146 patients with emphasis on the avulsed bone fragment and what attaches to it［J］. Skeletal Radiology,2016,45(12):1635-1647.

# 4. 反 Segond 骨折
## The Reverse Segond Fracture

### 表现

反 Segond 骨折在膝关节 X 线前后位或 CT、MRI 冠状位显示，表现为胫骨平台内侧缘撕脱性骨折。碎骨片常向外移位，可伴后交叉韧带损伤；MRI 可观察膝关节前交叉韧带、内侧副韧带和内侧半月板损伤情况（图 7-4-1）。

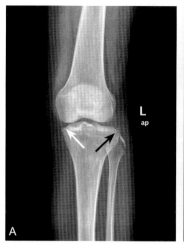

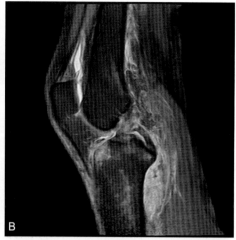

**图 7-4-1　反 Segond 骨折**

A. 膝关节 X 线前后位片。白色
箭头示反 Segond 骨折。黑色箭
头显示胫骨平台外侧及腓骨头
骨折。B. 膝关节 MRI。矢状位
PDWI：ACL 和 PCL 损伤后胫骨
水肿；C. 冠状位 T2WI：胫骨平台
内侧撕脱性骨折（反 Segond 骨折）
和胫骨平台外侧撕脱骨折

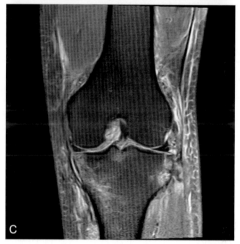

**解释**

　　Segond 骨折是胫骨平台外侧缘撕脱骨折，由胫骨内旋时，受过度的内翻应力导致胫骨前外侧的外侧囊韧带（前外侧韧带）附着处撕脱骨折[1]，并且 Segond 骨折常并发前交叉韧带及外侧半月板断裂，从而导致膝关节前外侧结构不稳[2]。

　　1997 年 Hall 等首次描述反 Segond 骨折（亦称内侧 Segond 骨折），为胫骨平台内侧缘撕脱骨折。因膝关节外旋时，受外翻应力暴力导致撕脱骨折发生[3]。胫骨平台内侧缘撕脱骨折与 Segond 骨折无论是损伤机制还是撕脱骨折位置均呈相反方向，因而将这种骨折称为反 Segond 骨折。反 Segond 骨折在膝关节外伤中约占 0.64%，Segond 骨折发生率约为反 Segond 骨折的 4 倍[4]。Segond 骨折多由于运动伤引起，而反 Segond 骨折一般发生在青壮年高能量机动车车祸伤中，平均年龄约 26.5 岁，严重时可伴关节脱位。

　　Gottsegen 等[5]研究提出反 Segond 骨折是内侧副韧带深层纤维附着处撕脱骨折引起。内侧副韧带（medial collateral ligament，MCL）主要功能为限制膝关节外翻、胫骨前移和外旋。MCL 主要分为 3 个结构，包括内侧副韧带浅层、深层和后内侧关节囊。深层起自股骨内侧髁，经内侧半月板止于胫骨关节面下，将半月板分为股骨侧部分和胫骨侧韧带（冠状韧带），对内侧半月板起锚定作用。因此,当MCL深层无法承受外旋外翻暴力时,不仅MCL断裂损伤,还间接损伤内侧半月板。

反Segond骨折和后交叉韧带(posterior cruciate ligament,PCL)及内侧半月板撕裂具有较高相关性,当伴有PCL胫骨附着点撕脱骨折及膝关节脱位发生时,建议行下肢血管成像,排除血管损伤可能[6]。

### 讨论

反Segond骨折较为罕见。膝关节X线前后位可清晰观察反Segond骨折,是MCL深层附着点撕脱骨折的直接征象,是PCL及内侧半月损伤的间接征象。

膝关节内侧结构可分为三层[7]:第一层为深筋膜,为缝匠肌筋膜、胫骨骨膜及股四头肌筋膜等延续融合;第二层为内侧副韧带浅层,主要为胫侧副韧带、内侧髌股韧带及后内侧韧带;第三层为内侧副韧带深层。第二、三层与半膜肌肌腱的融合混合纤维覆盖关节后内侧,形成后内侧结构,与Sims[8]膝关节内侧后1/3结构描述相符合,包括后斜韧带、腘斜韧带和内侧半月板后内侧角等,此处为反Segond骨折发生的位置,碎骨片可能附着于内侧副韧带深层,或内侧半月板根部[9]。

PCL和内侧半月板损伤可能与反Segond骨折具有相关性,然而并非必然联系。Varney和Kwon等[10-11]在个案报道中指出,在反Segond骨折中MRI观察PCL和内侧半月板的结构是完整的。Ozkan分析[12]14例反Segond骨折病例发现,64.2%的病例并合并交叉韧带撕裂,且MCL损伤比前交叉韧带更高发,约71.4%。因此,虽然反Segond骨折最初被用于反映PCL和内侧半月板损伤,如果MRI没有发现并发以上两个损伤,也不能忽视并发其他韧带损伤的风险。因此,将反Segond骨折作为膝关节多种复合损伤的间接提示更为合理。

反Segond骨折还可能发生孤立性的PCL胫骨附着点撕脱性骨折,临床经常采用石膏固定的保守治疗,或向前牵引胫骨,以减少PCL张力。这些保守治疗方式虽然减少了碎骨片和胫骨间的位移间距,但是存在骨折不愈合和畸形愈合的风险,促使临床考虑手术治疗,避免远期PCL功能障碍,膝关节内侧慢性不稳及骨性关节炎的发生[13]。若碎骨片特别小,未合并PCL和半月板撕裂,并且膝关节前内侧结构稳定,可以采取保守治疗。

反Segond骨折常合并膝关节内侧结构及前后交叉韧带等多发损伤,X线摄片发现撕脱碎骨片后,应及时行MRI检查,以明确损伤并行重建术,有利于患者预后及康复。

### 判读要点

- 在膝关节X线前后位片或CT、MRI冠状位观察;
- X线片或CT观察到反Segond骨折,应该建议MRI检查;
- 反Segond骨折是MCL深层胫骨附着点撕脱骨折的直接征象;
- 反Segond骨折和PCL、内侧半月板及内侧副韧带损伤具有相关性;
- 无PCL损伤的反Segond骨折,MRI需注意观察有无其他韧带、半月板损伤或关节脱位。

## 参 考 文 献

[1] FLORES D V,SMITAMAN E,HUANG BK,et al. Segond fracture:an MR evaluation of 146 patients with emphasis on the avulsed bone fragment and what attaches to it [J]. Skeletal Radiology,2016,45(12):1635-

1647.

[2] GOLDMAN A B,PAVLOV H,RUBENSTEIN D. The Segond fracture of the proximal tibia:a small avulsion that reflects major ligamentous damage [J].American Journal of Roentgenology,1988,151(6):1163-1167.

[3] HALL FM,HOCHMAN MG. Medial Segond-type fracture:cortical avulsion off the medial tibial plateau associated with tears of the posterior cruciate ligament and medial meniscus [J]. Skeletal Radiology,1997,26 (9):553-555.

[4] PELTOLA E K,LINDAHL J,KOSKINEN SK. The reverse Segond fracture:not associated with knee dislocation and rarely with posterior cruciate ligament tear [J]. Emergency Radiology,2014,21(3):245-249.

[5] GOTTSEGEN C J,EYER B A,WHITE E A,et al. Avulsion fractures of the knee:imaging findings and clinical significance [J]. Radiographics,2008,28(6):1755-1770.

[6] ESCOBEDO E M,MILLS W J,HUNTER J C. The "reverse Segond" fracture:association with a tear of the posterior cruciate ligament and medial meniscus [J].American Journal of Roentgenology,2002,178(4):979-983.

[7] WARREN L F,MARSHALL J L. The supporting structures and layers on the medial side of the knee:an anatomical analysis [J]. Journal of Bone & Joint Surgery American Volume,1979,61(1):56-62.

[8] SIMS W F,JACOBSON K E. The posteromedial corner of the knee:medial-sided injury patterns revisited [J]. Am J Sports Med,2004,32(2):337-345.

[9] ENGELSOHN E,UMANS H,DIFELICE GS. Marginal fractures of the medial tibial plateau:possible association with medial meniscal root tear [J]. Skeletal Radiology,2007,36(1):73-76.

[10] VARNEY J B. Reverse segond fracture without PCL injury [J].Radiol Case Rep,2012,7:537.

[11] KWON O S,PARK M J,TJOUMAKARIS FP. Medial and lateral segond fractures in a skeletally immature patient:a radiographic marker for the multiply injured knee [J]. Orthopedics,2011,34(11):772-775.

[12] KOSE O,OZYUREK S,TURAN A,et al. Reverse Segond fracture and associated knee injuries:a case report and review of 13 published cases [J]. Acta Ortho paedica Et Traumatologica Turcica,2016,50(5):587-591.

[13] WAJSFISZ A,MAKRIDIS KG,JY VDS,et al. Fixation of posterior cruciate ligament avulsion fracture with the use of a suspensory fixation [J]. Knee Surgery Sports Traumatology Arthroscopy,2012,20(5):996-999.

# 5. 股骨外侧髁凹陷征
## The Lateral Femoral Notch Sign

**表现**

股骨外侧髁凹陷征在膝关节侧位片或 MRI 矢状位显示,表现为股骨外侧髁切迹加宽加深,MRI 上同时伴有切迹下局部骨挫伤,T1WI 低信号,T2WI 高信号,T2WI STIR 高信号(图 7-5-1)。

**解释**

正常情况下,在股骨外侧髁弧形关节面中部见浅凹槽或小沟,称为股骨外侧髁切迹,又称为股骨髁髌骨沟。其位于股骨外侧髁胫股关节面和髌股关节面两个弧形切面的交界处。在侧位膝关节 X 线片中,外侧髁切迹较内侧髁切迹更明显,同时更靠后,其走行更平行。此特点有助于在侧位片中鉴别内外侧髁,同时侧位片中鉴别内外侧髁的另外一个方法是内侧髁往往比外侧髁更大。

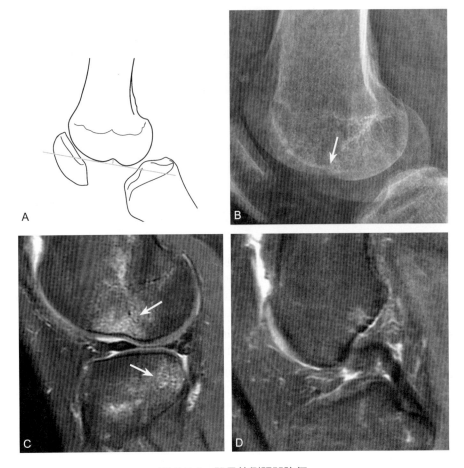

**图 7-5-1　股骨外侧髁凹陷征**

A. 股骨外侧髁凹陷深度测量模式图,沿股骨外侧髁凹陷上下缘作切线,然后从凹陷最低点至切线作垂直线,凹陷深度为垂直线距离;B. 膝关节侧位片示股骨外侧髁切迹加深增宽(箭头);C. 同一患者 MRI 矢状位 PDWI SPAIR 显示股骨外侧髁切迹加深,外侧髁及胫骨平台后份关节面下骨挫伤(箭头);D. 矢状位 PDWI SPAIR 中间层面未见 ACL 显示,提示 ACL 撕裂

股骨外侧髁切迹异常加深是由于切迹处的压缩性骨软骨骨折所致,称为股骨外侧髁凹陷征,其是前交叉韧带(anterior cruciate ligament,ACL)撕裂的特异性间接征象。ACL 损伤最常见的机制是膝关节在屈曲和胫骨外旋或股骨内旋状态时突然外翻[1],当 ACL 不堪暴力作用时发生断裂,致使较低的股骨外侧髁前中部和较高的胫骨平台外侧缘后部,发生猛烈撞击,并相互挤压,形成"对吻伤",同时外翻的暴力导致膝关节一过性脱位,使股骨外侧髁前中部分与胫骨平台后部发生激烈撞击,导致股骨外侧髁切迹受压加深,撞击部位形成软骨及软骨下骨组织凹陷,这种损伤又称为"吻合伤",常在 X 片中较隐匿而在 MRI 呈骨挫伤水肿表现。

**讨论**

股骨外侧髁凹陷征已被认为是 ACL 撕裂的间接征象之一。股骨外侧髁切迹的深度可在膝关节侧位片[2-3]或 MRI 矢状位中测量[4],测量方法为沿胫股关节面和髌股关节面做一切线,然后从凹陷最低点至切线作垂直线,垂直线距离即为凹陷深度。

股骨外侧髁凹陷征首先被提出时被认为与慢性 ACL 功能不全相关[5-6],随后发现也在 ACL 的急性损伤中出现。文献中最常采用的凹陷深度值分别为 1.5mm 和 2mm,较早的文献中 Warren 等[6]和 Cobby 等[7]对比了 ACL 撕裂和未撕裂病人的 X 线表现。Warren 等发现在正常对照组中的 47 个膝关节中仅有一个(2%)切迹深度大于 1mm。而在 52 个急性前交叉韧带撕裂中发现两个(4%)患者的切迹深度大于等于 1.5mm,在 101 个慢性撕裂病例中有 13 个患者(13%)的深度大于等于 1.5mm。其认为当切迹深度超过 2mm 高度提示 ACL 撕裂。采用同样的测量方法,Cobby 等发现在 ACL 撕裂和未撕裂病人中切迹深度存在明显差异。在 62 个临床和/或关节镜证实 ACL 正常的患者中,切迹深度平均值为 0.45mm,范围是 0~1.2mm。而在 42 个 ACL 撕裂患者中,平均值为 0.89mm,范围为 0~5mm,其中 5 个患者(12%)深度超过 1.5mm。其因此得出结论切迹深度超过 1.5mm 是 ACL 撕裂可靠的平片间接征象。而 Brandser 等[8]发现将凹陷值设为 1.5mm 时对于预测 ACL 并无作用。文献中当凹陷深度值设为 2mm 时,在 ACL 患者中其出现率从 3.2% 到 26.4% 不等。Yu 等[9]研究中大于 2mm 其敏感性为 3.2%,特异性为 100%,阳性预测值为 100%。Gentili 等[10]对 89 个患者的 MRI 分析发现大于 1.5mm 时敏感性为 19%,特异性为 100%。Herbst 等[3]总结了 500 个患者的资料,为到目前为止最多样本的报道,得出结论 26.4% 的凹陷值大于 2mm,平均值为 (2.8±0.8)mm,同时发现其更容易出现在高能量损伤的患者,并与外侧半月板撕裂相关。因此股骨外侧髁凹陷征被认为是诊断 ACL 撕裂较有价值的征象之一,具有低敏感性,高特异性的特点,这表明 ACL 断裂后,股骨凹陷征虽然不常发生,但是一旦出现该征象就强烈提示 ACL 断裂。

股骨凹陷征是由于 ACL 撕裂后膝关节半脱位撞击所致,因此认为除了造成切迹加深外,还可撞击股骨外侧髁关节面其他部位导致该部位的凹陷,Grimberg 等[11]在 MRI 中发现双股骨外侧髁凹陷征(double notch sign)也强烈提示 ACL 撕裂。笔者根据临床工作经验并总结文献报道,认为除了股骨外侧髁切迹加深外,当出现股骨外侧髁加宽、双股骨外侧髁凹陷征以及股骨外侧髁其他部位凹陷时,均可提示 ACL 撕裂。William[12]等研究发现当凹陷位于 Blumensaat's 线后 10mm 之内时为经典型股骨外侧髁凹陷征,出现在 7.5%(9/125)的患者中,而当凹陷出现在 Blumensaat's 线后超过 10mm 时,即使其深度小于 2mm,也提示 ACL 撕裂,出现在 4%(5/125)的患者中。

在 MRI 对 ACL 撕裂的判断过程中,如果 ACL 断裂的直接征象,如 ACL 不连续,信号、大小、走行和粗细改变不明显时,股骨外侧髁凹陷征作为间接征象可为诊断 ACL 断裂增加信心。MRI 中除了观察有无股骨外侧髁切迹是否加深加宽外,还应仔细观察股骨外侧髁和胫骨外侧平台后方关节面下是否有骨质挫伤的表现,避免对 ACL 撕裂的漏诊。

通常而言,没有证据证明股骨外侧髁凹陷是否需手术干预,当凹陷深度≥4mm 时,可导致关节面畸形并有可能进一步损伤关节面,因此应及时行关节镜下 ACL 重建术,以免致使远期发生骨性关节炎和剥脱性骨软骨炎等。

**判读要点**

- ACL 撕裂间接征象;
- 在膝关节侧位片或 MRI 矢状位观察;
- 凹陷深度超过 2mm 具有较高的特异性,但敏感性较低;

- 切迹加深、加宽、双凹陷征及非切迹处凹陷均提示 ACL 撕裂;
- MRI 注意观察伴发的关节面下骨挫伤表现。

# 参 考 文 献

[1] PAO D G.The lateral femoral notch sign [J].Radiology,2001,219(3):800-801.

[2] HOFFELNER T,PICHLER I,MORODER P,et al.Segmentation of the lateral femoral notch sign with MRI using a new measurement technique [J].BMC Musculoskelet Disord.,2015,16:217.

[3] HERBST E,HOSER C,TECKLENBURG K,et al.The lateral femoral notch sign following ACL injury: frequency,morphology and relation to meniscal injury and sports activity [J].Knee Surg Sports Traumatol Arthrosc,2015,23(8):2250-2258.

[4] GRIMBERG A,SHIRAZIAN H,TORSHIZY H,et al. Deep lateral notch sign and double notch sign in complete tears of the anterior cruciate ligament:MR imaging evaluation [J].Skeletal Radiol. 2015,44(3):385-391.

[5] LOSEE RE,JOHNSON TR,SOUTHWICK WO. Anterior subluxation of the lateral tibial plateau:a diagnostic test and operative repair [J].J Bone Joint Surg Am,1978,60(8):1015-1030.

[6] WARREN R F,KAPLAN N,BACH B R. The lateral notch sign of anterior cruciate ligament insufficiency [J]. Am J Knee Surg,1988,1:119-124.

[7] COBBY M J,SCHWEITZER M E,RESNICK D. The deep lateral femoral notch:an indirect sign of a torn anterior cruciate ligament [J].Radiology,1992,184(3):855-858.

[8] BRANDSER E A,RILEY M A,BERBAUM K S,et al. MR imaging of anterior cruciate ligament injury: independent value of primary and secondary signs [J]. Am J Roentgenol,1996,167(1):121-126.

[9] YU JS,BOSCH E,PATHRIA MN,et al. Deep lateral femoral sulcus:study of 124 patients with anterior cruciate ligament tear [J]. Emerg Radiol,1995,2(3):129-134.

[10] GENTILI A,SEEGER L L,YAO L,et al. Anterior cruciate ligament tear:indirect signs at MR imaging [J]. Radiology,1994,193(3):835-840.

[11] GRIMBERG A,SHIRAZIAN H,TORSHIZY H,et al.Deep lateral notch sign and double notch sign in complete tears of the anterior cruciate ligament:MR imaging evaluation [J].Skeletal Radiol. 2015,44(3): 385-391.

[12] GARTH WP J R,GRECO J,HOUSE M A.The lateral notch sign associated with acute anterior cruciate ligament disruption [J]. Am J Sports Med. 2000,28(1):68-73.

# 6. 轴移骨髓水肿
## The Pivot Shift Bone Marrow Edema

### 表现

轴移骨髓水肿在膝关节 MRI 横轴位、矢状位和冠状位均可显示,以矢状位和冠状位显示最佳,骨质损伤部位主要位于股骨外侧髁和胫骨平台后外侧,表现为 T1WI 低信号,脂肪抑制 T2WI 和 PDWI 高信号(图 7-6-1)。

### 解释

轴移骨髓水肿是运动员最常见的非接触性损伤,是前交叉韧带(anterior cruciate ligament,ACL)撕裂的一种相对特异性的间接征象。这种骨髓损伤表现为膝关节处于不同

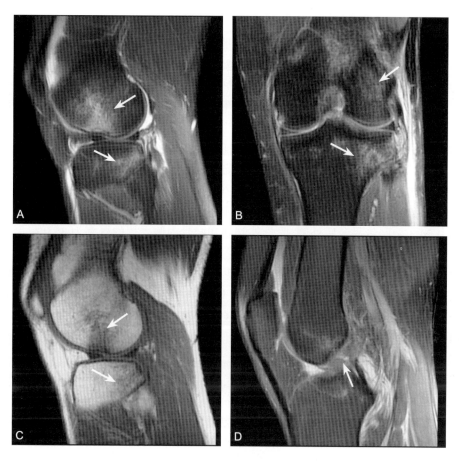

图 7-6-1 轴移骨髓水肿

A. MRI 矢状位(箭头);;B. MRI 冠状位 PDWI SPAIR 显示股骨外侧髁和胫骨平台后外份关节面下骨髓水肿(箭头);C. 矢状位 T1WI 显示股骨外侧髁和胫骨平台后外份关节面下骨髓水肿(箭头);D. 矢状位 PDWI SPAIR 中间层面未见 ACL 显示,提示 ACL 撕裂(箭头)

程度的屈曲位时,伴随有膝关节外翻和胫骨外旋或股骨内旋,这种类型的损伤通常发生在急停且变换方向的运动中,这种运动主要作用力在 ACL 上,因此可能会导致前交叉韧带的断裂。一旦 ACL 断裂后,胫骨可相对于股骨做自由的前移运动,这一异常活动会引起股骨外侧髁对胫骨平台后外侧边缘的撞击,从而形成相应位置的骨髓水肿表现[1]。

正常情况下,在没有发生骨折时,X 线或 CT 对骨髓水肿一般相对隐匿,但出现骨小梁的断裂时可考虑骨髓水肿的可能。MRI 能非常清楚地显示骨髓水肿的位置和范围,同时能很好地反映周围软组织的损伤情况,并对损伤机制和临床治疗提供有力的支持。

**讨论**

由于轴移骨髓水肿的发生机制是前交叉韧带发生断裂后,股骨外侧髁对胫骨平台后外侧边缘的撞击形成的,因此该征象被认为是 ACL 撕裂地间接征象之一。Sahoo 等人[2]对 200 例急性膝关节损伤患者的研究发现,有 138 例患者存在骨髓水肿表现,其中有 78 例(约占 56.5%)为轴移骨髓水肿。但在其他相关文献报道中[3-5]轴移骨髓水肿的发生率在 27% 左右,较高的[3]为 45.1%,虽然发生率存在较大的不同,但不可否认在急性膝关节外伤中轴移骨髓水肿的发生率很高,且常常伴随 ACL 的撕裂。

在轴移性损伤中膝关节的屈曲程度决定了股骨外侧髁发生挫伤的具体位置。膝关节屈曲程度越大,股骨外侧髁发生骨挫伤的位置就越靠后;相反,膝关节屈曲程度越小,外侧髁骨髓水肿的位置就越靠前[1]。另外 Kaplan 等人[6]在相关的研究中发现轴移性损伤中骨挫伤的位置位于内侧胫骨平台后唇,这是由于轴移性损伤中膝关节外翻的力量产生的对冲力作用于胫骨平台内侧面,这也高度提示 ACL 断裂的可能。

Berger 等人[7]对创伤性骨髓水肿的研究发现在轴移性损伤中,胫骨骨髓信号异常的范围相对较小,多位于胫骨后份,并且从胫骨内侧到外侧的发生率呈逐渐升高的趋势(后内份21%,后中份31%,后外份62%),而胫骨前份较少累及。股骨的骨髓损伤相对少见,主要集中在中外份(23%)。Sahoo 等人报道中显示轴移骨髓水肿中胫骨平台后外侧和股骨外侧髁受累的概率为24.3%,胫骨平台后外侧、股骨外侧髁和胫骨内侧受累的概率为35.9%,胫骨平台后外侧和股骨外侧髁、股骨内侧髁和胫骨内侧受累的概率在39.7%。

在 MRI 对 ACL 撕裂的判断过程中,当出现 ACL 完全性撕裂的征象时,如韧带缺失征、ACL 走形不连续且 T2WI 高信号横穿韧带全层、附着端挛缩等改变不明显时,轴移性骨髓水肿和股骨外侧髁凹陷征等间接征象可为诊断 ACL 断裂增加信心。MRI 中除了观察 ACL 撕裂的直接征象外,还应观察有无轴移骨髓水肿、Notch 征、外侧半月板后移和胫骨前移等征象,避免对 ACL 撕裂的漏诊。

### 判读要点

- ACL 撕裂间接征象;
- 在膝关节 MRI 横轴位、矢状位和冠状位均可显示,以矢状位和冠状位显示最佳;
- 骨质损伤部位主要位于股骨外侧髁和胫骨平台后外侧,T1WI 低信号,脂肪抑制 T2WI 和 PDWI 高信号。

# 参 考 文 献

[1] SANDERS T G, MEDYNSKI M A, FELLER JF, et al. Bone contusion patterns of the knee at MR imaging: footprint of the mechanism of injury [J]. Radiographics, 2000, 20: 135-151.

[2] SAHOO K, GARG A, SAHA P, et al. Study of imaging pattern in bone marrow oedema in mri in recent knee injuries and its correlation with type of knee injury [J]. J Clin Diagn Res, 2016, 10(4): 6-11.

[3] ARNDT W F, TRAUX A L, BARANETT FM, et al. MR diagnosis of bone contusion of the knee: comparison of coronal T2 weighted fast spin echo with fat saturation and fast spin echo STIR images with conventional STIR images [J]. Am J Roentgenol, 1996, 166(1): 119-124.

[4] KAPELOV R S, TERRIS L M, BRADLEY W G, et al. Bone contusion of knee: Increase lesion detection with fast spin echo MR Imaging with spectroscopic fat saturation [J]. Radiology, 1993, 189(3): 901-904.

[5] TERZIDIS IP, CHRISTODOULOU A G, PLOUMIS A L, et al. The appearance of kissing contusion in the acutely injured knee in the athletes [J]. Br J Sports Med, 2004, 38(5): 592-596.

[6] KAPLAN P A, GEHL R H, DUSSAULT R G, et al. Bone contusions of the posterior lip of the medial tibial plateau (contrecoup injury) and associated internal derangements of the knee at MR imaging [J]. Radiology, 1999, 211(3): 747-753.

[7] BERGER N, ANDREISEK G, KARER AT, et al. Association between traumatic bone marrow abnormalities of the knee, the trauma mechanism and associated soft-tissue knee injuries [J]. Eur Radiol, 2017, 27(1): 393-403.

# 7. 对吻性骨挫伤
## The Kissing Bone Contusions

**表现**

对吻性骨挫伤在膝关节 MRI 矢状位和冠状位观察,表现为股骨外侧髁和胫骨平台后外侧局限性网状异常信号,T1WI 低信号,脂肪抑制 T2WI 和 PDWI 高信号(图 7-7-1)。

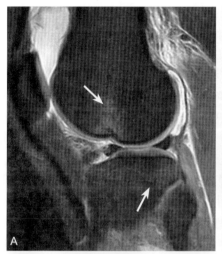
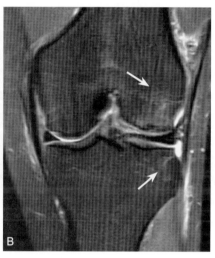
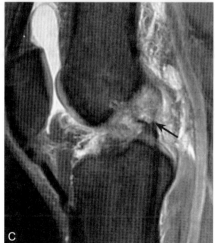

**图 7-7-1 对吻性骨挫伤**

A. MRI 矢状位 PDWI SPAIR 显示股骨外侧髁和胫骨平台后份关节面下骨挫伤(箭头);B. 冠状位显示对吻性骨挫伤(箭头);C. 同一患者 MRI 正中矢状位 PDWI SPAIR 显示前交叉韧带连续性中断,信号增高(箭头)

**解释**

前交叉韧带(anterior cruciate ligament,ACL),起自股骨外侧髁的内侧面,斜向前下方,止于胫骨髁间隆起的前部和内、外侧半月板的前角,连接股骨与胫骨,主要作用是限制胫骨向前过度移位,它与膝关节内其他结构共同作用来维持膝关节的稳定性,使人体能够完成各种复杂和高难度的下肢动作。ACL 是膝关节最常发生损伤的韧带,其损伤多见于竞技活动。

膝关节的对吻性骨挫伤是由于膝关节的过度伸展，引起前交叉韧带的完全撕裂或部分撕裂，同时胫骨平台的前方撞击股骨外侧髁的前方，导致骨质的损伤；如果在过度伸展的情况下还施加外翻力，则会造成内侧副韧带的撕裂，此时骨挫伤将位于内侧。对吻性骨挫伤的存在不仅高度提示 ACL 撕裂，而且也是内侧副韧带撕裂的重要因素。

讨论

对吻性骨挫伤是前交叉韧带撕裂较为常见的间接征象之一。Lundeen 等人[1]在 1990 年通过关节镜检查，首次假定了胫腓骨的损伤是胫腓骨软骨撞击的结果。在膝关节类似的发现被称为对吻性骨挫伤。Terzidis IP 等人报道[2]该征象在 ACL 撕裂中所出现的比例约为 6.3%。据廖云等[3]报道，对吻性骨挫伤对于诊断 ACL 撕裂的敏感性为 54.69%，特异性为 86.05%。大多数对吻挫伤发生在关节面的外侧缘，涉及股骨外侧髁和胫骨平台后外侧的承重表面，主要见于前交叉韧带和内侧副韧带撕裂。膝关节内侧的骨挫伤不太常见，IP Terzidis 等人的研究发现 12% 的患者骨挫伤在内侧。

Lynch 等人对骨挫伤进行了分型[4]。在 I 型病变中，主要表现为位于骨质信号强度的变化，无骨皮质的中断；信号特征为 T1WI 信号降低，T2WI 信号增高，在脂肪抑制 T2WI 上更明显。II 型和 III 型病变显示与 I 型相同的信号强度特征，但 II 型具有骨皮质的中断，III 型为位于邻近骨皮质的区域，无任何明显的皮质中断。在 IP Terzidis 的研究中，32 例骨挫伤中（其中 16 例为对吻性骨挫伤）：股骨外侧髁挫伤 14 例（43.7%）（I 型 8 例，II 型 6 例）；胫骨外髁挫伤 9 例（28.1%）（I 型 3 例，II 型 1 例，III 型 5 例）；胫骨内髁挫伤 7 例（21.9%）（I 型 2 例，III 型 5 例）；股骨内侧髁挫伤 2 例（6.3%）（均为 I 型）。表明股骨髁以 I 型挫伤常见（62.5%），而胫骨髁常为 III 型挫伤（62.5%）。在该研究中发现除 1 例病变为股骨内侧髁 I 型和胫骨内髁 III 型损伤外，股骨髁的 I 型挫伤、胫骨髁的 II 型和 III 型挫伤与半月板损伤有关。在前交叉韧带撕裂的情况下，通常发生股骨髁 I、II 型挫伤和胫骨髁 III 型（除 1 例为 I 型）挫伤；在半月板撕裂的情况下，股骨髁仅出现 I 型挫伤，胫骨髁 I 型、II 型和 III 型均会发生。然而，在大多数孤立性骨挫伤病例中，常会发生股骨髁 II 型挫伤和胫骨髁 I 型挫伤，这可以通过损伤机制（转轴移位，过度伸展）或膝盖内翻和外翻位置，以及在损伤同时发生的其他相关病变来解释。

对吻性骨挫伤的 MRI 表现特征主要为：股骨髁和胫骨平台内斑片状、地图状或网状异常信号，在 T1WI 上表现为低信号，在 T2WI 上则显示为略低信号、略高或高信号；低混杂信号，STIRPDWI 序列上表现为高信号，边界不清。

判读要点

- ACL 撕裂间接征象；
- 在膝关节 MRI 矢状位或冠状位观察；
- 具有较高的特异性，但敏感性较低；
- 也可见于内侧副韧带撕裂。

# 参 考 文 献

[1] LUNDEEN R O. Ankle arthroscopy in the adolescent patient [J]. J Foot Surg, 1990, (29):510-515.

[2] TERZIDIS I P, CHRISTODOULOU A G, PLOUMIS A L, et al. The appearance of kissing contusion in the acutely injured knee in the athletes [J]. Br J Sports Med, 2003, (38):592-596.

[3] 廖云,孙仁权,廖国栋. MRI 多征象分析在膝关节前交叉韧带损伤诊断中的临床应用价值分析[J]. 中国 CT 和 MRI 杂志,2015,13(6):101-103.

[4] LYNCH TCP, CRUES JV, MORGAN FW, et al. Bone abnormalities of the knee:prevalence and significance at MR imaging. Radiology 1989;171:761-6.

# 8. 胫骨前移征
## The Anterior Tibial Translocation Sign

### 表现

胫骨前移征在 MRI 股骨外侧髁中部的矢状位显示,表现为外侧胫骨平台后缘皮质垂直线位于股骨外侧髁后缘皮质垂直线前方 5mm 以上(图 7-8-1)。

### 解释

前交叉韧带(anterior cruciate ligament,ACL)的主要作用是限制胫骨向前过度移位,在膝关节伸直位内翻损伤和膝关节屈曲位外翻损伤的情况下都可以发生 ACL 损伤[1]。ACL 撕裂导致胫骨向前移位的限制减弱或丧失,从而改变膝关节的旋转中心,出现 ACL 功能不全,其结果是胫骨和股骨间的连接以及对合关系不稳定,甚至导致胫骨向前移位,临床表现为前抽屉试验和 Lachman 试验阳性。但由于 MRI 扫描时膝关节处于伸直位且无外加应力,故出现率相对较低。

胫骨前移的程度可在 MRI 矢状位中测量,测量方法是在通过股骨外侧髁正中矢状面上分别沿股骨髁后缘皮质和胫骨后缘皮质划两条平行线,即外侧半月板后角相对于胫骨向后移位的距离。如果胫骨向前移动 >5mm,则可能发生急性或慢性 ACL 撕裂。胫骨向前移位 7mm 是 ACL 完全撕裂的诊断指标。

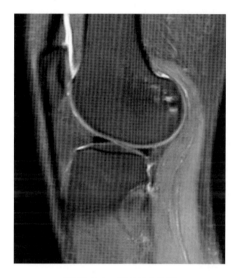

**图 7-8-1 胫骨前移征**

*胫骨前移征测量方法:在通过股骨外侧髁正中矢状面上分别沿股骨髁后缘皮质和胫骨后缘皮质划两条平行线,本例胫骨前移距离为 20mm*

### 讨论

胫骨前移征已被认为是 ACL 撕裂的间接征象之一。Chan 等[2]研究认为,胫骨前移超过 5mm 可作为一种简单客观的标准,辅助诊断 ACL 完全撕裂;并可作为区分 ACL 完全撕裂与部分撕裂的依据,其诊断 ACL 撕裂的敏感度为 86%,特异性为 99%。但他们也认为,ACL 慢性完全撕裂瘢痕修复或伴半月板桶柄样撕裂时可能会限制胫骨前移。Vahey 等人[3]报道此征象诊断 ACL 撕裂的敏感性、特异性和准确性分别为 58%、93% 和 69%。国内卢超等[4]报道胫骨前移诊断 ACL 撕裂的敏感性和特异性分别为 73.9% 和 96.8%。这可能与 ACL 撕裂程度、测量层面、成像倾斜角、患者体位及其并发症的影响等因素有关。吴金花等认为胫骨前移主要见于 ACL 完全撕裂的患者,也见于 ACL 弥漫性损伤部分撕裂形态松弛的患者,因此不能根据该数值的大小判定完全撕裂或部分撕裂[5]。胫骨前移也可在矢状面 MRI 上根据 PCL 的形态改变或测量来判断,在区分 ACL 完全撕裂与部分撕裂时,发现在前移 3.5mm 时为最佳临界值,灵敏度和特异性相关水平分别为 83.1% 和 74.1%。在早期的研究中没有类似的报道表明部分 ACL 撕裂的诊断。完整 ACL 患者的平均前胫骨平移距离为 1.5mm,Thomas 认为可能意味着该值是胫骨后缘与股骨外侧髁后缘距离的正常值[3]。一项 Meta 分析,其中包括 9 项研究的数据,发现妇女前交叉韧带松弛的发生明显与月经周期相关,在这个周期的排卵期或排卵后期,前交叉韧带的松弛度增加,怀疑激素水平的参与是松弛度增加的重要因素[6-7]。对学龄儿童的研究发现,前交叉韧带的松弛与儿童的应力和年龄呈显著负相关。女孩的胫骨前移的平均值也高于同龄的男孩。另外,相对于本研究的一些亚组中增加的 BMI(body mass index),观察到前膝关节松弛度的降低[8]。所有这些研究都是基于影像学上的测量。

ACL 撕裂的 MRI 间接征象具有高度的特异性和中到低度的敏感性[9]。存在胫骨前移征会增加诊断 ACL 撕裂的概率。然而,缺乏此征象并不排除 ACL 撕裂的可能性[3]。即使 ACL 的情况观察不明,辅助标志可用于诊断 ACL 撕裂。急性和慢性 ACL 撕裂可能表现出胫骨前移位征象[10],慢性 ACL 撕裂的前移位程度大于急性 ACL 撕裂,其平均值分别为 8.7mm 和 5.4mm[11]。

通过 MRI 诊断 ACL 撕裂相对容易,但有时亦存在困难。由于膝关节不适当的旋转,在单个矢状图像上可能观察不到 ACL。在髁间嵴、股骨外侧髁有积液,或有腘动脉的搏动伪影出现,也可能导致观察效果不佳。一项研究表明,多达 30% 的慢性 ACL 撕裂患者可能具有低信号强度(纤维性瘢痕形成)的连续带,可能被误诊为完整的韧带[12]。鉴于这些潜在的缺陷和 ACL 损伤的临床重要性,证明急性和慢性 ACL 撕裂的间接征象的评估是十分必要的。

判读要点
- ACL 撕裂间接征象;
- 在膝关节 MRI 矢状位观察;
- 胫骨前移距离超过 5mm 具有较高的特异性;
- 慢性 ACL 撕裂的前移位程度大于急性 ACL 撕裂;完全 ACL 撕裂的前移位程度大于部分 ACL 撕裂。

# 参 考 文 献

[ 1 ] 张亚林,房文皓,罗伟,等.膝关节损伤的 MRI 诊断[ J ].实用放射学杂志,2012,28(2):237-239.

[ 2 ] CHAN W P,PETERFY C,FRITZ R C,et al. MR diagnosis of complete tears of the anterior cruciate ligament of the knee:importance of anterior subluxation of the tibia [ J ].Am J Roentgenol,1994,162(2):355-360.

[ 3 ] VAHEY T N,HUNT J E,SHELBOURE K D.Anterior translocation of the tibia at MR imaging:a secondary sign of anterior cruciate ligament tear [ J ].Radiology,1993,187:817-819.

[ 4 ] 卢超,张国庆,张璐,等.膝关节前交叉韧带撕裂的 MRI 诊断[ J ].中国临床医学影像杂志,2008,19:374-376.

[ 5 ] 吴金花,杨春华,哈若水.胫骨前移在诊断前交叉韧带撕裂中的价值研究[ J ].河北医学,2011,33(12):3718-3720.

［6］ZAZULAK B T,PATERNO M,MYER G D,et al. The effects of the menstrual cycle on anterior knee laxity:a systematic review［J］. Sports Med ,2006,36:847-862.

［7］PARK S K,STEFANYSHYN D J,LOITZ-RAMAGE B,et al. Changing hormone levels during the menstrual cycle affect knee laxity and stiffness in healthy female subjects［J］. Am J Sports Med 2009,37:588-598.

［8］HINTON R Y,RIVERA V R,PAUTZ M J,et al.Ligamentous laxity of the knee during childhood and adolescence［J］. J Pediatr Orthop 2008,28:184-187.

［9］LEE K,SIEGEL MJ,LAU DM,et al. Anterior cruciate ligament tears:MR imaging-based diagnosis in a pediatric population［J］. Radiology 1999,213(3):697-704.

［10］BRANDSER E A,RILEY M A,BERBAUM K S,et al. MR imaging of anterior cruciate ligament injury: independent value of primary and secondary signs［J］.Am J Roentgenol,1996,167(1):121-126.

［11］ROBERTSON P L,SCHWEITZER M E,BARTOLOZZIAR,et al. Anterior cruciate ligament tears:evaluation of multiple signs with MR imaging［J］. Radiology,1994,193(3):829-834.

［12］GENTILI A,SEEGER L L,YAO L,et al. Anterior cruciate ligament tear:indirect signs at MR imaging［J］. Radiology,1994,193(3):835-840.

# 9. 仪表盘骨挫伤
## The Dashboard Bone Contusion

### 表现

仪表盘骨挫伤在 MRI 矢状位观察较好,表现为膝关节周围软组织肿胀,胫骨前缘的 T2WI 高信号、T1WI 低信号,后交叉韧带肿胀,T2WI 稍高信号,提示后交叉韧带损伤(图 7-9-1)。

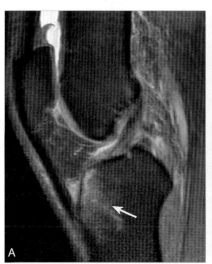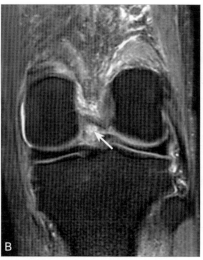

图 7-9-1 仪表盘骨挫伤

A. 胫骨前缘可见骨髓水肿(箭);B. 后交叉韧带撕裂(箭)

### 解释

后交叉韧带(posterior cruciate ligament,PCL)起自股骨内侧髁的外侧面,斜向后下方,止于胫骨髁间隆起的后部和外侧半月板的后角。PCL 是膝关节最强大的韧带,其强度约为前交叉韧带的两倍,主要限制胫骨后移,并辅助其他韧带对抗内翻和过度旋转运动。当膝关节屈曲时,PCL 处于紧张状态,此时,若胫骨近端的前方如果施加一个向后的力,就容易发生仪表盘骨挫伤,损伤常位于胫骨近端的前部。这种损伤最常发生于汽车事故时膝关节撞击仪表板或地面[1]。仪表盘损伤主要包括髌骨后缘和胫骨前缘的骨质损伤,即仪表盘骨挫伤、PCL 撕裂或部分撕裂和后关节囊的破裂。仪表盘骨挫伤是自膝关节前方施加的外力导致对髌骨和胫骨的直接撞击造成骨质的损伤。PCL 撕裂的位置常位于后交叉韧带中部,偶尔表现为胫骨平台后部骨髓水肿。关节囊后部撕裂后,腘窝处软组织出现大范围的异常信号,提示软组织的充血、水肿和出血。外伤轻微者可出现单纯骨髓水肿表现。

### 讨论

仪表盘骨挫伤是由 Timothy 等人首先提出[1],用于在 MRI 的膝关节骨挫伤机制的分类。当膝关节处于弯曲位置时,对胫骨近端的前方施加力时就会发生仪表盘损伤。这种损伤最常发生在膝关节在汽车事故期间撞击仪表板时,因此得名为仪表盘损伤,但也可能发生在膝关节跌倒撞击地面时[2]。此种损伤可在胫骨的前方看到水肿,有时也可在髌骨的后缘看到[3]。相关的软组织损伤包括 PCL 的破坏和后关节囊的破裂[4]。在仪表盘损伤时,胫骨相对于股骨被强制向后推移。直接创伤会引起前胫骨上的骨挫伤。当膝关节屈曲 90° 时,一方面 PCL 通常很紧,有破坏风险;另一方面,ACL 通常松弛,膝关节呈弯曲状态,作为韧带结构,所有脉冲序列均表现为低信号强度,并且从内侧股骨髁上的髁间隙延伸到胫骨平台的斜后方。它通常在膝关节的单一矢状图像上完全显示,可见其上端部分呈水平走行,下端呈近似垂直走行,其中份呈斜行走行。仪表盘损伤会中断 PCL 而不是 ACL,因为膝盖弯曲时,PCL 紧张,ACL 松弛。此外,PCL 通常限制胫骨向后移位,而 ACL 限制胫骨向前移位。

骨挫伤的 MRI 表现主要为,患者的骨骺或干骺端松质骨内斑片状、地图状或网状异常信号,在 T1WI 上表现为低信号,在 T2WI 上则显示为略低信号、略高或高信号,低混杂信号,STIR、PDWI 序列上表现为高信号,边界不清。仪表盘骨挫伤主要位于胫骨前缘,具有常规骨挫伤所具有的 MRI 表现。诊断时应结合病史,如有发生汽车事故或摔倒时膝关节着地,则应考虑胫骨前缘损伤为仪表盘骨挫伤。引起仪表盘骨挫伤的原因即 PCL 的完全撕裂和部分撕裂,在 MRI 图像上可以看到 PCL 的完全撕裂韧带走形不连续,各个序列上信号增高。部分撕裂也可能发生表现为在 PCL 内的 T2WI 上的高信号强度的区域,其中一些纤维保持完整,表现为低信号。如果撞击的力量严重,除水肿以外的骨损伤可能是由于仪表盘式损伤造成的。这些包括髌骨骨折或骨软骨损伤和髋关节损伤。

### 判读要点

- 常提示后交叉韧带损伤;
- 在 MRI 矢状位观察最佳;
- 胫骨平台前缘 T2WI 高信号、T1WI 低信号;后交叉韧带肿胀,T2WI 稍高信号;
- 诊断需结合临床病史。

## 参 考 文 献

[1] TIMOTHYG SANDERS,LT COL,USAF et al.Bone contusion patterns of the knee at MR imaging:foot print of the mechanism of injury [J].RSNA,2000,20:135-151.

［2］SONIN A H,FITZGERALD S W,HOFF F L,et al. MR imaging of the posterior cruciate ligament:normal, abnormal,and associated injury patterns［J］.RadioGraphics,1995,15:551-561.

［3］HAYESCW,BRIGIDO M K,JAMADAR D A,et al. Mechanism-based pattern approach to classification of complex injuries of the knee depicted at mrimaging［J］.Radio Graphics,2000,20:S121-134.

［4］SONIN A H,FITZGERALD S W,FRIEDMAN H,et al. Posterior cruciate ligament injury:MR imaging diagnosis and patterns of injury［J］.Radiology,1994,190:455-458.

# 10. 芹 菜 杆 征
## The Celery Stalk Sign

### 表现

芹菜杆征在 MRI T2WI 矢状位观察,表现为前交叉韧带增粗和肿胀,T2WI 高信号,T1WI 低信号;前交叉韧带纤维束在 T2WI 上则呈低信号条状影散布于高信号区内,形成类似芹菜杆的一种征象(图 7-10-1)。

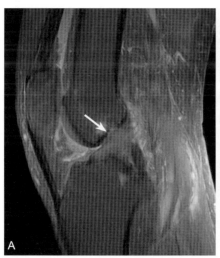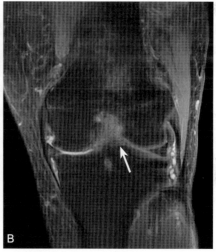

图 7-10-1 芹菜杆征

A.前交叉韧带增粗,出现弥漫性与韧带长轴走行一致的高信号,并且夹杂数量不等的
线状低信号(箭头);B.前交叉韧带的走形连续,未见中断(箭头)

### 解释

正常的前交叉韧带(anterior cruciate ligament,ACL)起于股骨外侧髁后内侧一个半圆形区域内,向前内下走形,穿过髁间窝止于胫骨前部到髁间嵴之间。它的实质部分是既有弹性又有刚性的致密结缔组织,即胶原纤维所构成,胶原纤维在 MRI 图像上表现为低信号,因此 ACL 为多条低信号纤维集合而成,在 T2WI 上表现为均匀的低信号带。当 ACL 发生黏液变(mucoid degeneration)时,无定型的黏液基质在完整连续的胶原纤维之间蓄积,使 ACL 形态增粗,信号强度提高,在 T2WI 或 PDWI 表现为稍高信号,类似于芹菜杆。ACL 黏液样变性的发病机制尚不清楚,相关病因可能是退行性改变、神经节囊肿和损伤。大众普遍接受的理

论有三种:第一种理论认为,这种病变表明韧带衰老退化与年龄相关;第二种理论认为,黏液变性中囊变可能是由于先天性或获得性滑膜组织存留;第三种理论认为与创伤相关,因为许多 ACL 黏液样变性患者有轻度创伤史。ACL 黏液样变性通常和神经节囊肿共存,两者与骨内囊肿具有高度相关性,并且常与韧带不稳定性相关[1]。由此假设黏液样变性可能是 ACL 神经节囊肿形成的诱因[3]。大多数病例偶然发现无明显临床症状,部分病例临床表现为膝关节内侧关节疼、机械锁定、弹响和肿胀。

### 讨论

芹菜杆征是利用 MRI 研究 ACL 黏液样变性后才提出的一种影像学征象。Mcintyre 等人[2]最先描述芹菜杆征,认为芹菜杆征是 ACL 黏液样变性的特征性征象。ACL 黏液样变性的诊断标准为[1,3]:①MRI 出现芹菜杆征;②无膝关节不稳定的病史、症状和体征;③ACL 完整、连续。芹菜杆征是诊断 ACL 黏液样变性最有价值的 MRI 征象,同时也反映了 ACL 黏液样变性的病理学改变。结合文献资料的描述,黄耀渠将其定义为:在 PDWI、T2WI 矢状面图像上,ACL 出现弥漫性与韧带长轴走行一致的高信号,且夹杂数量不等的线状低信号,韧带纤维束完整,走行无异常。这种改变由于类似于芹菜白色的梗茎而得名[4]。边缘清晰也是芹菜杆征的一个重要表现。Gd-DTPA 增强后,黏液样变性的 ACL 未强化,与正常 ACL 类似。在组织学上,芹菜杆征的高信号代表黏液样变性的组织,其内线状低信号则代表正常的韧带组织。ACL 黏液性变性可导致膝关节疼痛,较半月板撕裂或软骨缺损更频发[5-6]。据报道,ACL 黏液样变性患病率约 1.8%~5.3%[7]。而 ACL 黏液样变性常被误诊为 ACL 撕裂,可能与对芹菜杆征认识不足有关,因此二者的鉴别诊断十分重要,芹菜杆征是主要的鉴别依据。此外,ACL 黏液样变性患者无严重外伤史、无膝关节不稳定、也没有后交叉韧带角度异常和胫骨前移等间接征象,可帮助与 ACL 撕裂鉴别。

据文献报道,关节镜手术部分切除黏液样变性区域是安全有效的,未引起韧带不稳定[8]。关节镜手术是首选的治疗方法,切除部分 ACL 的黏液变性部分,关节疼痛即可缓解,运动范围可改善。

### 判读要点

- ACL 黏液样变性的特征性征象;
- 在膝关节 MRI 矢状位观察;
- 芹菜杆征对于诊断 ACL 黏液样变有较高的特异性和敏感性;
- 注意与 ACL 撕裂鉴别。

# 参 考 文 献

[1] BERGIN D,MORRISON W B,CARRINO J A,et al. Anterior cruciate ligament ganglia and mucoid degeneration:coexistence and clinical correlation [J]. Am J Roentgenol 2004,182:1283-1287.

[2] MCINTYRE J,MOELLEKEN S,TIRMAN P,et al.Mucoid degeneration of the anterior cruciate ligament mistaken for ligamentous tears [J].Skeletal Radiol,2001,30:312.

[3] PAPADOPOULOU P.The celery stalk sign [J]. Radiology,2007,245:916.

[4] 黄耀渠. 前交叉韧带"芹菜茎征"及其意义[J].临床放射学杂志,188,30(3):389-392.

[5] NISHIMORI M,SUMEN Y,SAKARIDANI K,et al. Mucoid degeneration of the anterior cruciate ligament:a report of two cases [J]. Magn Reson Imaging,2004(22):1325-1328.

[6] NARVEKAR A,GAJJAR S .Mucoid degeneration of the anterior cruciate ligament[J]. Arthroscopy,2004,(20):
141-146.

[7] SALVATI F,ROSSI F,LIMBUCCI N,et al. Mucoid meta plastic-degeneration of anterior cruciate ligament[J].
J Sports Med Phys Fitness,2008,(48):483-487.

[8] MOTMANS R,VERHEYDEN R. Mucoid degeneration of the anterior cruciate ligament[J]. Knee Surg Sports
Trauma tol Arthrosc,2009,(17):737-740.

# 11. 双后交叉韧带征
## The Double PCL Sign

### 表现

在 MRI 膝关节近正中矢状位观察,正常的后交叉韧带前下方见到一条状低信号,较正常后交叉韧带小,走行与其近似平行,形似另一条后交叉韧带,称为双后交叉韧带征。部分病例 T2WI 可见灶样或线样高信号(图 7-11-1)。

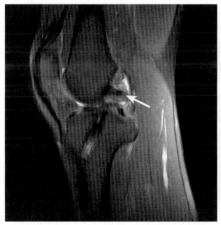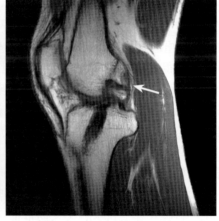

图 7-11-1 双后交叉韧带征

MRI 矢状位像显示撕裂的半月板内缘碎片(箭头)与后交叉韧带形成"双后交叉韧带征"

### 解释

后交叉韧带(posterior cruciate ligament,PCL)的主要作用是防止胫骨向后移位的作用。在 MRI 近正中矢状位上,PCL 呈条状弓形低信号走形于股骨髁间窝与胫骨后缘之间,其前方为股骨、胫骨关节面和部分半月板后角,后方为关节囊。半月板为纤维软骨组织,分为前角、体部和后角三个部分,呈周缘厚内缘薄的凹面镜形,充填于股骨髁与胫骨髁之间,起着吸收震荡,缓冲压力的作用。内侧半月板的半径较外侧半月板大,两半月板借韧带以及未钙化和钙化的纤维软骨紧密的附着于胫骨端,使半月板稳固地栖于胫骨平台上。内外侧半月板体部在 MRI 上表现为均匀低信号的双凹镜样结构,矢状位上前后角呈现相对的两个三角形结构。

半月板损伤最常见的机制是膝关节半屈曲和旋转,股骨牵动外侧副韧带,韧带又牵拉半月板的边缘部,使之产生撕裂。当半月板后角发生纵向撕裂时,撕裂经半月板体部向前延伸,在韧带的牵拉和关节面的压力下,裂口扩大,内侧缘碎片位移至髁间切迹处,与残留在原部位的半月板形成"柄"和"桶"样结构,故称为桶柄样撕裂(bucket-handle tear,BHT),是半月板撕裂中的一种特殊类型。内移的半月板碎片至后交叉韧带前下方,形似后交叉韧带,在MRI 近正中矢状位上形成一条形似后交叉韧带的弯曲的低信号影像,称为双后交叉韧带征。是内侧半月板 BHT 的特异性间接征象。

### 讨论

双后交叉韧带征最早由 Weiss[1]提出,认为是半月板 BHT 的间接征象之一。文献中关于半月板 BHT 游离碎片的描述大概有 3 种[2-5]:第一种简单陈述为进入髁间窝处撕裂游离的碎片;第二种描述了后交叉韧带前方、髁间切迹处撕裂的半月板"柄",即双后交叉韧带征[5],且表示该征象具有很高的特异性;第三种为撕裂的半月板碎片未向髁间窝移动,而是直接"坐"在同侧半月板前角上。Haramati[6]等人报告了 10 例半月板撕裂的患者,描述了他们的碎片并未移至髁间窝处,而是向同侧半月板前角处移位(即半月板翻转征)。Wright 等人[2]回顾性分析了 39 例关节镜证实的半月板 BHT 患者 MRI 图像,25/39(64%)名患者可在 MRI图像中观察到桶柄状碎片;同时,和 Ververidis[7]一样,得出双后交叉韧带征仅见于内侧半月板撕裂。3 年后,Magee 和 Hinson[5]得出的敏感性为 93%(28/30)。文章也表示使用冠状位图像诊断半月板 BHT 价值有限。在特异性方面,2003 年 Dorsay 等人[8]得出的数字为100%,同时也得出敏感性只有 33%(14/43),且全都是内侧半月板,这个数字和 Wright、Magee和 Hinson 等[2,5]得出的 44% 和 27% 接近。因此双后交叉韧带征被认为是诊断内侧半月板BHT 较有价值的征象之一,具有低敏感性,高特异性的特点,这表明当半月板撕裂时,双后交叉韧带征虽然不常出现,但是一旦出现该征象就强烈提示半月板 BHT。

近几年来,有一些关于半月板 BHT 和双后交叉韧带的不同报道。内外侧半月板同时撕裂,可见到三后交叉韧带征[9]。Engstrom 等人[10]报道了一种类似于半月板 BHT 的撕裂,名为半月板半桶柄样撕裂(hemi-bucket-handle tears of the meniscus),其实质是半月板表面下撕裂,与桶柄状撕裂不同,其为水平向撕裂,产生瓣状碎片进入髁间窝,在 MRI 矢状位上,有 40%(6/15)的病人观察到双后交叉韧带征。这种撕裂在关节镜下可能被忽视,且外科沿水平向修复可能导致撕裂不愈合。Yoo 等人[11]报道当撕裂发生于半月板前角时,碎片可异位到后交叉韧带后方,形成类似双后交叉韧带的征象,他们称这种征象为后 - 双后交叉韧带征(posterior double PCL sign),Niitsu 等人[12]报道了半月板撕裂手术切除术清除不彻底也会产生类似的征象。Venkatanarasimh[13]报道后交叉韧带旁可有 Humphrey 韧带和 Wrisberg韧带,MRI 近正中矢状位上可显示为类似双后交叉韧带的征象,诊断时要注意鉴别。另外,Prasad[14]表示识别半月板时,要注意鉴别髌股韧带和内侧副韧带,以免误判半月板桶柄样撕裂。2016 年 Chen[15]报道了一例双盘状半月板的病例,在 MRI 上也能出现双后交叉韧带征。

### 判读要点

- 内侧半月板桶柄状撕裂间接征象;
- 在 MRI 矢状位观察;
- 典型表现为两条近似平行的弧形低信号带;
- 后上方者为后交叉韧带,前下方者为撕裂的半月板内缘碎片;
- MRI 诊断注意结合病史和排外相关变异。

# 参 考 文 献

[1] K L,WEISS,H T,MOREHOUSE,I M,Levy.Sagittal MR images of the knee:a low-signal band parallel to the posterior cruciate ligament caused by a displaced bucket-handle tear [J]. American journal of roentgenology,1991,156(1):117-119.

[2] WRIGHT D H,DE SMET A A,NORRIS M. Bucket-handle tears of the medial and lateral menisci of the knee:value of MR imaging in detecting displaced fragments [J]. American Journal of Roentgenology,1995,165(3):621-625.

[3] HELMS C A,LAORR A,JR C W. The absent bow tie sign in bucket-handle tears of the menisci in the knee[J]. American Journal of Roentgenology,1998,170(1):57.

[4] SINGSON R,FELDMAN F,STARON R,et al. MR imaging of displaced bucket-handle tear of the medial meniscus [J].Am J Roentgenol,1991,156:121-124.

[5] MAGEE TH,HINSON GW. MRI of meniscal bucket-handle tears [J]. Skeletal Radiol,1998,17:495-499.

[6] HARAMATI N,STARON R B,RUBIN S,et al.The flipped meniscus sign [J]. Skeletal radiology,1993,22(4):273-277.

[7] VERVERIDIS A N,VERETTAS D A,KAZAKOS K J,et al. Meniscal bucket handle tears:a retrospective study of arthroscopy and the relation to MRI [J]. Knee Surgery Sports Traumatology Arthroscopy Official Journal of the Esska,2006,14(4):343-349.

[8] DORSAY T A,HELMS C A. Bucket-handle meniscal tears of the knee:sensitivity and specificity of MRI signs [J]. Skeletal Radiology,2003,32(5):266-272.

[9] KAKEL R R,VANHEERDEN P. The triple PCL sign:bucket handle tears of both medial and lateral menisci in a chronically ACL-deficient knee [J]. Orthopedics,2010,33(10):772-772.

[10] ENGSTROM B I,VINSON E N,TAYLOR D C,et al. Hemi-bucket-handle tears of the meniscus:appearance on MRI and potential surgical implications [J]. Skeletal Radiology,2012,41(8):933-938.

[11] YOO J H,HAHN S H,YI S R,et al. Posterior double PCL sign:a case report of unusual MRI finding of bucket-handle tear of medial meniscus [J]. Knee Surgery Sports Traumatology Arthroscopy Official Journal of the Esska,2007,15(11):1343-1345.

[12] NIITSU M,IKEDA K,ITAI Y. Reversed double PCL sign:unusual location of a meniscal fragment of the knee observed by MR imaging [J]. European Radiology,2003,13(6):181-184.

[13] VENKATANARASIMH A N,KAMATH A,MUKHERJEE K,et al. Potential pitfalls of a double PCL sign[J]. Skeletal Radiology,2009,38(8):735-739.

[14] PRASAD A,BRAR R,RANA S. MR imaging of displaced meniscal tears:report of a case highlighting new potential pitfalls of the MRI signs [J]. Indian Journal of Radiology and Imaging,2014,24(3):291-296.

[15] CHEN L,HUA Y Z,YAN H,et al. Double PCL sign does not always indicate a bucket-handle tear of medial meniscus [J]. Knee Surgery Sports Traumatology Arthroscopy,2016,24(9):2806-2810.

# 12. 髁间窝碎片征
## The Fragment-in-notch Sign

**表现**

在 MRI 脂肪抑制序列上观察最佳,冠状位或矢状位均可,表现为股骨髁间窝内除前、后交叉韧带外,见到条状或团块状低信号,称为髁间窝碎片征(图 7-12-1)。

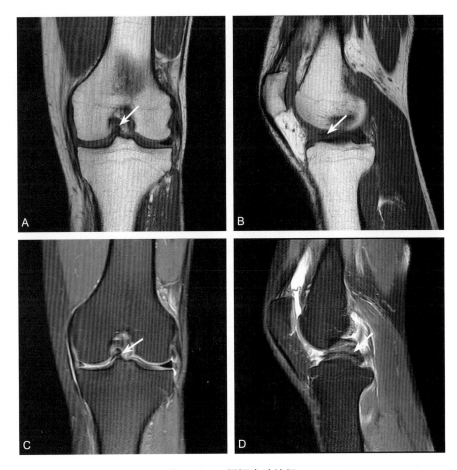

**图 7-12-1　髁间窝碎片征**

A~B. T1WI 冠状位、矢状位示髁间窝内小片状低信号半月板碎片（箭头）；C~D. PDWI
压脂序列冠状位、矢状位示髁间窝半月板碎片呈低信号,其内小灶高信号（箭头）

### 解释

　　股骨髁间窝是股骨下段内外侧髁间的一个凹陷性结构,是膝关节重要的解剖结构,主要
容纳前后交叉韧带。正常膝关节 MRI 图像髁间窝内见自前下向外后上走行,紧贴髁间窝外
侧壁的前交叉韧带,呈条状低信号;自后内下向前外上走行,宽基底连于髁间窝外侧壁,呈粗
条状低信号的后交叉韧带。半月板为纤维软骨组织,分为前角、体部和后角三个部分,呈周
缘厚内缘薄的凹面镜形,充填于股骨髁与胫骨髁之间,起着吸收震荡,缓冲压力的作用。内
侧半月板的半径较外侧半月板大,两半月板外缘借韧带以及未钙化和钙化的纤维软骨紧密
的附着于胫骨端,使半月板稳固地栖于胫骨平台上。内外侧半月板体部在 MRI 矢状位表现
为均匀低信号的双凹镜样结构,前后角呈现相对的两个三角形结构。

　　半月板损伤最常见的机制是膝关节半屈曲、旋转,股骨牵动侧副韧带,韧带又牵拉半月
板的边缘部,使之产生撕裂。当半月板后角发生纵向撕裂时,撕裂经半月板体部向前延伸,
在韧带的牵拉和关节面的压力下,裂口扩大,内侧缘碎片发生位移,与残留在原部位的半月
板形成"柄"和"桶"样结构,因而称为半月板桶柄样撕裂（bucket-handle tear,BHT）。内移的

半月板碎片移至髁间窝处,在 MRI 上见到髁间窝内除前、后交叉韧带信号外的条状或团片状低信号,称为髁间窝内碎片征。"碎片"就是撕裂的半月板内缘。因此是半月板 BHT 的间接征象。

### 讨论

与双后交叉韧带征和半月板翻转征相比较,髁间窝碎片征被认为是诊断半月板 BHT 内侧碎片敏感性最高的征象,Wright[1] 和 Ververidis 等人[2] 得出的数字是 61% 和 88.8%,前者还分别统计了该征象在内、外侧半月板的敏感性,分别是 66%(21/32)、43%(3/7);后者则认为消失领结征和髁间窝碎片征具有相同的敏感性,这个与 Üstün 等人[3] 得出的结果相似,两者有相同且较高的敏感性(98%)。而后 Dorsay 等人[4] 统计了一组半月板 BHT 的 MRI 征象,其中髁间窝碎片征的敏感性是 76.7%,特异性是 82.1%,较前面的研究敏感性稍低。Magee 等人[5] 研究发现,使用短时间反转恢复序列(short time inversion recovery,STIR)可提高诊断半月板 BHT 的敏感性,28/30(93%)个内镜证实的半月板 BHT 患者显示了髁间窝碎片征或半月板翻转征或双后交叉韧带征。Vande[6] 等人研究 MRI 诊断髁间窝碎片的敏感性和特异性,两个观察者在矢状位上的结果是 65% 和 77%、78% 和 73%;在冠状位上的结果为 54% 和 62%、90% 和 93%。虽然以上研究结果存在稍微不一致,但总体趋势是一样的,即在矢状位上敏感性稍高于冠状位,特异性稍低于冠状位。在脂肪抑制系列轴位图像上有相同(62%)的敏感性和较高的特异性(93%、94%)。因此认为脂肪抑制序列有助于改善髁间窝碎片的特异性诊断。国内也有一些关于半月板桶柄状撕裂的研究,张郡[7] 等人统计了 9 种有关半月板 BHT 征象的敏感性与特异性,髁间窝碎片征敏感性为 96.3%,特异度为 97.5%,较高且与国外研究有一定差异。

2002 年,Fujikawa 等人[8] 报道了两个"特殊的髁间窝碎片",其中一个是一名 22 岁橄榄球运动员,他的右侧膝关节外侧半月板呈环状,后半部分有一个很小的撕裂,在 MRI 图像上看到髁间窝内低信号"碎片",但该患者并没有半月板 BHT。还有一个是 32 岁男士,运动时膝关节承重面外翻应力损伤,在 MRI 正中冠矢状位上出现髁间窝内"碎片"而诊断半月板 BHT,而内镜证实为整个外侧半月板由内向外"翻转",而体部位移至髁间窝处,整个半月板并未撕裂。2005 年 Bugnone 等人[9] 也报道了一例特殊的髁间窝碎片,该患者是一个 22 岁年轻男人,摩托车事故损伤右膝关节,MRI 矢状位检查发现髁间窝两个碎片,伴前交叉韧带损伤。后关节镜证实为内外侧半月板同时发生 BHT。

### 判读要点

• 半月板桶柄状撕裂的间接征象;诊断敏感性不高,但特异性较高;

• 在 MRI 脂肪抑制序列上观察最佳,冠状位或矢状位均可;冠状位最佳,注意区分前、后交叉韧带结构;

• MRI 注意观察伴发的前、后交叉韧带损伤。

## 参 考 文 献

[1] WRIGHT D H,DE SMET A A,NORRIS M. Bucket-handle tears of the medial and lateral menisci of the knee: value of MR imaging in detecting displaced fragments [J].American Journal of Roentgenology,1995,165(3): 621-625.

[2] VERVERIDIS A N, VERETTAS D A, KAZAKOS KJ, et al. Meniscal bucket handle tears: a retrospective study of arthroscopy and the relation to MRI [J]. Knee Surgery Sports Traumatology Arthroscopy Official Journal of the Esska, 2006, 14(4): 343-349.

[3] ÜSTÜN AYDINGÖZ, FIRAT AK, ATAY AÖ, et al. MR imaging of meniscal bucket-handle tears: a review of signs and their relation to arthroscopic classification [J]. European Radiology, 2003, 13(3): 618-625.

[4] DORSAY TA, HELMS CA. Bucket-handle meniscal tears of the knee: sensitivity and specificity of MRI signs[J]. Skeletal Radiology, 2003, 32(5): 266-272.

[5] MAGEE TH, HINSON GW. MRI of meniscal bucket-handle tears [J]. Skeletal Radiology, 1998, 27(9): 495-499.

[6] VANDE BERG BC, MALGHEM J, POILVACHE P, et al. Meniscal tears with fragments displaced in notch and recesses of knee: MR imaging with arthroscopic comparison [J]. Radiology, 2005, 234(3): 842-850.

[7] 张郡, 李晶晶, 赵晓东, 等. 3.0T 高场 MRI 在半月板桶柄状撕裂应用研究[J]. 西北国防医学杂志, 2015(4): 237-240.

[8] FUJIKAWA A, AMMA H, UKEGAWA Y, et al. MR imaging of meniscal malformations of the knee mimicking displaced bucket-handle tear [J]. Skeletal Radiology, 2002, 31(5): 292-295.

[9] BUGNONE A N, RAMNATH R R, DAVIS S B, et al. The quadruple cruciate sign of simultaneous bicompartmental medial and lateral bucket-handle meniscal tears [J]. Skeletal Radiology, 2005, 34(11): 740-744.

# 13. 半月板翻转征
## The Flipped Meniscus Sign

**表现**

MRI 矢状位显示半月板前角增大, 高度大于 6mm, 伴有同侧半月板后角变小或缩短。若异位的半月板碎片有损伤, T2WI 为高信号(图 7-13-1)。

**解释**

半月板前后角在 MRI 矢状位上呈相对的两个三角形结构, 前后角高度一般在 5mm 左右。当半月板发生桶柄样撕裂(bucket-handle tear, BHT)时, 内侧缘碎片向前移位、翻起至同

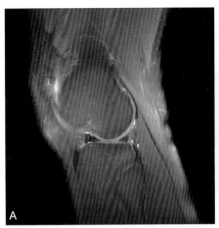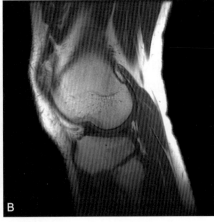

**图 7-13-1　半月板翻转征**

A~B. T2WI、PDWI 矢状位显示半月板前角高度增加, 大于 6mm, 伴后角缩小或消失

侧半月板前角处,与正常半月板前角在垂直方向上并列并靠在一起。同侧半月板后角体积减小。MRI 矢状位上难以区分正常的半月板前角和"翻至此处的碎片",表现为前角三角形低信号的高度增加(超过 6mm)伴有同侧半月板后角三角形结构的变小或缩短,此即为半月板翻转征。

**讨论**

半月板翻转征最早由 Haramati 等[1]提出,他们收集了 10 例膝关节 MRI 矢状位上半月板前角高度≥8mm 的病例,9 例为外侧半月板、1 例为内侧半月板,其中 2 例经手术证实为半月板桶柄状撕裂,因而他们认为出现该征象是 BHT 后角撕裂,碎片前翻至前角处所致,并总结半月板翻转征具有两个特点:①半月板后角撕裂致其未显示;②同侧半月板前角增高,大于 8mm。相关研究[2]显示,16 例出现半月板翻转征的病例后均被手术证实为半月板 BHT,但"碎片"后缘仍与后角相连,即为半月板 BHT 而非 Haramati 等描述的"半月板后角撕裂,游离的后角翻至前角",同时也提出只要增高的半月板前角超过 6mm,伴有后角的缩短,即可诊断半月板翻转征。在他们的报道中,半月板翻转征敏感性为 41%(16/39),其中,内侧半月板敏感性为 44%(14/32),外侧半月板敏感性为 29%(2/7)。Ruff 等[3]研究半月板 BHT 碎片,提出 MRI 矢状位像上"翻"至前角处的碎片与正常前角很难区分,仅有部分病例在二者之间有一条细的高信号带将其分开,形似撕裂而增大的半月板前角。Üstün 等[4]也报道了这一点,在他们与关节镜对比的研究中,该征象敏感性只有 29%。与 Ververidis 等[5]类似的研究得出的 25% 的敏感性结果一致。Dorsay 等[6]回顾性分析了 43 例半月板 BHT 的患者,28 例观察到了半月板翻转征,敏感性为 65.1%,特异性为 89.7%,与消失领结征一起出现,则敏感性升高到 96.4%。另外,半月板翻转征不仅仅见于半月板 BHT,Chen 等[7]统计的 43 例半月板有碎片形成的撕裂患者中,27 例(62.8%)出现了该征象。张郡等[8]统计了 9 种有关半月板 BHT 征象的敏感性与特异性,半月板翻转征敏感性只有 18.5%,特异性高达 100%,与国外研究较低的敏感性类似。盘状半月板、前角撕裂、重度变性和囊肿形成可引起假阳性。

半月板翻转征还可见于一些特殊情况。Ahn 等[9]报道了一例外侧半月板桶柄样双纵向撕裂的病例,两个碎片都位移到了髁间窝处,冠矢状位可以看到髁间窝碎片,矢状位还可看到前角处两个碎片和正常的前角,同层面半月板后角缩小(类似双半月板前角征),作者称其为双 - 半月板翻转征。Choi 等[10]报道一组盘状半月板中央凹撕裂的患者,有 28%(10/36)出现了该征象。

**判读要点**

- 半月板桶柄状撕裂间接征象;
- 在膝关节 MRI 矢状位观察;
- 前角高度 >6mm 伴后角缩短或变小;
- 低敏感性、高特异性;
- 注意与双半月板前角征鉴别。

# 参 考 文 献

[ 1 ] HARAMATI N,STARON RB,RUBIN S,et al.The flipped meniscus sign [ J ].Skeletal radiology,1993,22(4):273-277.

［2］WRIGHT D H,DE SMET A A,NORRIS M. Bucket-handle tears of the medial and lateral menisci of the knee：value of MR imaging in detecting displaced fragments［J］.American Journal of Roentgenology,1995,165（3）:621-625.

［3］RUFF C,WEINGARDT J P,RUSS P D,et al. MR imaging patterns of displaced meniscus injuries of the knee［J］.American Journal of Roentgenology,1998,170（1）:63-67.

［4］ÜSTÜN AYDINGÖZ,FIRAT A K,ATAY A Ö,et al. MR imaging of meniscal bucket-handle tears：a review of signs and their relation to arthroscopic classification［J］. European Radiology,2003,13（3）:618-625.

［5］VERVERIDIS A N,VERETTAS D A,KAZAKOS K J,et al. Meniscal bucket handle tears：a retrospective study of arthroscopy and the relation to MRI［J］. Knee Surgery Sports Traumatology Arthroscopy Official Journal of the Esska,2006,14（4）:343-349.

［6］DORSAY T A,HELMS C A. Bucket-handle meniscal tears of the knee：sensitivity and specificity of MRI signs［J］. Skeletal Radiology,2003,32（5）:266-272.

［7］CHEN H C,HSU C Y,SHIH T T,et al. MR imaging of displaced meniscal tears of the knee. Importance of a "disproportional posterior horn sign"［J］. Acta Radiologica,2001,42（4）:417.

［8］张郡,李晶晶,赵晓东,等. 3.0T 高场 MRI 在半月板桶柄状撕裂应用研究[J]. 西北国防医学杂志,2015（4）:237-240.

［9］AHN J H,YIM S J,SEO Y S,et al. The double flipped meniscus sign：unusual MRI findings in bucket-handle tear of the lateral meniscus［J］. Knee,2014,21（1）:129-132.

［10］CHOI J W,CHUNG H W,AHN J H,et al. Central hole tear of the discoid meniscus of the knee in magnetic resonance imaging：mimicking the bucket-handle tear［J］. Journal of Computer Assisted Tomography,2009,33（1）:155.

# 14. 双半月板前角征
## The Double Anterior Horn Sign

### 表现

MRI 矢状位上于正常半月板前角区域见到一前一后两个类三角形低信号改变,形似两个半月板前角,伴同侧半月板后角形态异常(减小或消失),称双半月板前角征。部分病例 T2WI 可见局灶或线样高信号(图 7-14-1)。

### 解释

当半月板发生 BHT 时,内侧缘碎片向前移位至同侧半月板前角处,与正常半月板前角在水平方向上并列,并将其稍向前推挤,同侧半月板后角体积减小。MRI 矢状位上呈一前一后两个类三角形低信号改变,靠前者为正常的半月板前角,靠后者为撕裂的向前移位的半月板碎片,二者之间可存在一定间隙。此即双半月板前角征。

### 讨论

双半月板前角征最早由 Ruff 等[1]提出,在他们

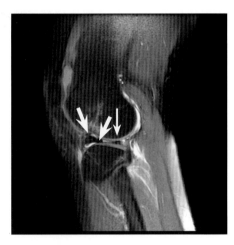

**图 7-14-1 双半月板前角征**

MRI 矢状位显示半月板前角区域两个类三角形半月板前角样的结构(粗箭头),伴后角结构减小或消失(细箭头)

半月板 BHT 的患者中，MRI 矢状位像上部分患者可出现两个三角形低信号影，形状大小相似，他们认为与半月板翻转征"中前移的碎片与正常半月板前角呈垂直方向并列并靠在一起"不同，这 2 个碎片是一前一后在水平方向上并列的，并且没有翻转，为避免混淆而将其命名双半月板前角征。与半月板翻转征一样，二者在内、外侧半月板 BHT 时均可见到，且常与双后交叉韧带征及髁间窝碎片征一起出现，单独出现的情况很少见。之前的研究者，如Wright 等[2]将该征象认为是半月板翻转征，与半月板翻转征一起统计给出的敏感性也仅仅达到 41%（16/39），其中，内侧半月板敏感性为 44%（14/32），外侧半月板敏感性为 29%（2/7）。可见其同半月板翻转征一样，敏感性很低，并且 Ruff[1]认为当碎片较小时，这两个征象的敏感性可能会相对地有所提高。Üstün 等[3]将 MRI 征象与关节镜对比，诊断半月板 BHT，结果双半月板前角征诊断半月板 BHT 的敏感性较低，与半月板翻转征一样只有 29%。认为该征象常与髁间窝碎片征或双后交叉韧带征伴随出现，认为当出现三个以上提示半月板 BHT 的征象时，才有较高的诊断准确性。他们还提出[4]，53% 的半月板前角韧带会在 MRI 矢状位上出现，形成双半月板前角征的改变导致假阳性。Ververidis 等[5]与内镜对比研究，双半月板前角征的敏感性为 33%，与国内研究[6]结果一致。牛尚甫等[7]和 Wright 一样将双半月板前角征与半月板翻转征归为一类统计，得出的敏感性和特异性为 18.2% 和 99.2%。因此认为半月板 BHT 时，双半月板前角征不常出现，但是一旦出现该征象就强烈提示半月板 BHT，且碎片主要是向前移动。Ahn 等[8]报道了一例特殊的外侧半月板桶柄样双纵向撕裂的病例，两个碎片都位移到了髁间窝处，矢状位可看到前角处正常的前角和两个碎片，同层面半月板后角缩短，作者称其为双 - 半月板翻转征。

**判读要点**

- 半月板桶柄样撕裂间接征象；
- 在膝关节 MRI 矢状位观察；
- 碎片与正常前角水平方向上并列；
- 靠前者为半月板前角，靠后者为碎片；
- MRI 注意与半月板翻转征鉴别。

# 参 考 文 献

[1] RUFF C，WEINGARDT J P，RUSS P D，et al. MR imaging patterns of displaced meniscus injuries of the knee [J].American Journal of Roentgenology，1998，170（1）：63-67.

[2] WRIGHT D H，DE SMET A A，NORRIS M. Bucket-handle tears of the medial and lateral menisci of the knee：value of MR imaging in detecting displaced fragments [J].American Journal of Roentgenology，1995，165（3）：621-625.

[3] ÜSTÜN AYDINGÖZ，FIRAT AK，ATAY AÖ，et al. MR imaging of meniscal bucket-handle tears：a review of signs and their relation to arthroscopic classification [J]. European Radiology，2003，13（3）：618-625.

[4] ÜSTÜN AYDINGÖZ，KAYA A，ATAY AÖ，et al. MR imaging of the anterior inter meniscal ligament：classification according to insertion sites [J]. European Radiology，2002，12（4）：824-829.

[5] VERVERIDIS AN，VERETTAS DA，KAZAKOS KJ，et al. Meniscal bucket handle tears：a retrospective study of arthroscopy and the relation to MRI [J]. Knee Surgery Sports Traumatology Arthroscopy Official Journal of the Esska，2006，14（4）：343-349.

[6] 张郡，李晶晶，赵晓东，等 . 3.0T 高场 MRI 在半月板桶柄状撕裂应用研究[J]. 西北国防医学杂志，2015

(4):237-240.

[7] 牛尚甫,骆俊. 磁共振对膝关节半月板桶柄状撕裂的诊断价值[N]. 蚌埠医学院学报,2015,40(4):519-522.

[8] AHN JH,YIM SJ,SEO YS,et al. The double flipped meniscus sign:unusual MRI findings in bucket-handle tear of the lateral meniscus[J]. Knee,2014,21(1):129-132.

# 15. 半月板漂浮征
## The Floating Meniscus Sign

### 表现

半月板漂浮征又称半月板-关节囊分离,在 MRI 矢状位或冠状位显示,表现为半月板从胫骨平台撕裂、分离,二者间隙内积液进入,T2WI 条状高信号,形似半月板漂浮于积液之上(图 7-15-1)。

### 解释

半月板是位于膝关节股骨与胫骨之间的半月状软骨,起到稳定、润滑膝关节的作用。在磁共振上半月板表现为股骨、胫骨之间的低信号影,其周可有少量关节滑液。冠状韧带位于膝关节囊的深层,将半月板外周缘与内外侧髁相连,下方与胫骨髁的骨膜相联合,限制半月板不向侧缘滑动。

半月板漂浮征是由于半月板与胫骨平台间的冠状韧带撕裂,导致半月板上移,与胫骨平台间积液,半月板似漂浮于积液之上,又称为半月板-关节囊分离,是一种特殊类型的半月板撕裂。当发生急性创伤引起膝关节运动的突然变化,导致半月板被动

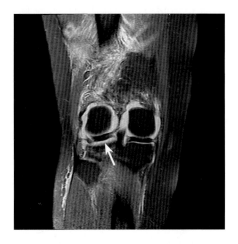

**图 7-15-1　半月板漂浮征**
PDWI 压脂冠状位示半月板-关节囊完全分离,外侧半月板前角与胫骨平台之间条片高信号(箭头),厚度 >5mm

性矛盾运动,使半月板的薄弱缘撕裂,半月板从胫骨平台分离。MRI 矢状位或冠状位上,半月板与相邻胫骨平台之间可见厚度 >3mm 的积液。积液厚度 3~5mm 为部分撕裂,厚度 >5mm 为完全撕裂。

### 讨论

半月板除由前、后角韧带固定于胫骨髁间区外,还有板髌韧带、膝横韧带、关节囊韧带等稳定结构[1]。关节囊韧带包括半月板股骨韧带及半月板胫骨韧带,其中半月板胫骨韧带又叫冠状韧带。冠状韧带将半月板固定于胫骨平台,但其靠近髁间隆起处的小部分并不存在,有利于半月板前后滑动[2-3]。当膝关节遇到急性严重创伤导致冠状韧带撕裂时,半月板无法固定在胫骨平台而向股骨方向移位,半月板与胫骨平台间形成间隙,关节液进入该间隙。运动半月板漂浮征是诊断冠状韧带撕裂的间接征象,对临床手术方式的制定有提示作用。测量方法为矢状位或冠状位上,选择半月板与胫骨平台间关节液最多的层面测量其厚度。

Rubin 等[4]通过对 21 例半月板损伤患者 MRI 表现与关节镜下对比,首次提出半月板

漂浮征(the floating meniscus sign)。并将半月板 - 关节囊分离分为部分及完全两个程度。Bikkina 等[5]人研究表明,当半月板与胫骨平台之间积液 >3mm,对该征象的提示作用大。这 21 例病人中有 19 例经历了严重的急性创伤,其中 9 例患者膝关节完全脱位,故急性创伤是引起冠状韧带撕裂的主要原因。

半月板漂浮征发生率并不高,Francavilla 等[6]回顾性收集 2436 个膝关节 MRI 检查中仅有 8 例出现该征象,且均伴有不同程度的其他韧带损伤,尤其是前交叉韧带损伤,其中 2 例还伴有临近骨组织挫伤。但该征象的特异度高,Bikkina、Francavilla[5-6]等研究中特异度分别为 85.72%、75%,且外侧半月板比内侧多见。Francavilla[6]等人将半月板与胫骨平台积液厚度在 3~5mm 者称为部分分离,若不伴有其他韧带的损伤,可自行恢复;积液厚度 >5mm 者称为完全分离,需外科手术治疗。

在 MRI 对冠状韧带撕裂的判断过程中,冠状韧带较难直接观察,半月板漂浮征为间接征象。MRI 中除了观察半月板 - 胫骨平台间有无积液外,还应仔细观察膝关节其他韧带及骨组织是否发生损伤,以免漏诊。

通常而言,若半月板 - 关节囊完全分离,即半月板 - 胫骨平台间积液厚度 >5mm,需行外科手术,以免关节不稳造成二次损伤[7]。

### 判读要点

- 冠状韧带撕裂的间接征象,又称半月板 - 关节囊分离;
- 在膝关节 MRI 矢状或冠状位观察;
- 半月板 - 胫骨平台间积液厚度 >3mm,较少发生,但特异度高;
- 当半月板 - 关节囊分离 >5mm 时,需手术治疗;
- 极易伴发其他韧带损伤,MRI 应注意观察。

## 参 考 文 献

[1] 高雨琴,单娜娜,任仲一,等. 膝关节半月板和冠状韧带的解剖学研究及其临床意义[J]. 中华解剖与临床杂志,2010,15(2):97-100.

[2] COVEY D C. Injuries of the posterolateral corner of the knee [J]. Journal of Bone & Joint Surgery,2001,83-A (1):106-118.

[3] HAIMS A H,MEDVECKY M J,JR P R,et al. MR imaging of the anatomy of and injuries to the lateral and posterolateral aspects of the knee [J].American Journal of Roentgenology,2003,180(3):647.

[4] RUBIN D A,BRITTON C A,TOWERS J D,et al. Are MR imaging signs of menisco capsular separation valid? [J]. Radiology,1996,201:829-836.

[5] BIKKINA R S,TUJO C A,SCHRANER A B,et al. The "floating" meniscus:MRI in knee trauma and implications for surgery [J].American Journal of Roentgenology,2005,184(1):200-204.

[6] FRANCAVILLA G,IOVANE A,SORRENTINO F,et al. Role of low-field magnetic resonance imaging in the detection of floating meniscus sign as consequence of sport-related trauma [J]. Medicina dello sport;rivista di fisiopatologia dello sport,2010,63(2):255-264.

[7] NICOLAS L,JEAN FN,SERGE H,et al. A Current Review of the Meniscus Imaging:proposition of a useful tool for its radiologic analysis [J].Radiology Research and Practice, 2016,(03):1-25.

# 16. 半月板突出
## The Meniscus Extrusion

### 表现

半月板突出是指半月板脱离其正常位置,向周缘方向移位。测量方法为在膝关节 MRI 冠状位图像上,在半月板体部的中央平面测量半月板外缘距胫骨平台关节面边缘(不是骨赘边缘)的最大距离。半月板的生理性位移通常 <3mm,因此一般将≥3mm 的半月板位移称为病理性位移(图 7-16-1)。

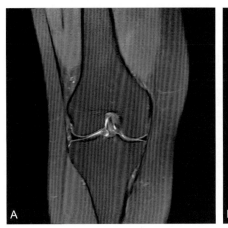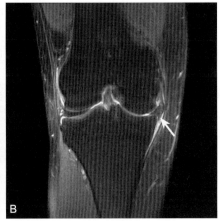

图 7-16-1 半月板突出

A. 正常半月板;B. 半月板退变并半脱位,内侧半月板内示点状高信号(箭头)

### 解释

半月板位于股胫关节间隙内,呈环状楔形,上面凹入股骨内外侧髁,下面光滑与胫骨平台附着[1],是膝关节重要的稳定装置。半月板是一种弹性纤维软骨,其内的胶原纤维呈环状、放射状排列;双侧半月板前后角均借嵌插韧带与胫骨平台相连,嵌插韧带与环形胶原纤维相连续;负荷状态下,两者共同形成对抗半月板膨出的反作用力,又称箍型应力。任何破坏箍型应力的因素均可导致半月板失稳和周缘性移位[2],主要因素包括:自身结构损伤,如半月板桶柄状撕裂、放射状撕裂、半月板根部(后跟)撕裂等;周围稳定结构破坏,如冠状韧带、膝横韧带、板股韧带损伤或缺失。半月板发生病理性移位时,即使半月板组织尚完整存在,但是已丧失其正常解剖位置,无法充分发挥生理功能,可以视为"功能性"半月板切除。此时半月板生理功能的缺失,导致膝关节内环境稳定性的丧失,从而加速膝关节退变[3]。

根据活体动态 MRI 研究,在正常负重状态下,半月板具有一定的活动度,并存在生理性周缘性移位现象[4],但其位移小于 3mm。半月板突出是指半月板脱离正常的解剖位置,向外移位超出胫骨平台边缘 3mm 以上的现象。

讨论

半月板周缘性移位这一征象已被认为是半月板损伤的直接征象之一,若出现此征象还需注意观察半月板是否伴有复杂撕裂、膝关节固定装置损伤等,尤其是半月板后跟部的损伤。

目前,国内外有关半月板周缘性移位现象的命名还不统一。国外学者 Fairbank[5] 在1948 年首次对这一现象进行描述,并称之为半月板离心性移位,随后 Smith[6] 提出半月板突出的概念。国内学者孙坚[3]首次提出半月板周缘性移位的说法,被部分学者认同。但由于半月板向前、后移位不常见,之后也有部分学者将此现象定义为半月板突出。由于内侧半月板为 C 形,更易发生突出,故中外报道中多是对内侧半月板突出的研究。

除了命名不统一之外,对于半月板周缘性移位的判定标准和测量方法也存在不同意见。Miller[7]等人认为半月板外侧缘超出胫骨平台关节面 25% 以上就存在半月板突出,并将半月板周缘性移位分为 3 度:Ⅰ度移位指数 ≤ 0.25;Ⅱ度 0.25< 移位指数 ≤ 0.5;Ⅲ度移位指数 >0.5。但该方法在没有工作站的情况下不易实现,且较烦琐,临床不易推广应用。同时,Kenny[8]提出从股骨远端关节面内、外侧缘和胫骨平台内、外侧缘作连线,以此为基线,如果半月板组织超出该基线,判定为周缘性半月板脱位。国内学者陈坚[3]等对 Kenny 的判定标准和测量方法进行改良,在 MRI 上以股骨和胫骨平台关节面的内外侧缘为基线,将半月板超出设定标志且出现的层数超过三层以上判定存在半月板周缘性移位。但孙仁光[9]等研究显示膝关节面对位不良的情况下,上述方法可能使部分半月板被人为地判定在连线以外,造成测量误差。同时,以常规的层厚(4mm)和层间隔(1mm)计算,半月板超出设定基线且出现的层数超过 3 层以上的判定,也即以半月板周缘性移位≥1.5mm 为诊断标准,该标准的阈值较低,可能将较多无临床体征的病例包括在内。Breitenseher[10]等的研究将标准设定为半月板外周缘与胫骨平台边缘之间的距离≥3mm 即为半月板半脱位,此方法简单、易观察。孙仁光[9]等采用 Breitenseher[10]等提出的方案进行临床研究,发现影像与临床诊断该征象的符合率较高,且方法易掌握,适合在诊断医师及影像技师中推广。

Crema[11]等大样本研究表明,半月板突出可导致膝关节骨性关节炎,各种原因引起的半月板半脱位都能引起膝关节骨性关节炎的发生或(和)发展,而该病给患者造成了相当大的痛苦。所以,有必要利用好 MRI 这种无创性的影像学检查方法,使半月板半脱位得以早期确诊,以利于早期治疗。

判读要点
- 半月板移位的直接征象;
- 在膝关节 MRI 冠状位半月板体部的中央平面观察;
- 半月板外缘超出胫骨平台关节面边缘≥3mm;
- 常伴发半月板复杂撕裂或膝关节支持系统损伤,应注意观察。

# 参 考 文 献

[1] 李润根,郭永明,滕云升.膝关节半月板周缘性脱位的 MRI 诊断及文献复习[J].中国临床研究,2011,24(5):416-417.
[2] 陈旭,谭利华.膝关节半月板位移的临床与影像学意义[J].国际医学放射学杂志,2009,32(4):365-368.

[ 3 ] 陈坚,吕厚山,劳山,等.膝关节半月板周缘性移位现象的初步 MRI 研究[J].中华放射学杂志,2006,40(6):612-615.

[ 4 ] VEDI V,WILLIAMS A,TENNANT S J,et al. Meniscal movement an in-vivo study using dynamic MRI [J]. Journal of Bone & Joint Surgery British Volume,1999,81(1):37-41.

[ 5 ] FAIRBANK T J. Knee joint changes after meniscectomy [J]. Journal of Bone & Joint Surgery British Volume,1948,30B(4):664.

[ 6 ] SMITH F B,BLAIR H C. Tibial collateral ligament strain due to occult derangements of the medial meniscus; confirmed by operation in thirty cases [J]. Bulletin.portland Or.clinic,1954,8(2):49.

[ 7 ] MILLER T T,STARON R B,FELDMAN F,et al. Meniscal position on routine MR imaging of the knee [J]. Skeletal Radiology,1997,26(7):424.

[ 8 ] KENNY C.Radial displacement of the medial meniscus and Fairbank's signs [J]. Clinical Orthopaedics & Related Research,1997,339(339):163.

[ 9 ] 孙仁光,王希强,房刚,等.膝关节半月板半脱位的 MRI 测量与诊断[J].中华损伤与修复杂志,2010,05(3):48-50.

[ 10 ] BREITENSEHER M J,TRATTNI S,DOBROCKY I,et al. MR imaging of meniscal subluxation in the knee[J]. Acta Radio logica,1997,38(5):876-879.

[ 11 ] CREMA M D,ROEMER F W,FELSON D T,et al. Factors associated with meniscal extrusion in knees with or at risk for osteoarthritis:the Multicenter Osteoarthritis study [J]. Radiology,2012,264(2):494.

# 17. 半月板囊肿
## The Meniscus Cyst

### 表现

半月板囊肿的 MRI 典型表现为半月板外缘与关节囊之间出现的囊性病变,MRI 信号特点为 T1WI 呈稍低或低信号,信号均匀;T2WI 脂肪抑制呈高信号(图 7-17-1)。

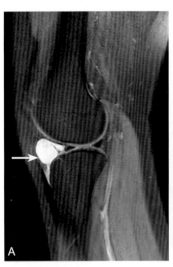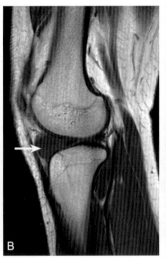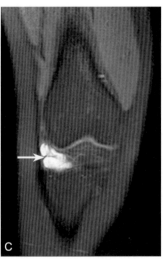

图 7-17-1　半月板囊肿

A. T2WI 压脂矢状位内侧半月板前角旁见类圆形长 T2 信号影(箭头);B. T1WI 矢状位病灶呈长 T1 信号(箭头);C. 病灶主要位于半月板前角边缘和关节囊之间(箭头)

**解释**

半月板囊肿发病年龄主要为年轻人,运动员较多见,多数发生在外侧半月板,与内侧之比为 5∶1~10∶1。其形成多数与外伤有关[1]。常见的有半月板内囊肿和半月板周围囊肿。

膝关节半月板为纤维软骨组织,呈周缘厚,内缘薄的楔形,从平面上看为半月形,称为半月板;其充填于股骨髁与胫骨髁之间,有增强膝关节稳定的作用。半月板结构和功能的特点决定了它是膝关节内很易损伤的组织之一。在从事剧烈运动和特殊职业的人员中,半月板损伤的概率更高。

半月板囊肿病理实质为半月板囊性改变,其发病因尚不完全清楚,主要有胚胎发育异常、局部疾患和外伤等学说[2-4]。半月板囊肿多发于外侧半月板的前外侧,主要位于半月板前角边缘和关节囊之间,国内外报道外侧半月板囊肿占半月板囊肿的 66.7%~69%。造成这一状况主要原因是,外侧半月板所承受负荷大而易受损伤,其次是半月板呈"O"型解剖结构特点,外侧半月板宽厚,营养缺乏容易发生黏液样变形。形成半月板囊肿的病理基础,一般认为是由于关节腔液体渗入到半月板关节囊连接处,经过长期积聚而成。半月板囊肿患者均合并有水平撕裂或纵向撕裂的伴随征象,说明囊肿的形成与半月板撕裂有极大的相关性。

**讨论**

影像学在半月板囊肿的诊断中起着重要的作用,常用的影像检查方法包括超声、CT 和磁共振成像。MRI 是一种无创伤性影像学检查手段,具有软组织分辨率好,影像直观、标准化,可清晰分辨骨关节及软组织结构,对液体成分敏感显示,并可进行定性分析等特点,在骨关节系统中有着广泛的应用,在半月板囊肿的诊断有着独到之处[5]。在 MRI 图像上半月板囊肿一般表现为圆形或类圆形异常信号,边界清晰,常位于半月板外缘与关节囊之间,亦可位于半月板内,在 T1WI 上呈稍低信号或等信号,当合并出血和囊液含有蛋白成分时在 T1WI 上呈高信号,在 T2WI 上呈明显的高信号。吹气球征即病灶内缘与半月板撕裂处相连,为半月板囊肿的典型 MRI 表现[6]。病灶的信号一般大致均匀,亦可有分隔及液体分层现象,这种表现在 T2WI 上较为明显,出现分层现象表明囊液内含有出血或蛋白,液体内成分的比重不同,上层为比重较低的液体,下部为混杂有血红蛋白等大分子的液性成分,躺卧后经过一定时间的沉降,液体分层在 MRI 成像时可以得到明确显示。结合病变的形态和位置,可以分为半月板旁型,半月板内型和滑膜囊肿型[7]。

半月板囊肿的 MRI 典型表现为半月板外缘与关节囊之间出现的囊性病变,MRI 信号特点为 T1WI 呈稍低或低信号,信号均匀;T2WI 脂肪抑制呈高信号。有时 T2WI 见囊肿内呈分隔、分层征象,结合临床首先应该考虑为囊肿内出血。增强扫描一般病变无强化或边缘轻度强化,特别是合并感染等继发病变时可以有轻度边缘强化。

临床上可有或无症状,典型表现为局部压痛,偶尔伴有沿着关节边缘的局部肿胀,可触及包块。半月板囊肿的临床症状多与合并的膝关节病变有关,如半月板的损伤、膝关节积液以及有无骨软骨损伤等有关。明确诊断利于早期治疗。

**判读要点**

• 主要位于半月板前角边缘和关节囊之间;
• 在膝关节侧位片或 MRI 矢状位观察;
• T1WI 呈稍低或低信号;

- T2WI 脂肪抑制呈高信号；
- 增强扫描病变无强化或边缘轻度强化。

# 参 考 文 献

［1］KRYCH A J,SOUSA P L,KING A H,et al. Intra-articular diagnostic injection exhibits poor predictive value for outcome after hip arthroscopy［J］. Arthroscopy：the journal of arthroscopic & related surgery：official publication of the Arthroscopy Association of North America and the International Arthroscopy Association，2016,32（8）:1592-1600.

［2］RAMMELT S,ZWIPP H. Intra-articular osteotomy for correction of malunions and nonunions of the tibial pilon［J］. Foot & Ankle Clinics,2016,21（1）:63-76.

［3］CREGAR L C,WHITNEY M S,CHIGERWE M,et al. What is your diagnosis? Bovine synovial fluid［J］. Veterinary Clinical Pathology,2015,44（3）:453-454.

［4］HUNTOON M.Vertebral compression fractures in elderly osteoporosis patients receiving glucocorticoid intra-articular injections［J］. Pain Practice,2006,6（3）:206.

［5］TODD,FERLO J. Chondrolysis linked to intra-articular infusions［J］. Nursing,2010,40（6）:18-19.

［6］GOEL A. Interfacetal intra-articular spacers：emergence of a concept［J］. Journal of Craniovertebral Junction & Spine,2016,7（2）:72.

［7］COUDERC M,MATHIEU S,GLACE B,et al. Efficacy of anakinra in articular chondrocalcinosis：report of three cases［J］. Joint Bone Spine Revue Du Rhumatisme,2012,79（3）:330-331.

# 18. 独 眼 征
## The Cyclops Sign

### 表现

前交叉韧带重建术后，髁间窝移植物前缘可见由纤维瘢痕组织形成的局灶性结节，关节镜下呈红 - 蓝色，类似于眼睛，称为独眼征。T2WI 结节呈低信号，易与周围高信号积液区分，增强结节无强化（图 7-18-1）。

### 解释

前交叉韧带（anterior cruciate ligament,ACL）起于胫骨隆突的前内方止于股骨外侧髁内侧面的后方，其作用是对抗胫骨前移、防止膝关节过伸和过度旋转。当 ACL 完全或部分断裂时，需要做前交叉韧带重建手术，手术方法最常采用的是腘绳肌腱重建。重建的目的是为了最大限度地恢复关节功能，改善患者的生存质量。但前交叉韧带重建术后会引起相应的并发症，限制膝关节的活动能力和范围，多在术后 6 个月到 1 年内出现。其中膝关节纤维化和移植物撞击是引起膝关节伸直受限的主要原因，而以局限性纤维化尤其明显。

独眼征（cyclops sign）即发生在膝关节腔内 ACL 移植物前方纤维瘢痕组织形成的局灶性结节，可引起关节疼痛及前伸受限。外伤 4 周内 ACL 重建的患者其局灶性纤维化的发生率较 4 周后手术的发病概率高，尤其是术前膝关节没有充分 90°屈曲的患者[1]。其形成机制

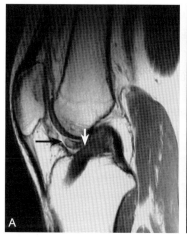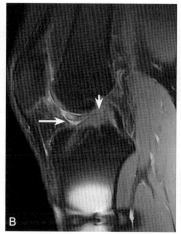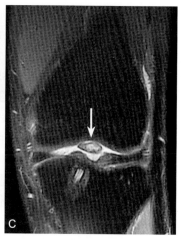

图 7-18-1 独眼征

A. T1WI 矢状位,ACL 移植物(小箭头)前方等信号结节(大箭头);B. T2WI 压脂矢状位,ACL 移植物(小箭头)前方低/等信号结节(大箭头),与周围关节滑液分界清晰;C. T2WI 冠状位,可见等/低信号结节(大箭头)

说法不一[2,3]:①由重建时骨道钻取的残留物增生而成;②由于移植物表面肌腱断裂后增生引起;③对于骨道位置选取不佳的情况,关节常常发生撞击,从而造成局部炎性反应性增生。

局灶性纤维化可首先积极地进行物理治疗使纤维化破碎、溶解,若不成功,则需要关节镜手术切除瘢痕组织。

**讨论**

Cyclops 综合征首先在 1990 年被 Jackson and Schaefer 提出[4]。并将其定义为由于前交叉韧带重建术后,重建物髁间窝前方形成纤维瘢痕结节,导致膝关节伸直功能部分丧失。该局灶性纤维结节在 T2WI 上表现为低信号,与周围关节液的高信号对比明显,故称为独眼征。

国外研究表明独眼综合征在 ACL 重建术后的发生率为 2%[3]~35%[2],该症状可导致膝关节伸直受限 0°~30°。独眼征的发生率和严重程度与以下因素相关:移植物所致膝关节伸直紧张、移植物的位置、髁间窝扩大、术后固定时间较短及较早被动康复训练等。然而,Muellner[5]研究表明,独眼征的严重程度与物理康复、移植物的位置无关。Fujii 等[6]通过在 MRI 上测量 ACL 重建术后股骨髁间窝的横截面积,得出髁间窝过小与形成局限性纤维瘢痕结节密切相关的结论,所以在手术中髁间窝的扩大术是很有必要的。

Muellner 等[5]认为局灶性结节的大小、病理特点与膝关节受限程度有关:①若结节由纤维组织及纤维瘢痕组织形成(平均大小约 8mm×6mm),常不会引起相应症状;②若结节平均大小约 14mm×8mm 时,其内含有骨、软骨成分或血管形成,可导致膝关节伸直角度平均减少 19°。约 5% 的 ACL 急性断裂合并伸膝功能丧失患者会形成,其成因与韧带纤维损伤及炎性修复过程有关[7-9]。局灶性结节常在 ACL 重建术后发生,平均发生时间为 6 个月 (2 个月~3 年)。MRI 是 ACL 重建术后的首选检查方法,不仅可以显示重建物的完整性,还能评估手术并发症。MRI 上独眼征表现为位于前交叉韧带移植物髁间窝前方边界清晰的软组织结节,以矢状位 T2WI、T2WI 压脂序列观察最佳。Cyclops 病变内含有纤维组织成分,其在 T1WI、T2WI 上表现均表现为低信号;T1WI 上与周围低信号的关节滑液无法区分,但关节滑液在 T2WI 上呈高信号,可清晰的衬托出局灶性结节的形态、边缘。MRI 对 ACL 重建术后伸直受限患者中独眼征的诊断具有较高的敏感度、特异度和准确度[10](分别为 85.0%、84.6% 和 85.8%)。当局灶性结节的上下、左右及前后任一径线超过 10mm 时,其诊断的敏感度、特异度和准确度分别提高至[11]85.0%、100.0% 和 91.0%。独眼征在 MRI 上的发病部位、信号、形态特点有一定的特征性,结合 ACL 重建手术病史诊断不难。

Stacey 等[12]个案报道中认为 Cyclops 病灶在超声上表现为不均质低回声的软组织结节,多普勒超声显示病变高血流,可能是由于新生血管形成。超声诊断独眼征方面尚未见完整报道。

MRI 是 ACL 重建术后检查是否出现独眼征的首选方法,若发现局灶性结节,且患者存在伸膝受限,需关节镜下或手术切除,物理治疗无法改善症状。

### 判读要点

- ACL 重建术后的一种并发症,由于局灶性纤维瘢痕增生所致;
- 位于移植物髁间窝前方;
- 在 T2WI 矢状位上观察最佳;
- T2WI 表现为边界清晰的结节状低信号,与周围关节液分界清晰。

## 参 考 文 献

[1] 刘华,许明涛,高传平 . 前交叉韧带重建术后并发症磁共振成像表现[J]. 实用医学影像杂志 .2013,14 (5):343-345.

[2] DELINCE P,KRALLIS P,DESCAMPS P Y,et al. Different aspects of the cyclops lesion following anterior cruciate ligament reconstruction:a multifactorial etiopathogenesis [J]. Arthroscopy. 1998,14:869-876 .

[3] MARZO J M,BOWEN M K,WARREN R F,et al. Intra-articular fibrous nodule as a cause of loss of extension following anterior cruciate ligament reconstruction [J]. Arthroscopy.1992,8(1):10-18.

[4] JACKSON D W,SCHAEFER R K. Cyclops syndrome:loss of extension following intra-articular anterior cruciate ligament reconstruction [J]. Arthroscopy. 1990,6(3):171-178.

[5] MUELLNER T,KDOLSKY R,GROSSCHMIDT K,et al. Cyclops and cyclopoid formation after anterior cruciate ligament reconstruction:clinical and histomorphological differences [J]. Knee Surg Sports Traumatol Arthrosc. 1999,7(5):284-289.

[6] FUJII M,FURUMATSU T,MIYAZAWA S,et al. Intercondylar notch size influences cyclops formation after anterior cruciate ligament reconstruction [J]. Knee Surg Sports Traumatol Arthrosc. 2015,23(4): 1092-1099.

[7] MCMAHON P J,DETTLING J R,YOCUM L A,et al. The cyclops lesion:a cause of diminished knee extension after rupture of the anterior cruciate ligament [J]. Arthroscopy. 1999,15(7):757-761.

[8] TONIN M,SACIRI V,VESELKO M,et al. Progressive loss of knee extension after injury [J]. Am J Sports Med. 2001,29(5):545-549.

[9] RUNYAN B R,BANCROFT L W,PETERSON J J,et al. Cyclops lesions that occur in the absence of prior anterior ligament reconstruction [J]. Radiographics. 2007,27(6):1-9.

[10] BRADLEY DM,BERGMAN AG,DILLINGHAM MF. MR imaging of cyclops lesions [J].Am J Roentgenol. 2000,174(3):719-726.

[11] 王娟,张家雄,周守国,等 . 前交叉韧带重建术后 Cyclops 病变的 MRI 表现[J]. 临床放射学杂志,2013,

32（12）：1757-1760.

［12］Stacey M. Cornelson，D C，Alicia M，et al. Sonographic and magnetic resonance imaging examination of a cyclops lesion after anterior cruciate ligament reconstruction：a case report［J］. Journal of Chiropractic Medicine，2016，15（3）：215-217.

# 19. 领结消失征
## The Absent Bow Tie Sign

### 表现

正常半月板在 MRI 矢状位呈领结样表现，领结消失征代表至少两个不同层面 MRI 矢状位领结影消失，提示半月板损伤（图 7-19-1）。

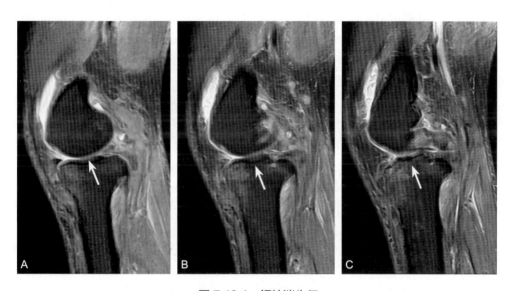

**图 7-19-1 领结消失征**

A~C. T2WI 矢状位，内侧半月板体部明显变小，连续三个层面正常"领结"样形态部分缺如（箭头），呈"领结消失"征，胫骨平台见骨髓水肿

### 解释

半月板是位于胫骨平台和股骨内外侧髁透明软骨之间的半月状纤维软骨盘，外缘较厚与关节囊紧密相连称关节，一般而言，内侧和外侧半月板在股骨髁和胫骨之间呈低信号弓形结构。在 4~5mm 矢状扫描图中，至少连续两个连续的层面显示领结样表现。

半月板桶柄样撕裂，是半月板纵行撕裂的一个特殊类型，其内侧撕裂的碎片发生不同程度的移位，移位的片段像一个手柄，外围没有撕裂的半月板类似一个桶的结构，半月板体部体积缩小，故称为桶柄样撕裂。发生桶柄样撕裂时，半月板的碎片向关节中央移位，故半月板体部变小、变薄。因而在矢状面上半月板体部完整领结形态少于两个层面，甚至全部消失，为领结消失征。

## 讨论

磁共振在半月板损伤的诊断中具有较高的敏感性。对于半月板的撕裂,磁共振成像与关节镜下表现有很好的相关性[1]。磁共振可以敏感地显示撕裂移位的半月板,MRI 对于在半月板桶柄样撕裂包括内侧半月板撕裂的敏感性是 84%[2]。尽管半月板损伤广泛存在,但是桶柄样撕裂往往会被忽视,因为半月板在矢状位上平行走行[3]。

半月板桶柄状撕裂是三种基本的半月板移位损伤中的一种。据很多学者报道[2,4],桶柄样撕裂是半月板移位损伤中最常见的一种,约占半月板移位损伤的 80% 以上。另外两种类型是皮瓣的撕裂移位和撕裂碎片的自由移位。

半月板桶柄样撕裂多来源于半月板纵行撕裂,纵行撕裂的裂口平行于半月板的主轴[5]。最常见的是内侧半月板,也可见于整个半月板、半月板前角、后角或半月板体部的撕裂与移位。磁共振矢状位成像能很好地显示半月板的纵向撕裂。撕裂的半月板片段移位至髁间窝,或平行后交叉韧带,在后交叉韧带前缘、后缘。

领结消失征最初由 Helms 等[3]提出,其对 32 个有关节镜结果病人的 MRI 图像分析,32 个病人在关节镜下发现 33 个半月板桶柄样撕裂,其中 32 个关节可见领结消失征,对于诊断半月板桶柄样撕裂敏感性达 97%,剩余 31 个正常关节,特异性达到 100%。其中一例桶柄样撕裂未出现领结消失征,是由于发生了无移位性的撕裂。

随后 Watt 等[6]对该征象也做了研究,对 107 个膝关节进行 MRI 征象与关节镜的对比。74 例 MRI 或关节镜检查发现了桶柄样撕裂。31 例为正常的关节,2 例为部分撕裂。研究结果显示领结消失征对于桶柄样撕裂的灵敏度为 74%,阳性预测值为 89%。领结的灵敏度为 71%,阳性预测值为 76%,明显低于之前的报告。其中有 18 个桶柄样撕裂,但 MRI 未发现异常信号。故领结消失征只能作为桶柄样撕裂的表现之一。

领结消失征的敏感性较高,但同时特异性太低。它的出现取决于半月板体部的宽度,体部宽度变小了,此征象容易出现,故半月板退变、儿童正常半月板都可能出现该征象。当半月板桶柄样撕裂累及前角、后角或者仅累及体部内缘的小部分,这样完全可以不出现领结消失征,故敏感性下降。国内外文献不但对单个基本征象的诊断价值作了探讨,还有学者通过序列试验总结了各个征象的联合诊断价值。当领结消失征和其他碎片移位征象联合时,特异性明显提高。尤其是和特异性不高的前角翻转征联合时可使其提高到 96.4%,这对临床的手术决策很有帮助。

此征象可见于正常儿童和年轻成年人、退变半月板、放射状撕裂、手术后半月板,应警惕假阳性[7],当盘状半月板发生桶柄样撕裂时,亦可出现假阴性[8]。

### 判读要点

- 半月板桶柄样撕裂的影像学表现;
- 在 MRI 矢状位观察;
- 至少两个不同层面 MRI 矢状位领结影消失,特异性较高;
- 当领结消失征和其他碎片移位征象联合时,特异性明显提高。

# 参 考 文 献

[1] CRUES J I,MINK J,LEVY T,et al. Meniscal tears of the knee:accuracy of MR imaging [J]. Radiology,

1987,164:445-448.

[2] WRIGHT D H,DE SMET A A. Bucket-handle tears of the medial and lateral menisci of the knee:value of MR imaging in detecting displaced fragments [J].Am J Roentgenol,995,165:621-625.

[3] HERMAN L,BELTRAN J. Pitfalls in MR imaging of the knee [J].Radiology,1988,167:775-781.

[4] RUFF C,WEINGARDT JP,RUSS PD,et al. MR imaging patterns of displaced meniscus injuries of the knee[J].Am J Roentgenol,998,170:63-67.

[5] RUBIN DA. MR imaging of the knee menisci [J].Radiol Clin North Am,1997,35:21-43.

[6] AJ WATT,T HALLIDAY,N RABY.The value of the absent bow tie sign in MRI of bucket-handle tears [J].Clinical Radiology,2000,55(8):622-626.

[7] DROSOS GI,POZO JL. The causes and mechanisms of meniscal injuries in the sporting and non-sporting environment in an unselected population [J].Knee,2004,11(2):143-149.

[8] DORSAY T A,HELMS C A. Bucket-handle meniscal tears of the knee:sensitivity and specificity of MRI signs [J].Skeletal Ra-diol,2003,32(5):266-272.

# 20. 领 结 征
## The Bow Tie Sign

**表现**

MRI 矢状位(层厚 5mm)半月板的前后角相连形成"领结"样改变,达 3 层或 3 层以上,该征象见于盘状半月板(图 7-20-1)。

**解释**

在矢状面上,当扫描层厚为 5mm 时,正常外侧半月板约占 5 个层面,内侧半月板较外侧半月板略大,约占 5~6 个层面。正常半月板在 MRI 图像上均呈黑色低信号结构。内侧或外侧半月板的最内(外)层和次内(外)层在矢状面 MRI 图像上均表现为上下略凹面的条状结构,如"领结"状,代表半月板的体部。从内(或外)第 3 层至第 5、6 层,两侧半月板显示为中间分离、两个尖端相对的三角形结构,代表半月板的前后角。正常内侧半月板的后角略大于前角,外侧半月板的前后角相仿。

在冠状面,当扫描层厚为 5mm 时,正常半月板从前至后约占 8~9 个层面,体部约占 2~3 个层面,前后角分别各占 2~3 个层面。半月板体部在冠状面上表现为基底位于关节囊缘、尖端指向关节中央的短三角形,半月板的前后角明显较体部长,表现为长条状三角形。

盘状半月板又称盘状软骨,是指半月板的形态异常,较正常的半月板宽大而肥厚,覆盖胫骨平台的面积增大。矢状位 MRI 的观察结果和连续扫描的数量有关,如果显示半月板呈领结状,则表示半月板的后角和前角仍然连接或者连续。在 MRI 的矢状位图像上根据半月板增大就可以诊断盘状半月板。外侧半月板的平均横径大约为 11mm 或 12mm,在 5mm 层厚的矢状位连续切片上,领结状的形态若显示 3 层或 3 层以上,则提示半月板增大、增宽,这个征象即提示盘状半月板。

**讨论**

盘状半月板是膝关节半月板中的一种解剖变异,发病率为 1.5%~15.5%[1],双膝约占 20%[2],以外侧常见。盘状半月板宽大而肥厚,较正常半月板容易发生损伤,盘状半月板合

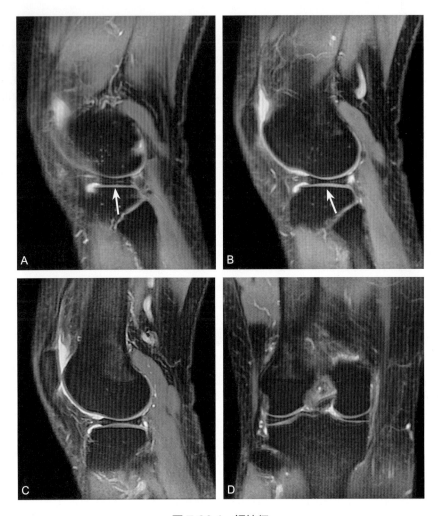

图 7-20-1　领结征

A~C. MRI PDWI 抑脂矢状位(层厚5mm)从外向内连续3个层面半月板的前后角相连,
呈"领结"样改变;D.MRI PDWI 抑脂冠状位示外侧半月板增大,内侧缘伸入髁间窝

并撕裂发生率为38%~88%[3]。对于盘状半月板还没有一种统一的分类系统。一些分类方法将这种盘状半月板分为完全型和不完全型(多指在半月板附着完整的情况下半月板介入胫骨平台和股骨髁之间的程度)和 Wrisberg 韧带型(在这种类型中,外侧半月板后方的结合部位改变了)。

领结征已被认为是诊断盘状半月板的直接征象。在5mm厚的矢状位连续切片上,领结状的形态显示在3层或更多层以上,以及领结的形态异常增厚都可以作为诊断盘状半月板的证据[4]。

早在1989年,Silverman 等[4]就提出该征象,其对29例盘状半月板进行了分析,29例中28例半月板在5mm层厚矢状位图像中显示3~5层。通常半月板在5mm厚的连续矢状面成像中仅2层显示外侧半月板的中部,因为平均半月板的横向直径为11.6mm[5]。然而,若半月板矢状位上连续三个层面显示,提示半月板在正常大小(如12mm)的上限值中,考虑为盘状半月板。

国内王淑丽等[6]也总结了盘状半月板的主要诊断依据为矢状位层厚 5mm 连续扫描：上下面平直或略凹的条状领结样结构，层面显示达到或超过 3 层[4,7,8]。目前则多应用 4mm 层厚连续扫描，以获得更好的解剖细节，并减小周围结构影像的干扰[3]。新近的诊断标准[9]提出板/台比值 >20% 即冠状位半月板最小的横径与胫骨平台最大横径的比值，对盘状半月板的诊断很具特征性。

笔者结合有关的文献[4,10]总结 MRI 诊断盘状半月板的标准：①矢状位（层厚 5mm）半月板的前后角相连形成"领结"样改变，达 3 层或 3 层以上；②矢状位半月板次外层厚度超过 2mm；③半月板相邻 2 层的厚度差小于 1mm，即相邻 2 层半月板的厚度相差甚小，几乎相等，而正常半月板的厚度从边缘至中央很快变薄，相差较大；④冠状位半月板体部的中间层面，即半月板体部最窄处的宽度大于 15mm，或者超过胫骨内（外）侧平台关节面的一半以上；⑤半月板边缘高度高于对侧 2mm 以上，但小于 2mm 者，不能除外盘状半月板的可能；⑥半月板前、后角显著不对称性增大，其中以①④点最为可靠。

此外，盘状半月板因其解剖形状为盘状，与股骨曲面不相吻合，使膝关节接触区发生变化，从而导致在膝关节活动中受限，不能很好地完成负荷的传递和转化，在各种应力的作用下容易损伤，发生磨损、变性或撕裂。盘状半月板常伴有不同程度的变性或撕裂。故在诊断中应特别注意，是否存在半月板撕裂。

由于半月板具有缓冲、润滑、保护关节面，增加关节活动的稳固性的作用，对于无临床症状的盘状半月板，应尽可能保留半月板，当盘状半月板已影响关节功能或 MRI 发现半月板撕裂时，应进行手术治疗，以解除关节的活动障碍，预防和减少创伤性关节炎的发生。

判读要点

- 盘状半月板的影像学改变；
- 在 MRI 图像上观察；
- MRI 矢状位（层厚 5mm）半月板的前后角相连形成"领结"样改变，达 3 层或 3 层以上；
- 需注意有无合并半月板撕裂。

# 参 考 文 献

［1］BERQUUIST T H,程敬亮,祁吉,等. 肌肉骨骼系统磁共振成像［M］. 4 版. 郑州:郑州大学出版社, 2001:361.

［2］SUN Y,JIANG Q. Review of discoid meniscus ［J］. Orthop Surg,2011,3（4）:219-223.

［3］ROHREN E M,KOSAREK F J,HELMS C A. Discoid lateral meniscus and the frequency of meniscal tears［J］. Skeletal Radiol,2001,30（6）:316-320.

［4］SILVERMAN J M,MINK J H,DEUTSCH A L. Discoid menisci of the knee:MR imaging appearance ［J］. Radiology.1989,173:351-354.

［5］FERRER-ROCA O,VILALTA C. Lesions of the meniscus.I. macroscopic and histologic findings ［J］. Clin Orthop.1980,146:289-300.

［6］王淑丽,王林森,王植. 膝关节盘状半月板类型及损伤的 MRI 分析［J］. 临床放射学杂志.2014,23（1）:

66-69.

［7］李克,陈星荣.盘状半月板的 MRI 表现[J].中华放射学杂志.1993,27:250.

［8］周根泉,张悦萍,马金忠,等.膝关节盘状半月板的 MRI 诊断[J].临床放射学杂志.2001,20:59.

［9］SAMOTO N,KOZUMA M,TOKUHISA T,et al. Diagnosis of discoid lateral meniscus of the knee on MR imaging［J].Magn Reson Imaging. 2002,20:59.

［10］STARK J E,SIEGEL M J,WEINBERGER E D,et al. Discoid menisci in children:MR features［J］. JCAT.1995,19:608.

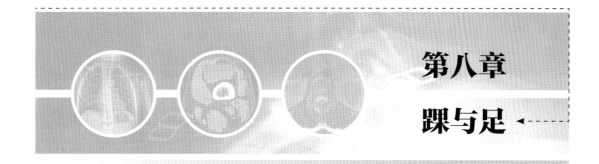

# 1. C 征
## The C Sign

**表现**

在踝关节 X 线侧位片观察,表现为:距骨头与载距突边缘轮廓组成环状高密度影。是跟距骨桥形成的征象(图 8-1-1)。

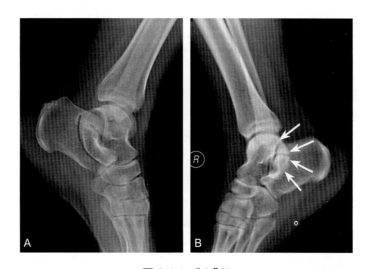

图 8-1-1 "C"征

A. 踝关节 X 线侧位,跟距骨桥形成,可见"C"征(弧形标识);B. 踝关节 X 线侧位,距骨头与载距突边缘轮廓组成环状高密度影(箭头)

**解释**

跟骨在跗骨中最大,负重全身重量的 50%,除与距骨、骰骨、舟骨相关外,其余部位均有骨膜覆盖和肌腱、韧带连接。跟骨位于距骨的下方,前 2/3 承托距骨,后 1/3 形成足跟部的隆突,跟骨上面有三个关节面,其后面与距骨后关节面相对,并组成跟距关节,前、中关节面与距、舟骨共同组成距跟舟关节。中、后关节面有一骨沟,与距骨沟相连,构成跗骨窦。跟骨的前内侧面有伸向内侧的载距突,承托距骨。

距骨高居其他跗骨之上,分为头、颈、体三部分,体的下面有前、中、后三个关节面,分别与跟骨上面的对应关节面构成关节,在中、后关节面之间有斜往前外的距骨沟。

跟距关节由跟骨和距骨的后关节面连接而成,具有一个独立的关节腔。在关节前方的跗骨窦内有强韧的骨间韧带联合跟距两骨。

侧位 X 线片是观察跟骨及距骨全貌的最佳位置,跟骨中 1/3 呈峰状突起,自峰顶向后为跟骨体背面,向前下与距骨体构成关节,在关节腔的前下后上可见距骨内侧突过大并与载距突后缘相对应形成硬化性骨性关节面的关节及跟距骨桥,载距突关节(跟骨中关节)可与跟骨上缘重叠或高于跟骨沟上缘,在沟内显示自后上斜向前下的关节面。载距突的下缘呈弧形,围绕跟骨沟,多数(97.78%)可清楚显示[1]。中关节独立者,载距突前缘仅达跟骨沟前方。跟骨骨皮质极薄,除结节、粗隆及骨性关节面外,几乎全部由松质骨构成,骨小梁较长并严格按力学方向排列。

### 讨论

跟距骨桥发生率为 2.3%~2.8%[2],属于跗骨桥中发生率最高的一种。临床症状主要为局部疼痛和动作受限,体检可扪及内踝下骨性硬块,足部内外翻受限和足弓扁平。

跟距骨桥为跟骨的载距突和距骨内结节增大,在跟距关节易显示于踝关节正位片、跟骨轴位片及足部侧位片上。在正位或轴位片上,可见跟骨和距骨内侧有连成一片的骨性突出物突出。在侧位片,可见跟骨载距突和跟骨内结节部位,出现一增大的舌形骨块,从后上斜向前下,将跟骨和距骨连在一起。当跟距骨桥为不完全性骨桥,在正位片及轴位片上,可见跟骨距骨突出的骨块间有较小的间隙,侧位片可见跟骨和距骨间有异常骨块影,边缘略白,骨块间有间隙,如有关节形成则间隙较宽。有时距骨内结节明显增大与后结节连成一片,呈帽状扣在增大的载距突上。

跟距骨桥成因一般分先天性和后天性。大多数跟距骨桥为先天性骨畸形,系胚胎发育期间发育异常,跟骨载距突增大与距骨内侧骨块间以纤维或软骨组织相连,其软骨基未完全分离,在青春期前后骨化成为骨桥。后天性原因包括扭伤、手术史、感染、骨关节炎、类风湿和肿瘤等因素引起。

在足侧位片上"C"征是由正常的距骨顶与增生的骨质构成,这种非特异性征象见于跟距骨桥。"C"征也是跟距骨桥常见的征象。Crim 等[3]的研究提出,"C"征诊断跟距骨桥的敏感性高达 88%,特异性高达 87%。Sakellariou 等人[4]研究报道"C"征的敏感性及特异性低于 98%。Brown 等[5]研究又提出"C"征在诊断跟距联合的敏感性仅 40%。虽然 Crim 发现"C"征的敏感性高达 88%,但他们在研究中还发现出现"C"征的 20% 的病人为扁平足,但没有跗骨联合。这种无明显跗骨融合的扁平足出现的"C"征称为假阳性"C"征[6]。

跟距联合除了"C"征,还有一些征象如距骨喙变、距骨外侧突增宽、距下关节后侧变窄、球窝踝关节等。尽管很多病例可以直接观察到骨桥或发现有一个或多个继发性征象即可在 X 线上明确距跟联合诊断,但还应意识到骨闪烁造影可以作为筛查手段,CT 扫描可以清晰显示联合情况,MRI 不仅可以显示骨性、纤维性、软骨性联合,同时还可以显示骨髓水肿。常规 X 线片及 CT 扫描是术后影像学检查较好的方法。

判读要点

- 跟距骨桥形成的征象；
- 在踝关节 X 线侧位片观察；
- 距骨头与载距突边缘轮廓组成环状高密度影；
- 敏感性及特异性较高；
- 注意假阳性的出现。

## 参 考 文 献

[1] 马钦华,陈琦.跟骨形态发育 X 线研究[J].中国临床医学影像杂志,2003,14(2):128-132.

[2] 马钦华,陈琦,王建国,等.足跗骨发育变异的 X 线研究[J].实用放射学杂志,2003,19(9):814-816.

[3] CRIM J,KJELKSBERG K. Radiographic diagnosis of tarsal coalition. Am J Roentgenol,2004,182:323-328.

[4] SAKELLARIOU A S,SALLOMI D,JANZEN D L,et al. Talocalcaneal coalition:diagnosis with the C-sign on lateral radiographs of the ankle [J].J Bone Joint Surg Br .2000,82:574-578.

[5] BROWN R R,ROSENBERG Z S,THORNHILL B A. The C sign:more specific for flatfoot deformity than subtalar coalition [J]. Skeletal Radiol. 2001,30:84-87.

[6] LATEUR L M,VAN HOSE L R,VAN GHILLEWE K V,et al. Subtalar coalition:diagnosis with the C-sign on the lateral radiographs of the ankle. Radiology.1994,193(3):847-851.

# 2. 食蚁兽鼻征
## The Anteater Nose Sign

表现

跟骨前突延长,呈舌状骨块,与舟骨重叠相连,形似食蚁兽的长鼻,该征象称为食蚁兽鼻征(图 8-2-1),是跟舟骨骨桥的 X 线表现。该征象最早由 Oestreich 等[1]在 1987 年提出。

解释

跟舟骨骨桥是跗骨桥的其中一种类型。跗骨桥又称跗骨融合,系指两块或以上的跗骨

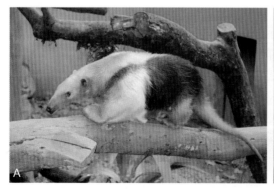
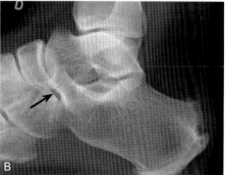

图 8-2-1　食蚁兽鼻征

A.食蚁兽示意图;B.跟骨前突延长(黑箭头)

间的不正常连接,可分为纤维性、软骨性和骨性,是引起足痛的一种病因,跟舟骨骨桥是其中最常见的类型。食蚁兽鼻征是跟舟骨骨桥的直接X线表现,表现为跟骨前上部延长。跟舟联合,在跟骨和舟骨间出现实性骨棒时诊断较简单容易,但是在软骨性或纤维联合时诊断则较困难,正常情况下,这两块骨之间不存在联合,若两者的骨性轮廓非常接近,特别是邻近骨质象牙化或硬化明显时,则非骨性联合的诊断可能性更大。食蚁兽鼻征则提示了这种非骨性联合。该征象最好在足45°内斜位显示,而且实际上,在前后位和侧位投照时往往完全漏诊[2]。

### 讨论

跗骨联合是指一个或多个跗骨的异常融合。这种联合可以是纤维性的、软骨性的或骨性的,可以是先天性(发育性)或是继发于感染、创伤、关节疾病或外科手术[3]。

先天性或发育性跗骨联合的原因尚不明确,可能由于原发间充质分化和关节失败导致介入关节出现形成缺失造成的,胎儿中出现同样的异常为这个理论提供了佐证[4]。继发性的可见于腓侧强直性平足[5],还可见于慢性关节炎、结核、骨性关节炎和骨折。在普通人群中跗骨融合总发病率约1%,双侧占50%~60%[6]。通常临床症状为轻微创伤或非正常活动后,患者产生足隐痛,且在长时间站立或运动时加重[7]。

跟舟联合是最常见的跗骨联合之一[8],而且可无症状或伴有僵硬性平足[9]。早在1987年,Oestreich等人提出食蚁兽鼻征是跟舟骨骨桥的直接征象,该研究中确定为跟舟骨骨桥的病人X线片均可看到此征象。Singh等研究显示X线背侧足底斜位片对跟舟骨骨桥显示较佳[10]。X线侧位片发现食蚁兽鼻征,即跟骨前突过长,超过跟骰关节面水平,对诊断跟舟骨骨桥有很大的帮助[11]。有报道称反食蚁兽鼻征,即舟骨向后外侧伸长突出,诊断跟舟骨骨桥的特异性达100%[12]。

该病在8~12岁可确诊。跟舟联合的继发性影像学征象是距骨头发育不良[13]。距骨"喙形变"不常见,其出现时可能是伴发的距跟融合所致。偶尔可见邻近的舟骨骨折[14]或异常的跟舟骨桥骨折[15]。其他继发征象包括骨质疏松、关节间变窄、骨膜隆起韧带附着处可见有骨赘等[16]。

各种形式的跗骨桥均可有继发性邻近骨的退行性改变。在X线的诊断中,笔者认为在诊断本病时尚应注意有无其他骨关节并发症。

### 判读要点

- 跟舟融合的直接征象;
- X线背侧足底斜位片对跟舟骨桥显示较佳;
- 跟骨前突延长,呈舌状骨块,与舟骨重叠相连;
- 继发改变包括距骨头发育不良、距骨"喙形变"等;
- 注意观察有无其他骨关节并发症。

# 参 考 文 献

[ 1 ] ALAN E,OESTREICH M D,WILIAM A,et al. The "anteater nose":a direct sign of calcaneonavicular coalition on the lateral radiograph [ J ]. Journal of Pediatric Orthopaedies,1987,7:709-711.

[ 2 ] HERSCHEL H,VON RONNEN J R. The occurrence of calcan conavicular synoseteosis in pes valgus contractus

[ J ]. J Bone Joint Surg Am,1950,32:280.

[ 3 ] BOWER B L,KEYSER C K,GILULA L A. Rigid subtalar joint-a radiographic spectrum [ J ]. Skeletal Radiol, 1989,17:583.

[ 4 ] HARRIS B J. Anomalous structures in the developing human foot [ J ]. Anat Rec.1955,121:339.

[ 5 ] HARRIS R I,BEATH T. Etiology of peroneal spastic flat foot [ J ]. J Bone Joint Surg Br,1948,30:624.

[ 6 ] SAKELLARIOU A,CLARIDGE R J. Tarsal coalition [ J ]. Orthopedics,1999,22:1066.

[ 7 ] CONWAY J J,COWELL H R.Tarsal coalition:Clinical significance and roentgeno graphic demonstration [ J ]. Radiology,1969,92:799.

[ 8 ] STORMONT DM,PETERSON HA.The relative incifence of tarsal coalition [ J ]. Clin Orthop,1983,181:28.

[ 9 ] INGLIS G,BUXTON RA,MACNICOL MF. Symptomatic calcan conavicular bars. The results 20 years after surgical excision [ J ]. J Bone Joint Surg Br,1986,68:128.

[ 10 ] SINGH AK,PARSONS SW. Arthroscopic resection of calcaneonavicular coalition/malunion via a modified sinus tarsi approach:an early case series [ J ]. Foot Ankle Surg,2012,18(4):266-269.

[ 11 ] 陈峰,高鹏,张保中 . 先天性跗骨间融合 1 例报道与文献回顾[ J ]. 中国骨与关节外科,2013,(6):540-543.

[ 12 ] LAWRENCE D A,ROLEN M F,HAIMS A H,et al. Tarsal coalitions:radiographic,CT,and MR imaging findings [ J ]. HSS J,2014,10(2):153-166.

[ 13 ] BRADDOCK GTF. A prolonged follow-up of peroneal spastic flat foot [ J ].J Bone Joint Surg Br,1961,43:734.

[ 14 ] TANAKA Y,TAKAKURA Y,AKIYAMA K,et al:Fracture of the tarsal navicular associated with calcaneonavicular coalition :A case report [ J ]. Foot Ankle,1995,16:800.

[ 15 ] FIXSEN J A,LLOYD-ROBERTS G C. The natural history and early treatment of proximal femoral dysplasia[ J ]. J Bone Joint Surg Br,1974,56:86.

[ 16 ] TARSAI COAIITION. An unusuaI cause of foot pain-cIinicaI spetrum. and treatment in 129 patients [ J ]. Sem Arth Rheum,1991,20(6):1367.

# 3. 霍 金 斯 征
## The Hawkins Sign

**表现**

霍金斯征主要在踝关节 X 线正位片或踝关节 CT 冠状位重建观察,踝关节 X 线侧位片及 CT 矢状位重建有时也可以显示。表现为距骨颈垂直骨折后(6±8)周,在距骨圆顶皮质下可见一横行线样透亮带,称为霍金斯征阳性(图 8-3-1)。但由于结构重叠,骨折后 10~12 周内这一征象不易辨别。

**解释**

软骨下骨透亮带的发生机制目前尚未明确,有研究提出可能是骨废用或内固定后制动使软骨下骨出现失用性骨质疏松所致,此时骨吸收多于骨形成,系骨主动性充血所致[1]。因此,霍金斯征阳性表明骨折后距骨仍维持着血液供应,不大可能发生缺血性坏死。相反,若骨折时完整的血液供应中断,导致骨折部位早期再血管化失败,则不出现此征。足外伤后(6±8)周,胫、腓骨远端出现骨减少,而距骨圆顶软骨下无透亮带高度提示距骨有缺血性坏死的危险[1]。

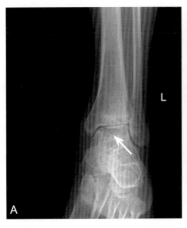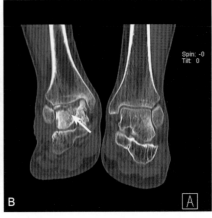

图 8-3-1 霍金斯征

A. 左踝关节 X 线正位片示距骨圆顶皮质下见一横行线样透亮带（箭头），霍金斯征阳性；B. 不同患者，右踝关节 CT 冠状位重建示距骨圆顶皮质下细线样低密度带（箭头），霍金斯征阳性

距骨位于踝穴内，在下肢与足之间起着重要的力学衔接作用，分别与胫骨远端关节面，跟骨前、中、后关节面和舟状骨形成胫距关节（踝关节）、距下关节和距舟关节，周围韧带附着众多，解剖结构相对复杂。

距骨外观形似"乌龟"，自前向后将其分为头、颈和体三部。相对于距骨体，距骨颈轴线有 15°~20° 的内倾，距骨颈部为距骨最狭窄的部位，没有关节软骨覆盖，其底面构成跗骨窦和跗骨管的顶部，是血供进入的主要部位，因而距骨颈在力学上是较为脆弱之处，最易遭受剪切应力形成垂直骨折。距骨外侧突是距骨体外侧关节面的延伸，无关节软骨覆盖，是距跟外侧韧带的起点，距腓前韧带就附着于距骨外侧突的前方[2-3]。

距骨表面有 7 个关节面，是全身唯一无肌肉附着的骨骼，其表面约 75% 为软骨所覆盖，仅由滑膜和关节囊韧带与邻近骨组织相连，其本身没有独立的滋养血管，距骨主要的血供分为骨外和骨内血液供应[3]。当距骨颈骨折、距骨体旋转脱位，关节与关节周围软组织完全剥离，血运完全断绝，距骨不可避免将发生缺血性坏死。

### 讨论

距骨缺血性坏死（avascular necrosis，AVN）是距骨受到严重创伤后出现的并发症[4]，直接影响踝关节功能。距骨骨折后 AVN 发生率与距骨自身血供、损伤机制、骨折类型密切相关，我国目前尚未建立完善的距骨 AVN 诊疗标准。

距骨骨外血管系统包括胫后动脉、足背动脉、腓动脉及这 3 条血管的分支（即跗骨管动脉及其三角支、近端和远端跗骨窦动脉、颈上支及后结节支），血管丛相互交通吻合，在距骨周围形成一个骨膜血管网覆盖在全部距骨非关节面上，且环绕跗骨管、跗骨窦、距骨颈上面和距骨体部内侧面，并由三角支、跗骨管动脉、跗骨窦动脉、颈上支及相互之间的吻合血管网形成一不定形的距骨动脉环[2,5-7]。Prasarn 等[8]经向新鲜冷冻尸体下肢动脉注入化学试剂钆，并经 MRI 显像获得距骨动脉供应的详细图像，进一步证实距骨各供血血管之间复杂的相互联系。距骨血供丰富但脆弱，易导致距骨 AVN 发生。

距骨骨内血供包括距骨头、距骨体及交通支。距骨体外侧三分之二的血供由跗骨管动脉供应,内侧三分之一血供则源自三角支。距骨体前上部分的血供来自于距骨颈上表面进入的滋养血管所发出的分支[2]。跗骨窦动脉、跗骨管动脉和三角支是距骨最重要的血管来源,跗骨管动脉和跗骨窦动脉分别营养距骨体中部和距骨头,二者相互交通,由距骨下部入骨,上升至圆顶部[1]。距骨颈移位骨折可能破坏跗骨管和跗骨窦动脉导致距骨圆顶部骨质缺血性坏死的风险。

距骨骨折大多为高能量损伤,这与距骨骨质致密有关,致伤原因包括高处坠落、交通事故、重物压砸及运动损伤。距骨颈骨折多发生于 20~35 岁的男性,占足踝损伤的 1.6%,约占距骨骨折的 50%,是临床最常见的距骨骨折类型,它属于典型的关节内损伤,并且能引起几乎所有的距骨周围关节解剖关系的破坏。距骨颈骨折的发生机制多为踝关节过度背伸,距骨颈撞击胫骨远端前缘导致。若暴力随即消失,则形成距骨颈无移位骨折(或单纯距骨颈骨折),如果暴力持续增加,将产生距下关节内翻或者外翻的脱位或者半脱位,甚至使踝关节后关节囊及三角韧带后束断裂,从而导致踝关节脱位[3]。

1970 年 Leland Hawkins[9]通过研究最先提出将距骨颈骨折分为 3 型(Harwkins 分型,Ⅰ~Ⅲ型),并且发现不同分型会造成的距骨颈部和体部血供破坏不同。该项研究的不足之处在于报告中 Hawkins 作为唯一的作者以及提出的损伤模式分型观察者,缺乏一致性数据。直到 1978 年,Canale 等国外学者[10]在 Hawkins 分型基础上采用从第一年骨科和放射学实习生到同一领域经验丰富的医生作为观察者的回顾性研究,补充提出了第Ⅳ型,因此,目前国内外通用的距骨颈骨折分型为 Hawkins-Canale 分型[10]:

Ⅰ型:单纯距骨颈骨折,距下关节无脱位,韧带无受损(轻度血循环障碍,从距骨颈背侧和外侧来源的骨内血供可有破坏),距骨 AVN 发生率 0%~20%;

Ⅱ型:距骨颈骨折伴距下关节半脱位或脱位,距骨体仍位于踝穴内,韧带受损(距下关节半脱位或脱位可破坏骨内血供的两个来源(距骨颈背侧和跗骨管血管环),距骨 AVN 发生率 20%~50%;

Ⅲ型:距骨颈骨折伴胫距、距下关节脱位,距骨体完全脱出踝穴,开放性损伤多见(所有的骨内血供来源均破坏),距骨 AVN 发生率大于 90%;

Ⅳ型:在Ⅲ型基础上伴发距舟关节脱位或半脱位,距骨头自距舟关节半脱位,距骨 AVN 发生率近 100%。

2014 年,Vallier 等[11]研究发现,距骨颈骨折时距下关节脱位的程度与 Hawkins Ⅱ型距骨 AVN 的发生率有关。他们提出进一步细分 Hawkins Ⅱ型损伤为距下关节半脱位(ⅡA)和距下关节完全脱位(ⅡB),并假设距下关节的移位距离与距骨缺血性坏死的发生率成正比。研究中回顾性分析了 52 例距骨颈骨折病例,其中有 19 例ⅡA 型和 16 例ⅡB 型患者采取切开复位内固定和 12 个月的治疗,结果发现Ⅰ型或ⅡA 型的患者没有发生距骨缺血性坏死,而 25%(4/16)的ⅡB 型患者与 41%(11/27)的Ⅲ型患者最终发生了距骨 AVN。这一研究结果证实了 Vallier HA 等人提出的假设:距下关节完全脱位(ⅡB)会破坏来自三角肌动脉的血供,而距下关节半脱位时(ⅡA)三角肌动脉不易被破坏[11]。

Hawkins-Canale 分型对于评估距骨颈骨折预后及骨坏死概率有很重要价值。Halvorson[12]等基于 Hawkins-Canale 分型标准研究验证了四种分型的距骨颈骨折距骨缺血性坏死的发生率。848 例距骨骨折患者回顾性研究结果显示:距骨颈骨折后 AVN 的整体发生比率为 33.3%(282/848):Ⅰ型 5.7%(9/159),Ⅱ型 18.4% 例(58/314),Ⅲ型 44.7%(102/228),和罕见的Ⅳ

型损伤 12.1%（4/33），这一结果与既往学者[9-10]的研究存在差异，可能与现代外科植入物、改进手术方法、手术时机、CT 的出现和普及以及更多病例样本的发现有关。

Hawkins-Canale 分型和 Hawkins 征对于指导临床治疗距骨骨折具有一定意义。对于 Hawkins Ⅰ型距骨颈骨折，可考虑保守治疗，建议使用非负重石膏固定 4~6 周，其间应定期复查摄片，明确骨折愈合情况、有无移位，一旦发现骨折移位，则应及时切开复位内固定[2]。对于移位的 Hawkins Ⅱ~Ⅳ型距骨颈骨折，已有研究表明内固定时间的早晚与缺血坏死率及远期功能结果之间没有显著的关联[11,13]，因此，对于移位较小的距骨颈骨折，可以待局部软组织条件好转后再行内固定手术，对于移位明显、粉碎较重的骨折需行切开复位内固定治疗[13]。局部皮肤受压可能发生坏死以及开放性距骨骨折是急诊手术的指征，一般于术后 6 周行 X 线踝关节正侧位检查以明确有无 Hawkins 征出现，良好的复位和稳定的内固定有利于骨折部位的早期再血管化（Hawkins 征阳性），从而限制最终距骨体缺血性坏死的程度和范围。如果在 Hawkins 征出现以前便开始负重则可能发生距骨的塌陷，术后 8~10 周经临床及影像学检查确认骨折开始愈合方可使用行走支具保护逐步负重[2]。Ⅲ型和Ⅳ型骨折由于骨折及脱位本身损伤的程度严重，治疗结果普遍较差，几乎所有的患者都会出现不同程度的并发症。

Tezval 等[14]对 31 例距骨骨折患者随访显示，5 例 Hawkins 征阴性病人发生距骨 AVN，余 26 例未发生距骨 AVN 病人中 11 例 Hawkins 征阳性，4 例部分阳性，11 例阴性。Hawkins 征阳性表明距骨骨折后不大可能发生缺血性坏死，但此征阴性也不能说明必然出现距骨 AVN，可通过组织学检查及 MRI 检查作出鉴定。

MRI 是检测早期 AVN 的敏感技术，若 X 线平片高度怀疑距骨 AVN，运用 MRI 可进一步协助诊断。距骨坏死 MRI 表现为，距骨圆顶承重部位或上方可见多条不规则条带状、裂隙样 T1WI 低信号病灶，T2WI 及短时反转恢复序列（STIR）呈高信号，伴有骨髓水肿的坏死病灶、骨皮质破坏或完整[15-16]。CT 同样可运用于距骨 AVN 诊断，与 MRI 一样，CT 可显示距骨 AVN 特异性征象并证实 X 线平片的发现。CT 可准确显示骨坏死面积、体积大小、周围关节的改变。同时，CT 冠状位重建可见距骨滑车关节面，从而发现细小的压缩、塌陷和碎片。MRI 和 CT 对术前评估均有较大帮助[16-17]。

综上所述，距骨颈骨折临床上相对少见，骨折本身分型较复杂，Hawkins Ⅲ、Ⅳ型骨折后距骨 AVN 发生率高，严重者可造成病残，及时做出临床诊断极为重要，放射学诊断是关键的一环。Hawkins 征在骨折后（尤其是距骨颈垂直骨折）距骨 AVN 的防治诊断中具有基础性筛选作用，MRI 检查及组织学检查有助于早期发现距骨 AVN，CT 检查对于评估距骨 AVN 手术治疗具有重要意义。多种诊断手段相结合，有助于骨科临床医师及早发现距骨 AVN，并进行有效治疗。

### 判读要点

- 霍金斯征在骨折后（尤其是距骨颈垂直骨折）对距骨 AVN 的防治诊断中具有基础性筛选作用；
- 距骨颈垂直骨折后（6±8）周在踝关节正位片或 CT 冠状位重建上观察；
- 表现为距骨圆顶软骨下横行线样透亮带，具有较高的敏感性，但特异性较低；
- 阳性表明骨折后距骨主动性充血后维持血液供应，不大可能发生缺血性坏死。阴性高度提示距骨有缺血性坏死的危险；

- 霍金斯征的有无可以作为是否行 MRI 或 CT 评估距骨缺血性坏死与帮助指导适当治疗的指标。

# 参 考 文 献

［1］DONNELLY E F. The hawkins sign［J］. Radiology，1999，210（1）：195-196.

［2］施忠民，薛剑锋. 距骨骨折［J］. 中国骨与关节外科杂志，2013，6（4）：305-309.

［3］闻善乐，闻亚非. 距骨及周围损伤［M］. 上海：上海中医药大学出版社，2006：2-5.

［4］BABU N，SCHUBERTH J M. Partial avascular necrosis after talar neck fracture［J］. Foot & Ankle International，2010，31（9）：777-780.

［5］ALTON T，PATTON D J，GEE A O. Classifications in brief：the hawkins classification for talus fractures［J］. Clinical Orthopaedics & Related Research，2015，473（9）：3046-3049.

［6］李元洲，杨茂伟，杨成刚，等. 距骨血供与手术入路关系的应用解剖学研究［J］. 中国临床解剖学杂志，2012，30（2）：127-130.

［7］GIEBEL G D，MEYER C，KOEBKE J，et al. The arterial supply of the ankle joint and its importance for the operative fracture treatment［J］. Surgical & Radiologic Anatomy，1997，19（4）：231-235.

［8］PRASARN M L，MILLER A N，DYKE J P，et al. Arterial anatomy of the talus：a cadaver and gadolinium-enhanced MRI study［J］. Foot & Ankle International，2010，31（11）：987-993.

［9］HAWKINS LG. Fractures of the neck of the talus［J］. Bone Joint Surg，1970，52：991-1002.

［10］CANALE ST，JR KF. Fractures of the neck of the talus long-term evaluation of seventy-one cases［J］. Journal of Bone & Joint Surgery American Volume，1978，60（2）：143-156.

［11］VALLIER H A，REICHARD S G，BOYD A J，et al. A new look at the Hawkins classification for talar neck fractures：which features of injury and treatment are predictive of osteonecrosis?［J］. Jbjs，2014，96（3）：192.

［12］HALVORSON JJ，WINTER S B，TEASDALL R D，et al. Talar neck fractures：a systematic review of the literature［J］. Journal of Foot & Ankle Surgery Official Publication of the American College of Foot & Ankle Surgeons，2013，52（1）：56-61.

［13］HAVERKORT JJM，LEENEN LPH，WESSEM KJPV. Diagnosis and treatment of talar dislocation fractures illustrated by 3 case reports and review of literature［J］. International Journal of Surgery Case Reports，2015，16（C）：106-111.

［14］TEZVAL M，DUMONT C，STÜRMER K M. Prognostic reliability of the Hawkins sign in fractures of the talus［J］. Journal of Orthopaedic Trauma，2007，21（8）：538-543.

［15］THORDARSON D B，TRIFFON M J，TERK M R. Magnetic resonance imaging to detect avascular necrosis after open reduction and internal fixation of talar neck fractures［J］. Foot Ankle Int，1996，17（12）：742-747.

［16］LIN S，HAK D J. Management of talar neck fractures［J］. Orthopedics，2011，34（9）：715-721.

［17］WILLIAMS T，BARBA N，NOAILLES T，et al. Total talar fracture-Inter-and intra-observer reproducibility of two classification systems（Hawkins and AO）for central talar fractures［J］. Orthopaedics & Traumatology Surgery & Research Otsr，2012，98（4）：56-65.

# 4. 踝关节泪滴征
## The Ankle Tear Drop Sign

## 表现

踝关节泪滴征[1]在踝关节 X 线侧位片上观察，表现为踝关节前关节囊内形似"泪滴样"

的软组织密度影,范围可从胫距关节纵行延伸至距骨颈骨质前缘。

**解释**

"泪滴状"软组织密度代表踝关节腔前隐窝内积聚的液体。踝关节侧位片是显示泪滴征和踝关节积液的最佳X线投影[1,2],这与踝关节的解剖有直接关系。

踝关节主要由胫、腓骨下端、距骨滑车及周围韧带构成,踝关节间隙呈"倒U形",均匀等宽;踝关节囊围绕踝关节周围,近端起自胫骨下关节面和内、外踝关节面周缘,近端止于距骨滑车关节面周缘和距骨颈上面。关节囊附着于关节软骨边缘,前后关节囊因无韧带加强,囊腔较大,囊壁松弛、薄弱,以适应踝关节的跖屈、背伸运动,内外关节囊紧贴于内、外侧副韧带下,极为坚韧,且囊腔不明显[3]。因此,当踝关节囊产生积液时,积液因受到内(三角韧带)、外侧副韧带的限制而不易向踝关节两侧延伸,而前后关节囊因无韧带所限,故关节囊积液容易向前隐窝至后隐窝内延伸聚集,这就是踝关节X线侧位片观察泪滴征的主要原因。摄片时嘱咐患者踝关节摆放呈中立位置很重要,因为踝关节背伸会增加积液检出的假阳性率,而踝关节呈跖屈位则容易降低泪滴征的灵敏度[4]。

X线侧位片上,踝关节间隙呈前后走形并向上凸的弧形线,内、外踝与距骨相重叠。踝关节前方皮下组织深层可见胫骨前肌腱、踇长伸肌腱和趾长伸肌腱及其腱鞘构成的带状致密影,其后方为一三角形密度减低区,为关节囊外脂肪垫(前脂肪层),解剖学上此脂肪层后方为关节囊前隐窝,可沿背部延伸至距骨颈侧面(图8-4-1)。踝关节后方皮肤及皮下组织深层可见较宽而致密的长条状跟腱,跟腱前方及跟骨上方可见一三角形密度减低区,为跟上脂肪垫(后脂肪层),是四肢大关节中关节外较大的脂肪垫,其后方为关节囊后隐窝[5]。正常情况下前、后隐窝呈折叠状态,其内含正常起润滑作用的少量关节液,X线片一般不能显示[2]。当关节囊内液体过量时,前后隐窝增大表现为软组织密度影,呈球形或沿背部延伸呈"泪滴状",相应前脂肪层低密度影受压向前方移位或变窄。

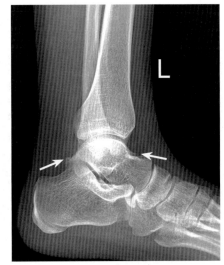

**图8-4-1 正常踝关节**

正常踝关节X线侧位片(箭头所指为低密度前、后脂肪垫)

**讨论**

踝关节泪滴征提示关节积液,踝关节囊内的过量液体,与局部和全身性疾病有关,是踝关节软组织病变的表现,其最常见的原因为踝关节外伤后的关节积液(血)(图8-4-2)。但该征象并非外伤的特异性表现,除了关节积液(血)外,滑膜病变、关节炎、软组织肿块亦可显示该征象,少见原因包括过敏反应、血友病、白血病、淋巴瘤和神经性关节病,鉴别诊断包括外伤、痛风、化脓性关节炎、类风湿关节炎、色素沉着绒毛结节性滑膜炎等[6],因此在踝关节侧位X线片观察到这一征象后需结合临床病史,缩小鉴别诊断的范围,提示是否应行进一步检查。如果病人的病史不清楚,可抽吸关节积液以观察积液的颜色及形状,决定是否需要关节液培养,这对排外感染具有一定的临床意义。

据报道,X线摄影可以观察到≥5毫升的踝关节积液[1-2]。超声和磁共振成像对关节积液的检出较为敏感,分别可以检测2ml和1ml的关节积液[2],因此正常情况下关节内起润滑

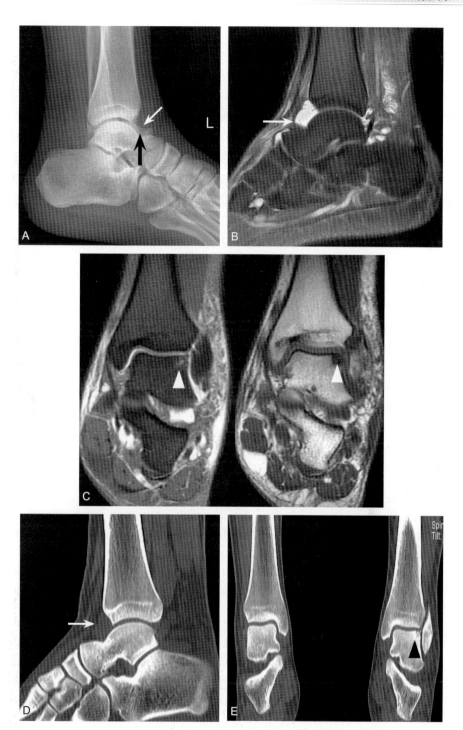

**图 8-4-2 踝关节泪滴征**

A~E. 为同一踝关节外伤患者。A. X 线侧位片见"泪滴征"(粗箭头),低密度前脂肪层受压移位变窄(细箭头),提示踝关节积液;B、D 分别为踝关节积液 MRI、CT 表现(长箭头);C、E 分别为距骨左份关节面下隐匿性骨折 MRI、CT 表现,MRI 示稍长 T2、长T1 信号,邻近距骨骨皮质连续性可疑中断(三角),CT 进一步明确距骨左份关节面下隐匿性骨折存在(三角)

作用的液体也能检出,需注意避免假阳性。超声和磁共振检查可一定程度上鉴别关节积液的性质,这对踝关节病变的鉴别诊断及治疗具有一定的提示作用。

踝关节外伤后伴随的踝关节积液是提示隐匿性骨折的间接征象[7-8]。有研究表明,在急性踝关节外伤的病人中,仅约3%病例可见踝关节积液而无明显骨折征象[9]。

隐匿性骨折又称细微骨折、骨挫伤,是指由于受外力作用于骨折后骨小梁的微小断裂、互相嵌顿重叠,所导致的骨髓内出血、水肿,而相应的骨皮质连续,在X线平片上不能发现骨损伤,隐匿性骨折由于范围小、程度轻,骨小梁微小断裂,即使CT检查敏感性也不高,核素扫描敏感性虽高却不具特异性[10]。MRI表现为稍长T1信号或稍长T2信号,T1WI较T2WI明显。

隐匿性骨折最常见的部位是距骨外侧突、距骨滑车和胫骨远端关节面。隐匿性骨折的检出对疼痛的持续时间、程度和预后具有重要的意义,隐匿性骨折需要进行制动和至少四周不负重的治疗。张虹斌等[8]研究发现X线片显示外伤后踝关节积液表现为前、后关节囊肿胀≥15mm,对隐匿性骨折的发生有83%的敏感性和86%的特异性,进一步表明踝关节泪滴征的出现可提示临床需对病人行进一步检查。

**判读要点**

- 踝关节泪滴征在踝关节X线侧位片上观察;
- 表现为前关节囊内形似"泪滴样"的软组织密度影,范围可从胫距关节纵行延伸至距骨颈骨质前缘;
- 踝关节泪滴征提示各种原因所致的踝关节积液,踝关节外伤后伴随的踝关节积液是提示隐匿性骨折的间接征象;
- X线片显示外伤后踝关节积液表现为前、后关节囊肿胀≥15mm,提示隐匿性骨折的敏感性和特异性分别为83%和86%。

# 参 考 文 献

[1] TOWBIN R,DUNBAR J S,TOWBIN J,et al. Teardrop sign:plain film recognition of ankle effusion [J]. American Journal of Roentgenology,1980,134(5):985-990.

[2] JACOBSON JA,ANDRESEN R,JAOVISIDHA S,et al. Detection of ankle effusions:comparison study in cadavers using radiography,sonography,and MR imaging [J].American Journal of Roentgenology,1998,170 (5):1231-1238.

[3] 丁建平,李石玲.骨与关节损伤影像诊断图谱[M].北京:人民卫生出版社,2006:285-286.

[4] HALL F M. Pitfalls in the diagnosis of ankle joint effusion [J]. American Journal of Roentgenology,1981,136(3):637.

[5] 邓宇,李新春,梁荣光.正常踝关节及常见病变的影像学诊断[J/OL].中华关节外科杂志:电子版,2009,3(1):43-45.

[6] DODGE J P. The ankle teardrop sign [J]. Radiology,2004,231(3):789-90.

[7] KOULOURIS G,MORRISON W B. Foot and ankle disorders:radiographic signs [J]. Seminars in Roentgenology,2005,40(4):358-379.

[8] 张虹斌,郝大鹏,张洪业.踝关节积液对潜隐性骨折的阳性预测价值(附26例分析)[J].青岛医药卫生,2000,(64):422-423.

[9] CLARK T W,JANZEN D L,HO K,et al. Detection of radiographically occult ankle fractures following acute trauma:positive predictive value of an ankle effusion [J]. American Journal of Roentgenology,1995,164(5):1185-1189.

［10］DONOHOE K J. Selected topics in orthopedic nuclear medicine［J］. Orthopedic Clinics of North America，1998，29（1）：85-101.

# 5. 足 垫 征
## The Heel Pad Sign

**表现**

足垫征是指跟垫（又称跟骨下脂肪垫）厚度增加，一般≥21mm，在X线侧位片和MRI矢状位不压脂PDWI或T1WI上观察测量（图8-5-1和图8-5-2）。

**解释**

跟垫是跟部特殊的弹性脂肪组织，由弹性纤维组织形成致密间隔分隔脂肪组织，形成多个密闭小房，受压后小房的形状可改变，压力解除后形状完全恢复。其主要功能是在突然挤压和冲击时吸收震荡，以保护跟部肌肉、血管、神经和敏感的骨膜。

X线侧位片上，从跟骨内侧突下缘至跖部皮肤表面测量最短距离作为跟垫厚度[1-3]，也可基于MRI矢状位进行测量。文献报道[2,4]的跟垫平均厚度为14.3~18.7mm，一般<21mm视为正常跟垫厚度，当跟垫厚度增加超过21mm时，描述

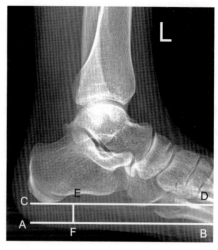

**图 8-5-1　正常踝关节**

正常踝关节X线侧位片，沿跟骨内侧突下缘做水平延长线'CD'位，沿跖部皮肤表面做水平延长线'AB'，两条延长线之间的最短距离'EF'，即代表跟垫厚度，此例跟垫厚度约18mm

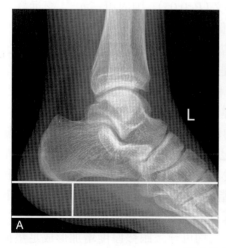
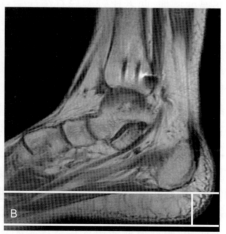

**图 8-5-2　足垫征**

A.患者足外伤1月余，踝关节X线侧位片示跟垫厚度约26mm；B.不同患者，左踝骨折内固定术后复查，踝关节MRI矢状位T1WI示跟垫厚度约24mm；A、B两图示跟垫均增厚，厚度≥21mm，提示创伤后"足垫征"阳性

为足垫征。

跟垫可吸收跟部直接受力的 20%~25%，退变或损伤会破坏其纤维组织间隔，使其压缩性减弱[5]。行走(或跑步)时足跟着地受压，跟垫反复累积的微创可引起脂肪垫水肿增厚、炎症和疼痛[3]。

## 讨论

X 线侧位片上足垫征的出现提示跟垫厚度增加，这与局部和全身性疾病有关，并可能与跟痛症[1,4]的发生有关。足垫征常见的原因之一为跟骨骨折后愈伤组织的形成，但该征象并非外伤的特异性表现，除此之外，肢端肥大症、黏液水肿、苯妥英钠治疗、肥胖及外周水肿亦可显示为该征象。肢端肥大的足垫征跟垫厚度较厚，一般可 ≥25mm。因此在踝关节侧位 X 线片或 MRI 矢状位观察到这一征象后需结合临床病史，缩小鉴别诊断范围，提示是否应行进一步检查。

超声测量与 MRI、X 线测量相比，具有价格经济、操作简便、无辐射、可连续动态和重复测量、检查及时性等优势。Sabir 等[5]对比超声与 MRI 对跖筋膜和跟垫厚度的观察结果，研究显示：超声显示的灵敏性 80%，特异性 88.5%，与 MRI 相比，两者间(无症状者)在跖筋膜和跟垫厚度测量上有显著的一致性，而有跖筋膜炎者，其跖筋膜和跟垫厚度显著增加，跟垫厚度增加与疼痛持续时间呈正相关。

Campanelli 等[4]应用有限元分析对健康患者跟垫进行分析，并通过对年龄、身高、体质量、跟垫负重与不负重下的比值(跟垫压缩系数)等进行比较，得出结论：足跟痛与跟垫变化有一定关系，但可能还存在其他因素。

跟骨骨折占整个跗骨骨折的 60%~65%，随着社会进步，跟骨骨折发生率越来越高[6]。跟骨骨折后发生疼痛第 2 个最常见的部位为跟垫，其原因与跟垫的特殊结构损伤有关，表现为足跟部显著疼痛，局部有触压痛、叩击痛[7]。引起后跟痛的主要原因为跟垫厚度的改变[1,4,5]。而跟骨骨折后是否出现跟垫损伤、变薄、增厚，目前国内外文献报道相对较少。

Silver 等[8]应用超声方法测量跟骨骨折后跟垫厚度变化，发现骨折后跟垫厚度较无跟骨骨折跟垫厚度增加，两者比较差异有统计学意义($P<0.05$)。国内唐三元[3]、李远辉[2]等研究亦显示，跟骨骨折后患肢跟骨下脂肪垫厚度较健侧增加，说明创伤可能导致跟垫水肿、血肿、纤维化瘢痕形成，增加了跟垫厚度，表现为足垫征。在术后的康复阶段，跟垫厚度虽然仍较健侧增加，但较受伤时厚度已缓慢减少，可能是脂肪垫血肿、水肿吸收，纤维 - 脂肪结构变性或部分修复所致。跟痛症患者跟下脂肪垫厚度和其对压力的抵抗及压缩性系数比正常人高，由此推测跟下脂肪垫压缩性系数增加预示其弹性降低，从而产生跟痛症的倾向[3]。

李远辉[2]等人研究结果提示，骨折复位的优劣程度，特别是跟骨长度、宽度恢复的优劣可能会间接引起跟垫微解剖结构的变化，进一步影响跟垫厚度变化的程度，并影响跟垫恢复其正常厚度的速度。当跟骨骨折后长度、宽度复位良好时，后足力线、跟骨负重点和负重力线得到复原，跟垫正常微解剖结构，如纤维 - 脂肪结构等同时得到恢复，有利于跟下脂肪垫修复的程度与速度，从而减少跟痛症的发生率，提高患者术后功能和满意度。

综上所述，跟部退变或损伤后愈伤组织形成均可导致跟垫厚度增加形成足垫征。该征象是引起跟骨骨折后跟痛症的主要原因之一，而跟骨骨折手术的复位质量，又是跟垫恢复正常厚度的根本因素。因此，通过精细手术恢复跟骨基本解剖结构，特别是长度、宽度恢复可促使跟垫厚度尽可能恢复至正常水平，从而减少跟骨骨折后跟痛症的发生。

**判读要点**

- 足垫征提示跟垫（跟骨下脂肪垫）厚度增加，一般超过 21mm；
- X 线侧位片或 MRI 矢状位观察：跟垫厚度测量方法为从跟骨内侧突下缘至跖部皮肤表面的最短距离；
- 创伤后愈伤组织形成导致的足垫征是引起跟骨骨折后跟痛症的主要原因之一；
- 肢端肥大症、黏液水肿、苯妥英钠治疗、肥胖及外周水肿亦可显示为该征象。MRI 注意观察伴发的关节面下骨挫伤表现；
- 跟骨骨折手术的复位质量是跟垫恢复正常厚度的根本因素。

# 参 考 文 献

［1］ROME K,CAMPBELL R,FLINT A,et al. Heel pad thickness--a contributing factor associated with plantar heel pain in young adults［J］. Foot & ankle international,2002,23(2):142-147.

［2］李远辉,陈滨,唐三元,等 . 跟骨骨折复位质量与跟下脂肪垫厚度的相关性[J].广东医学,2015(7):1084-1087.

［3］唐三元,杨辉,余斌,等 . 跟骨骨折后跟垫厚度测量的临床意义[J].中华创伤骨科杂志,2008,10(7):612-614.

［4］CAMPANELLI V,FANTINI M,FACCIOLI N,et al. Three-dimensional morphology of heel fat pad:an in vivo computed tomography study［J］. Journal of Anatomy,2011,219(5):622-631.

［5］SABIR N,DEMIRLENK S,YAGCI B,et al. Clinical utility of sono graphy in diagnosing plantar fasciitis［J］. Journal of Ultrasound in Medicine,2005,24(8):1041-1048.

［6］吕军,张军强 . 跟骨骨折近期疗效观察及体会(38 例 42 足报告)［J］. 中国矫形外科杂志,2013,21(14):1477-1480.

［7］LIM E V,LEUNG J P. Complications of intraarticular calcaneal fractures［J］. Clinical Orthopaedics& Related Research,2001,391(391):7.

［8］SILVER D A,KERR P S,ANDREWS H S,et al. Heel pad thickness following calcaneal fractures:ultrasound findings［J］. Injury-international Journal of the Care of the Injured,1994,25(1):39-40.

# 第九章
## 骨关节非创伤影像征象

## 1. 落 叶 征
### The Fallen Fragment Sign

**表现**

落叶征在 X 线片和 CT 断层图像上显示,表现为病变骨质内透亮影区近地侧一片或多片的高密度骨碎片影(图 9-1-1)。

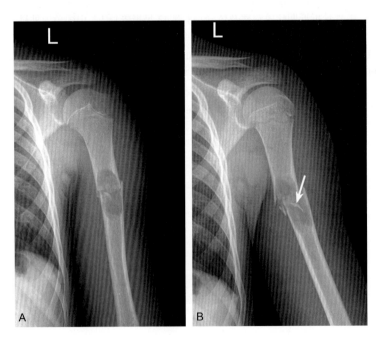

**图 9-1-1　落叶征**

A. 左侧肱骨近端单纯性骨囊肿合并病理性骨折;B. 高密度骨折碎片坠落入囊腔内,呈落叶征(箭头)

**解释**

Reynolds[1]首次提出了落叶征并阐述了其形成机制,认为单纯性骨囊肿患者遇到轻微的外伤时,常常会发生病理性骨折,引起构成囊壁的薄层骨皮质形成多发骨碎片,但骨质的连续性没有受到很大的破坏,骨膜仍然保持完整。由于骨膜牵拉及邻近肌肉组织的作用,骨碎片不易向外做离心性移位,有时皮质骨碎片会从完整骨膜的内表面脱离下来,因为囊壁仅内衬有薄层的结缔组织以及囊液的阻力较小,这些小碎骨片可较容易地移动到离它原始位置数厘米远的更大的骨髓腔内,并由于重力作用沉落于囊腔底部的囊液中。有时当导致薄层皮质骨发生骨折的力量不足以完全将骨碎片从附着的骨膜上撕脱下来时,骨碎片可能有一个较大的移位,但仍与一侧的骨膜边缘相连,以至于它向下倾斜到囊腔内,就像铰链上的门一样,这个变异的征象称之为落叶征。

**讨论**

单纯性骨囊肿(simple bone cysts,SBC)是相对比较常见的良性骨肿瘤,约占骨肿瘤的5%以上[2]。它由一个充满液体的髓腔和一薄层结缔组织的内壁构成,周围保留有明显菲薄的骨皮质。长骨的干骺端是其主要好发部位,如肱骨近端或股骨颈,在脊柱、骨盆、甚至扁骨中也有报道[3]。SBC在儿童和青少年骨骼生长期间,病灶可能随之增大直至骨骼成熟,在骨骺融合后,囊肿会停止生长并自行消失[3]。因其在临床上比较隐匿,不会产生任何身体或生化的异常,通常只是在做X线平片或发生病理性骨折时偶然发现。有时在X线片上可见疑似轻微分隔,但肉眼大体观察实际病变时,其内充满液体,并无明显分隔,因此,其同义词"单房性骨囊肿"也经常被使用。

SBC典型X线表现为位于肱骨近端或股骨内一个单中心、髓内透亮影,周围包绕一层菲薄而完整的骨皮质。但以上的这些特点并无特异性,在其他的骨肿瘤或肿瘤样病变中也能观察到,例如:骨纤维结构不良、动脉瘤样骨囊肿和内生软骨瘤等。由于SBC好发于年龄20岁以下的患者,病灶多位于肱骨或股骨近端干骺端的中央位置,据此特点大多数的SBC能明确诊断。但当SBC位于不太常见的解剖部位时就很难与其他骨肿瘤或肿瘤样病变鉴别开来,如位于:骨盆、跟骨等,如果发生病理性骨折则情况将变得更为复杂。当SBC发生病理性骨折时骨膜可能会牵拉骨碎片而防止其移位,就像实性骨肿瘤在发生病理性骨折时也会防止皮质骨碎片向髓腔内移位。可对于单房性骨囊肿而言,其菲薄的结缔组织内壁及腔内几乎没有阻力的囊液共同形成了皮质骨碎片的移位基础,因此在X线片或CT上看到落叶征则高度提示SBC的可能[4]。这一征象的实质是:病理性骨折形成的皮质骨碎片发生脱落并在重力作用下移位到囊腔底部,因此该征象总是与病理性骨折联系在一起,即在没有骨折的情况下不会出现落叶征。SBC比较容易发生病理性骨折,其原因可能是病变溶骨性物质的分泌,包括前列腺素,白细胞介素-1和其他蛋白质酶等[4]。SBC病理性骨折发生率高达65%,SBC落叶征发生率仅约20%[2,3,5,6],但一旦出现该征象则将大大有助于对SBC的诊断。其坠落在囊底的骨碎片充分说明了囊腔内为非实性成分,这样的皮质骨碎片在囊内自由运动,并不会出现在有内部分隔的病灶中(如动脉瘤样骨囊肿)或含有实性成分的病灶中(如骨纤维结构发育不良)。由于这类肿瘤内部分隔及实性成分的存在,骨碎片并不会因重力作用自由移动,除非受外力作用下才会发生移位。

Struhl等[6]认为坠落的骨碎片一方面说明了囊肿的空腔性,另一方面可以用来评估囊肿的范围,当存在囊肿向下一直延伸至骨干时,可能对病变的远端范围鉴定存在困难。然而,当发生骨碎片坠落时,由于骨碎片没有受到阻力作用,一般都会落到囊肿最远的部位,由此可得出囊肿远端的范围。

骨碎片位于髓腔内的位置可能需要多个方位的投照来证实,因为实性骨肿瘤发生骨折时也可在病灶内产生骨碎片,但这些骨碎片实际上是位于骨外软组织中。除了多方位照射外,CT 和 MRI 也能对骨碎片的位置提供可靠依据。CT 扫描除能够准确反映骨碎片的位置外,还能反映骨质破坏及软组织的更多细节。MRI 成像可提供关于囊性成分的更多信息,以及病变与骺板之间的关系。长 T1、长 T2 信号提示囊肿,若出现短 T1 信号,可能为病理性骨折后的出血或存在蛋白质成分,在静脉注射钆对比剂后,可以看到薄层的边缘强化。

但如果导致 SBC 发生病理性骨折的外力较大时,除了发生局部骨质结构的严重破坏外,还会导致囊肿的破裂。破裂的囊肿失去在 X 线片上呈透亮影这一表现,骨碎片的位置将不再具有诊断意义[1]。另外当发生病理性骨折时同时伴随有囊肿内血肿的形成,骨碎片可能不会出现落叶征的表现,因此需要进一步结合 CT 和 / 或 MRI 检查。

**判读要点**
- 单纯性骨囊肿发生病理性骨折;
- 高密度的碎骨片位于透亮区囊腔的底部;
- 高密度骨碎片与一侧的骨膜边缘相连,向下倾斜到囊肿的腔内;
- X 线多方位投照或 CT 或 MRI 确认骨碎片位于囊内。

# 参 考 文 献

[1] REYNOLDS J. The "fallen fragment sign" in the diagnosis of unicameral bone cysts [J]. Radiology, 1969,92(5):949-953.

[2] KILLEEN K L. The fallen fragment sign [J]. Radiology,1998,207(1):261-262.

[3] VAN DONINCK J,VANHOENACKER F M,PETRÉ C,et al. Fallen fragment sign [J]. JBR-BTR,2010, 93(2):109.

[4] MCGLYNN F J,MICKELSON M R,EL-KHOURY G Y. The fallen fragment sign in unicameral bone cyst [J]. Clin Orthop Relat Res,1981(156):157-159.

[5] ALYAS F,TIRABOSCO R,CANNON S,et al. "Fallen fragment sign" in Langerhans' cell histiocytosis [J]. Clin Radiol,2008,63(1):92-96.

[6] STRUHL S,EDELSON C,PRITZKER H,et al. Solitary (unicameral) bone cyst the fallen fragment sign revisited[J]. Skeletal Radiol,1989,18(4):261-265.

# 2. 腊肠指(趾)征
## The Sausage Didit Sign

**表现**

腊肠指(趾)征在手 / 足关节正斜位片、CT 轴位和肌骨超声中显示,表现为指 / 趾间关节周围软组织常对称性梭形肿胀、密度增高,呈"腊肠"样外观,因此称为腊肠指(趾)征(图 9-2-1)。

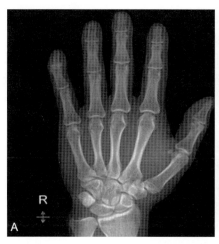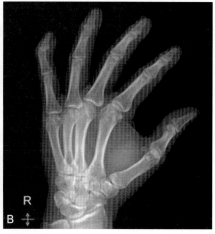

图9-2-1 腊肠指征

A~B. 男,29岁,银屑病患者,右手正斜位片示双手骨质疏松,关节面骨质增生硬化,右手小指第二指间关节面骨质稍毛糙,关节间隙变窄并指间关节半脱位,周围软组织对称性梭形肿胀,密度增高,呈"腊肠指"征

### 解释

正常情况下,CT和X线能很好地显示关节骨端和骨性关节面,后者呈线样高密度影。关节软骨常不能显示,周围软组织呈中等密度影,关节间隙表现为关节骨端间的低密度影。

当发生指(趾)关节炎时,X线表现为指(趾)软组织对称肿胀,患指(趾)弥漫性红肿呈"腊肠"样改变,脚趾更易受累,指、趾可同时发生。肌骨超声显示为皮下软组织弥漫性水肿、屈肌腱鞘肿胀、回声减低等。Olivieri等[1]认为指(趾)炎多由屈肌腱鞘炎及腱鞘周围软组织水肿、肌腱附着点炎引起,除银屑病性关节炎(psoriatic arthritis,PsA)外,也见于反应性关节炎、细菌性屈肌腱鞘炎、痛风性关节炎等炎症性关节病,但腊肠指(趾)征提示PsA的特异度较高。

### 讨论

腊肠指(趾)征常被认为是PsA的主要征象之一,因伴发远端和近端指(趾)间关节滑膜炎和腱鞘炎,受损指(趾)可呈现典型的"腊肠"样改变。PsA是与银屑病相关的慢性、进行性、毁损性关节炎,具有银屑病皮损,同时伴发关节及周围软组织疼痛、肿胀、僵硬和运动障碍,部分患者可同时并发骶髂关节炎和(或)脊柱炎,晚期可发展为关节强直导致残疾[2],致使患者生活质量下降,病死率增高。因此,探讨其临床特点,并对其影像学表现进行分析、探讨,利于PsA的早诊断、早治疗,同时对疾病的控制和发展也有着重要的意义。

任宏伟等[3]曾报道PsA影像学上主要表现为对称性远端指/趾间关节软组织肿胀、骨质疏松、关节边缘部骨质吸收破坏、爪粗隆囊状骨质破坏、关节间隙变窄等。肌骨超声主要表现为皮下软组织弥漫性水肿、屈肌腱鞘肿胀、回声减低等[4]。其部分临床与影像学表现与类风湿性关节炎(RA)存在交叉,需鉴别诊断。PsA可累及全身大、小关节,患者常有家族史,血清学自身抗体阴性,病程迁延且易复发,外周关节、骶髂关节、脊柱易受累。其中以伴屈肌腱鞘炎、远端指(趾)间关节受累的少数指(趾)关节受累型最多见。其主要病理特点为普通的附着点炎、明显的微血管增生、指(趾)甲炎、指(趾)炎、骨质破坏,重症者可出现关节功能丧失甚至致残。RA是一种以慢性、进行性、侵袭性为特点的全身免疫性疾病[5],类风湿因子

(rheumatoid factors,RF)呈阳性,起病隐匿,反复发作,手指常对称性受累,以近节指间关节、腕关节最易受累,其病理改变主要为关节滑膜增生、炎性细胞浸润,后期常引起关节软骨受累导致关节间隙狭窄、关节畸形、功能丧失,影像上表现为手足小关节多发对称性梭形肿胀,后期关节间隙变窄,而边缘性骨侵蚀为其早期征象,可伴骨质疏松及软骨下囊性病灶等。

**判读要点**

- 腊肠指(趾)征在手/足关节正斜位片、CT轴位及肌骨超声观察;
- 腊肠指(趾)征及伴随征象;
- 银屑病性关节炎与类风湿性关节炎的鉴别要点。

## 参 考 文 献

[1] OLIVIERI I,D'ANGELO S,SCARANO E,et al. What is the primary lesion in SpA dactylitis?[J]. Rheumatology,2008,47(5):561.

[2] 张跃,胡颖.关节病型银屑病的临床特点及影像学表现[J].中国CT和MRI杂志,2017,15(5):36-38.

[3] 任宏伟,王强,许强,等.银屑病性关节炎的影像学诊断[J].实用医学杂志,2010,26(16):2985-2986.

[4] 甘伦胜,颜可,胡君,等.肌骨超声在银屑病性关节炎中的应用进展[J].中国医学影像技术,2017,33(7):1109-1112.

[5] 游岚岚,郑元义,王志刚.类风湿关节炎的超声评分研究进展[J].临床超声医学杂志,2014,16(4):256-258.

# 3. 温贝格尔征
## The Wimberger Sign

**表现**

对称性两侧胫骨上端内侧干骺端骨质虫蚀样或囊样破坏及增生,称为温贝格尔征,部分两侧股骨下端也可出现相似的表现。该征象见于先天性梅毒。

**解释**

正常的儿童期长骨分为骨干、骨骺、干骺端、骨骺板。骨干是长骨的体部,呈长管状,中间稍窄,向两端逐渐增宽,其内为髓腔,位于骨干的中央,内有脂肪和造血组织。因周围有骨皮质重叠,骨髓腔常显示界限不太清楚,密度较低的透光影。骨骺位于长骨的两端。在胎儿和婴幼儿多为软骨,随着年龄增长而逐渐骨化,出现继发性骨化中心或骨核。骨核初期为一个或多个点状致密影,逐渐增大,边缘可稍不规则,最后与干骺端融合。干骺端是骨干两端较宽大的部分,此处骨骼生长最活跃,是由骨松质构成的含有丰富弯曲的微血管袢,血流缓慢,是某些骨病的好发部位。骨骺板是骨骺与干骺端之间的软骨(解剖学上称为骺盘或软骨盘)。在幼儿长骨X线片上表现为较宽的横行透光带,随着年龄增长而逐渐变窄,形成一条透光线。骨干外面有骨膜和软组织覆盖。正常长骨骨皮质规整,密度均匀。

先天性梅毒的骨损害出现较早,且为多骨累及,主要是影响软骨内化骨。先天性骨梅毒所致骨骼受损多呈对称性,比较有特征性。长骨的干骺端是软骨内化骨生长最活跃之处,血供丰富,因此是骨骼受损最早部位[1],病毒集聚在骨骺软骨中,严重损害了软骨的骨化过程,肉芽组织形成,进一步向骨干发展,骨骺几乎不受累。先期钙化带因软骨钙化后骨化过程发生障碍,肉芽组织、纤维组织和骨样组织增生,干骺端松质骨破坏,骨膜破坏和增生,形成本病的影像学基础。干骺端的骨质破坏常呈对称性,呈虫蚀样或囊样破坏及增生,少数骨破坏发生在单侧,典型的干骺端骨质破坏发生在两侧胫骨上端内侧,即温贝格尔征,两侧股骨下端也可出现相似的表现。

### 讨论

温贝格尔征(The Wimberger sign)已被认为是先天性梅毒骨损害的影像学表现之一。

新生儿先天性骨梅毒生后发病较多,骨是梅毒最易受累及的组织之一[2]。Hira[3]等报道,在有明显症状的先天性梅毒中,X线片上骨骼改变可高达95%。随着年龄的增大,骨损害会越来越严重,因此早期正确诊断此病非常重要。

早在1931年,MClean[4-5]等人就对先天性梅毒X线表现和病理学改变进行了报道。新生儿骨梅毒的特征性表现是多发、对称、广泛受侵,多种改变同时出现,以长骨两端常见。特征性的骨骼改变是诊断先天性梅毒最有决定性和最早的征象。经文献报道及总结[3,6-10]发现X线检查骨骼有如下1~2项改变者,可作为诊断早发型婴儿型先天性梅毒,特别是新生儿先天性梅毒的诊断依据:①干骺端和其他骨骼先期钙化带下透亮带,干骺端增宽;②两根以上长骨先期钙化带边缘毛糙呈锯齿状;③干骺端及其下端密度不均、结构紊乱;④干骺端干侧出现穿凿样骨质缺损,类似或呈Wimberger征;⑤多发生对称性干骺端碎裂、分离、移位,不累及骨骺中心;⑥多发、对称性骨膜炎、骨髓炎;⑦治疗3~6个月后上述征象消失且不留痕迹者。也有学者认为如果同时伴有两侧股骨远端干骺端的骨质破坏,即可对该病做出诊断[11]。

温贝格尔征被认为是病毒累及干骺端的表现,但该表现也可见于骨髓炎和佝偻病。化脓性骨髓炎,患儿有发热、红肿热痛和功能障碍,骨质不同程度破坏和增生,缺乏对称性特征。先天性佝偻病患儿骨质疏松,干骺端呈喇叭状、杯口状改变,新生儿梅毒无此征象。新生儿梅毒骨质破坏还应与骨结核相鉴别,骨结核表现为骨质破坏与增生同时存在,与梅毒骨质破坏的特征性表现不同,再结合母亲有无结核杆菌感染病史,则不难鉴别。

早期先天性骨梅毒具有诊断难、治疗易、治疗费用低等特点,一旦延误治疗可能造成严重后果,给患儿的身心造成巨大伤害,因此早期诊断是治疗该病的关键,X线检查是诊断该病及判断病情是否处于活动期的最有效手段。

### 判读要点

• 先天性梅毒的骨损害表现;
• 在X线片上观察;
• 对称性两侧胫骨上端内侧干骺端骨质虫蚀样或囊样破坏及增生;
• 需与其他感染性病变鉴别。

## 参 考 文 献

[1] 李景学,孙鼎元.骨关节X线诊断学[M].北京:人民卫生出版社,1982:245.
[2] 银宝,杨兴惠,杨光钊.新生儿先天性梅毒的骨骼X表现[J].中华放射学杂志,2001,35(5):377-379.

［3］HIRA SK，BHAT GJ，PATEL JB，et al. Early congenital syphilis：clinicoradiologic features in 202 patients［J］，Sex Transm Dis，1985，12：177-183.

［4］MCLEAN，S.The correlation of the roentgenographic and pathologic aspects of ongenital osseous syphilis［J］. Archives of Pediatrics & Adolescent Medicine，1931（2）：363-395.

［5］MCLEAN S. Correlation of the roentgenographic picture with the gross and the microscopic examination of the pathologic material in congenital osseous syphilis［J］. Dalton Transactions，1931，40（10）：2338-2347.

［6］金汉珍，黄德珉，官希吉. 实用新生儿学［M］. 北京：人民卫生出版社，1997. 301-302.

［7］DUNN R A，ZENKER P N. Why radiographs are useful in evaluation of neonates suspected of having congenital syphilis［J］. Radiology，1992，182：639-640.

［8］BRION L P，MANULI M，RAI B，et al. Long-bone radiographic abnormalities as a sign of active congenital syphilis in asymptomatic newborns［J］. Pediatrics，1991，88：1037-1040.

［9］林中尧. 早发型先天性骨梅毒的X线诊断［J］. 中华放射学杂志，1994，28：714-715.

［10］SILVERMAN. Caffey's pediatric X-Ray diagnosis［J］. 8th ed. Chicago：Yr Bk Pub，1984，835-841.

［11］陈炽贤. 实用放射学［M］. 2版. 北京：人民卫生出版社，2005：926-927.

# 4. H 形 椎 体
## The H-shaped Vertebra

### 表现

"H"型椎体是指在脊柱侧位X线片上观察，椎体终板中央凹陷，而前缘和后缘相对正常，通常见于镰状细胞贫血患者椎体改变。

### 解释

"H"形椎体主要是由于椎体中心的椎间血管远端部分闭合，椎体生长板中央缺血、梗死，导致椎体中心生长缺陷，邻近椎间盘压迫，终板凹陷所致。"H"形椎体常见于镰状细胞贫血患者。

镰状细胞贫血患者骨髓异常增殖、镰状细胞形成，可以引起椎体缺血、梗死，偶伴发感染[1]。梗死灶可继发感染，感染和持续缺氧也可加剧梗死。病椎上述改变，可导致骨小梁稀疏、增粗，结缔组织取代正常骨髓结构，椎体承重能力降低，容易发生无菌坏死、椎体塌陷或继发感染。病椎通常变扁，上下缘呈特征性双凹改变，称为"H"型椎体。这一典型征象的形成机制是终板中央软骨下骨质反复微循环坏死，继发骨质疏松，邻近椎间盘压迫，髓核疝入所致。它被认为是一种非创伤性、椎体中心生长停滞所引起的终板畸形[2]。

### 讨论

多种疾病均可引起椎体上下缘双凹改变，但形成机制各不相同，命名却交叉混乱。其中，以椎体骨质严重疏松脱钙、镰状细胞贫血所致的椎体上下缘凹陷改变，许多学者称为鱼形椎体征或"H"形椎体[1-4]。

镰状细胞贫血所导致椎体形态改变是椎体上下缘中心部位突然凹陷而边缘相对正常，脊柱侧位X线片示椎体呈"H"形。骨质疏松脱钙继发椎体上下缘塌陷，脊柱侧位X线片示椎体整体连续性凹陷，且光滑完整，更符合鱼形椎体表现。因此，研究[5-10]认为"H"形椎体是镰状细胞贫血所致椎体形态改变的特异性征象，约10%镰状细胞贫血患者中出现典型"H"形椎体。

　　CT 矢状位重建图显示椎体上下缘终板中心内陷,边缘相对正常。MRI 椎体形态表现同 CT 和 X 线片。当椎体新发骨梗死时,周围并发水肿,T2WI 呈稍高信号表现。

　　此外,镰状细胞贫血患者病椎容易继发感染,CT 和 MRI 有助于观察病椎周围软组织情况。

### 判读要点

- 多见于镰状细胞贫血;
- 在脊柱侧位 X 线片观察;
- 椎体终板中心凹陷,而边缘相对正常,呈 "H" 形;
- CT 和 MRI 有助于观察细节及周围软组织情况。

## 参 考 文 献

[1] ERIC ROGER,MD,MERVYN LETTS,MD. Sickle cell disease of the spine in children [J].Canadian Journal of Surgery,1999,42(4):289-292.

[2] PG NTAGIOPOULOS,D-A MOUTZOURIS,S MANETAS. The "fish-vertebra" sign [J]. Emergency Medicine Journal,2007,24(9):674-675.

[3] LONERGAN G J,CLINE D B,ABBONDANZO S L. Sickle cell anemia [J]. Radiographics,2001,21(4):971-994.

[4] FONSECA E K,AECA D O,CBSD D O,et al. "Fish-mouth" vertebrae in sickle cell anemia [J]. Abdominal Radiology,2017,42(9):2389-2390.

[5] SCHWARTZ A M,HOMER M J,ROY G K MCCAULEY . "Step-off" vertebral body:Gaucher's disease versus sickle cell hemoglobinopathy [J]. American Journal Roentgenology. 1979,132(1):81-85.

[6] CARROLL D S. Roentgen manifestation of sickle cell disease [J].Southern Medical Journal,1957,50(12): 1486-1490.

[7] MOSELEY J E. Skeletal changes in the anemias [J]. Seminars in Roentgenology ,1974,9(3):169-184.

[8] REYNOLDS J. A re-evaluation of the "fish vertebra" sign in sickle cell hemoglobinopathy [J]. American Journal of Roentgenolgy,1966,97(3):693-707.

[9] REYNOLDS J,PRITCHARD J A,LUDDER D,et al. Roentgen or graphic and clinical appraisal of sickle cell beta-thalassemia disease [J]. American Journal of Roentgenolgy,1973,118(2):378-400.

[10] LEONG C S,STARK P. Thoracic manifestations of sickle cell disease [J]. Journal of Thoracic Imaging, 1998,13(2):128-134.

# 5. 象牙椎体征
## The Ivory Vertebra Sign

### 表现

　　象牙椎体征在脊柱正、侧位 X 线片和 CT 横断及冠矢状位显示,表现为椎体骨质密度增高,普遍硬化呈象牙改变,因此称为象牙椎体征(图 9-5-1)。

### 解释

　　正常情况下,脊柱 X 线正位片上,椎体呈长方形。椎体主要由骨松质构成,其影像由骨小梁和其间的骨髓所构成,椎体纵行骨小梁比横行骨小梁明显,周围为一层骨皮质,密度均

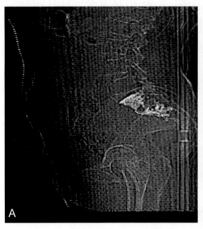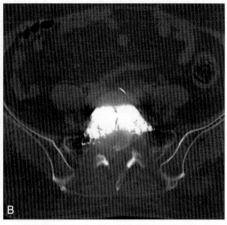

图 9-5-1　象牙椎体征

A~B. 女,70 岁,直肠癌术后 2 年,腰背痛 1 月余。腰椎 CT 矢状位定位相及 CT 横断面示 $S_{1~3}$ 椎体成骨性骨质破坏,其内见不规则片状密度增高影,呈象牙椎体征。病理诊断为直肠癌骨转移

匀,轮廓光滑,影像上呈相对高密度。

骨组织是人体最坚硬的组织之一,是由矿物质组成的特殊结缔组织,含大量钙化的细胞间质和多种细胞,而未钙化的细胞间质又称为类骨质。在骨骼的发育和形成过程中,破骨细胞与成骨细胞发挥着重要的作用,破骨细胞发挥骨吸收功能,成骨细胞发挥构骨功能,从而完成了骨的更新。当骨基质的沉积与骨的重吸收循环失衡时将导致骨的重构[1],骨基质的沉积影像上表现为骨密度的增加,主要见于淋巴瘤、成骨性骨转移、骨肉瘤和 Paget 病等疾病。

讨论

象牙椎体征一般无年龄差异,儿童及成年人均可见。Graham 等[2]曾报道儿童主要见于淋巴瘤,成年人主要见于成骨性骨转移(来源于前列腺癌、乳腺癌多见)、骨肉瘤、Paget 病等。

脊柱的淋巴瘤多为其他部位的淋巴瘤扩散所致,极少数患者为原发性脊柱淋巴瘤,且以非霍奇金淋巴瘤多见。淋巴瘤是来自淋巴网状组织和造血组织的恶性肿瘤[3],脊柱淋巴瘤临床误诊率极高,危害性大,如诊治不及时,威胁患者生命,因此影像学对脊柱淋巴瘤的准确诊断对患者治疗方案及预后评估具有极其重要的作用。一般脊柱淋巴瘤多见于胸椎,易侵犯椎体,无特异性分布,多会累及单个或相邻多个椎体,影像上主要表现为成骨性骨质破坏("象牙质样"改变)、溶骨性骨质破坏及混合性骨质破坏[4]。MRI 诊断肿瘤骨髓浸润时,其敏感性明显高于 CT,尤其是 T1WI 信号,当出现等信号或低信号时,病灶容易显示,T2 脂肪抑制序列对病变具有较高敏感性,与 CT 相比,MRI 显示病灶范围及边缘比 CT 清楚,可诊断出 CT 难以诊断的不明病灶。总之,当同一患者多个椎体病灶出现不同形式的破坏时,需将淋巴瘤纳入考虑范围。

成骨型骨转移较少见,多由生长较慢的肿瘤引起。而转移瘤的成骨不是肿瘤细胞成骨,而是肿瘤引起的宿主骨中反应性成骨或者是瘤间质通过化生而成骨。常见的原发肿瘤为前列腺癌,少数为乳癌、鼻咽癌、肺癌和膀胱癌[5]。当出现象牙椎体征时,椎体形态多正常,椎

间隙未见变窄。

畸形性骨炎也称佩吉特骨病(Paget disease),1876 年由 Paget 首先报道并命名,是一种原因不明的慢性病症。病因尚未明确,其发病原因可能与病毒感染、遗传因素有关[6]。本病多见于中老年人,无性别差异。临床表现随病变时期、范围、部位和程度以及相伴的并发症不同而发生变化,最常见的症状是 Paget 病性骨痛,以长骨承重部位明显,晚期可以导致骨骼畸形,病灶发生部位可由于应力作用导致皮质裂隙骨折。脊柱影像学表现为:椎体增宽变方,增粗的骨纹理环绕椎体四周,形成"方框椎",此为椎体 Paget 病特征性改变。当病变累及多个椎体时,Paget 病与成骨性转移瘤难鉴别,但 Paget 病累及椎体时一般伴有椎体体积增大。CT 扫描能显示椎体病灶范围,周围有无软组织肿块,后期椎体以骨质硬化为主,骨质密度增高,形成"象牙椎"。王大伟等[7]曾报道 Paget 病的主要影像表现为四肢骨骼畸形伴粗大的骨小梁、"火焰样"溶骨区,颅骨 CT 骨质棉花团样改变,椎体 X 线呈"方框椎"、CT 呈"象牙椎"及 MRI 表现为双凹征等征象,而核医学骨扫描对本病有较高的敏感性,但无特异性,缺乏定性特征。

骨肉瘤(osteosarcoma)亦称为成骨肉瘤,是指瘤细胞能直接形成成骨样组织或骨质的恶性肿瘤。其恶性度高、发展快,是最常见的原发性恶性骨肿瘤,发病率约占骨恶性肿瘤的34%,多见于男性,好发年龄 11~30 岁。据骨质破坏和肿瘤骨的多寡,骨肉瘤可分为 3 种类型:①硬化型,因大量的肿瘤新生骨形成,影像学上表现为大量云絮状、斑块状瘤骨,密度较高,明显时呈大片"象牙质样"改变;②溶骨型,以骨质破坏为主;③混合型,即硬化型与溶骨型并存。骨肉瘤 X 线及 CT 主要观察骨质破坏、软组织肿块、瘤骨及骨膜反应,而 MRI 主要观察髓腔侵犯、骨皮质突破、软组织肿块及瘤周水肿带,据此为临床诊治及病理分型提供参考。

总之,象牙椎体征的病理基础是骨质沉积,临床上能为淋巴瘤、成骨性骨转移、骨肉瘤和 Paget 病等疾病提供诊断的线索。

**判读要点**

- 象牙椎体征主要在脊柱正、侧位 X 线片及 CT 横断及冠矢状位显示;
- 象牙椎体征伴随征象;
- MRI 注意观察髓腔侵犯、骨皮质突破、软组织肿块及瘤周水肿带表现。

# 参 考 文 献

[1] BRAUN R A,MILITO C F,GOLDMAN S M,et al. Ivory vertebra:imaging findings in different diagnoses [J]. Radiologia Brasileira,2016,49(2):117.

[2] GRAHAM T S. The ivory vertebra sign [J].Radiology,2005,235(2):614-615.

[3] 刘辉,杨永岩,史震山.骨恶性淋巴瘤 13 例影像学诊断[J].中国临床医学影像杂志,2008,19(2):114-116.

[4] 刘燕,周涛,张军,等.原发性脊柱淋巴瘤 1 例[J].中国 CT 和 MRI 杂志,2014(3):115-117.

[5] 白人驹,张雪林等.影像诊断学[M].3 版.北京:人民卫生出版社,2010:575-576.

[6] 黄光,刘兴洲.Page 骨病的临床特点及其诊治[J].中国全科医学,2008,11(18):1658-1659.

[7] 王大伟,王仁法.骨 Paget 病的影像学研究(附 11 例病例报道)[J].放射学实践,2011,26(6):641-644.

# 6. 椎体后缘扇贝压迹征
## The Posterior Vertebral Scalloping Sign

**表现**

椎体后缘扇贝压迹征在脊柱 X 线侧位、CT 重建矢状位和 MRI 矢状位显示,表现为一个或多个椎体后缘正常骨皮质内凹形的扩大,呈扇贝样凹陷改变,称为椎体后缘扇贝压迹征(图 9-6-1、图 9-6-2)。

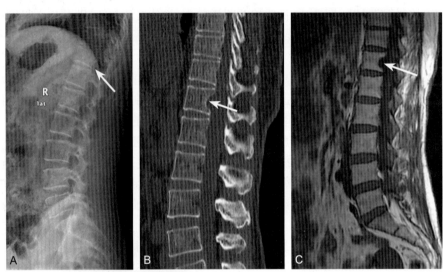

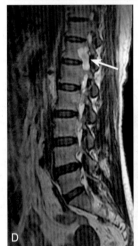

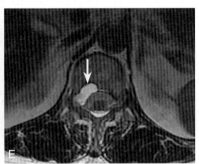

**图 9-6-1　椎体后缘扇贝压迹征病例 1**

A~E. 同一患者图像。A. 腰椎侧位片示 $T_{12}$ 椎体后缘略呈弧形凹陷改变(箭头);B. 腰椎 CT 矢状位重组示 $T_{12}$ 椎体后缘骨质内凹形扩大,形似扇贝壳的边缘(箭头);C~E. MRI 矢状位 T2WI、T1WI 及轴位 T2WI 显示 $T_{12}$ 椎体受椎管内囊性灶压迫,呈内凹形改变,呈"椎体后缘扇贝压迹征"(箭头)

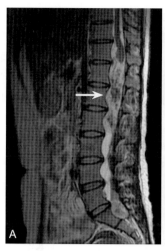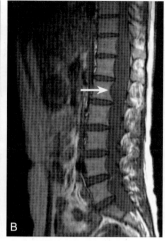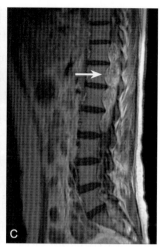

图 9-6-2　椎体后缘扇贝压迹征病例 2

A~C. 矢状位 T2WI、T1WI 及 T1WI 增强见 $T_{11}$~$S_2$ 椎管内占位,引起多个椎体后缘呈弧形向前形似扇贝壳的边缘,称为"椎体后缘扇贝压迹征"(箭头)

## 解释

椎体后缘扇贝形压迹征,也称扇贝椎体。正常情况下,椎体后缘生理情况下可见轻度凹陷改变,据文献报道 50% 以上正常人群椎体后缘呈轻微内凹改变。椎体扇贝形改变(scalloping vertebra)指椎体侧壁弧形内陷角度大于 30°[1]。然而,很多病理机制都可以引起椎体后缘内凹形的扩大。内凹形本身是正常压力作用于异常骨或异常压力作用于正常骨所致的结果,所形成的椎体后缘扇贝形压迹可为局限性或弥漫性,多种病变可有此表现,主要见于椎管内病变向前压迫累及或椎体本身骨质异常。

## 讨论

有学者认为,椎体后缘的扇贝形改变是由于脊膜的扩大膨出,不断的对椎管四周形成压缩力所致,而脊膜的扩大膨出可能是由于脑脊液压力升高或者是硬膜囊的张力强度降低而不能承受正常的压力所致[1]。椎体后缘单发的扇贝样压迹最常见原因为椎管内缓慢生长的肿瘤或囊肿引起椎管内压力增高,局部向前压迫椎体后缘所致,常见的肿瘤主要为室管膜瘤和神经鞘瘤;此外,还可见于皮样囊肿、表皮样囊肿和脂肪瘤等。多发扇贝样压迹的原因包括表现为椎管内多发占位的神经纤维瘤病(neurofibromatosis,NF)、交通性脑积水引起的椎管内压力增高、脊膜膨出以及软骨发育不全等。神经纤维瘤病大部分病灶位于椎管内硬膜下或硬膜外,也可以通过椎间孔向椎管外延伸,形成哑铃型肿块,神经纤维瘤病所致的压迹常累及数个椎体,程度不一,其中以 NF-I 型较为多见,约占 NF 的 90% 以上,约半数以上 NF-I 型患者由于肿瘤压迫和 / 或侵蚀造成多种骨骼系统畸形,其中以脊柱侧弯侧凸最常见,可发生于颈、胸、腰部,表现为侧凸、后凸、侧后凸和侧前凸,椎体边缘不规则呈扇贝或花边样压迹,脊柱侧弯椎管内脊膜向两侧膨出,椎管内径增大,椎板变薄变细及破坏,椎弓根间距增宽[2]。文献中报道神经纤维瘤病最常见的营养不良性改变也有椎体扇贝形破坏,且所占比例较高。高军等[3]对 13 例神经纤维瘤病患者研究显示,其中 8 例患儿合并椎管扩大,并椎体后缘扇贝样改变。朱锋等[1]对神经纤维瘤病患者脊柱最常见的影像学表现进行评估,其中 100% 存在脊柱短弧形非均匀性改变、100% 存在脊膜扩大或椎管内膨出、88% 存在椎体边缘的扇贝形改变、85% 存在椎管扩大。交通性脑积水和脊膜膨出引起的压迹为多椎体累及，以腰椎多见。此外马方(Marfan)综合征及强直性脊柱炎等可引起的软骨发育不全，软骨发育不全患者可见典型的椎小关节狭窄、椎弓根短小和骨性椎管狭窄，其椎体后缘压迹为继发于椎管狭窄的代偿性改变。骨骼的先天性发育异常或由于软组织增生及骨质重新塑形所致的肢端肥大症等，均可见椎体后缘形成扇贝状改变。

**判读要点**

- 在脊柱 X 线侧位、CT 矢状位重建和 MRI 矢状位观察；
- 椎体侧壁弧形内陷角度大于 30° 具有诊断意义；
- 椎体后缘扇贝形压迹提示椎管内病变可能，是椎管内压力增高的间接征象；
- MRI 可清晰显示椎管内情况。

## 参 考 文 献

[1] 朱锋,邱勇,王斌,等.神经纤维瘤病致营养不良性脊柱侧凸的影像学特征和临床意义[J].J Spinal Surg,2003,1(2):68-71.
[2] 牛艳坤,王刚,陈卫国,等.I型神经纤维瘤病的 X 线和 MRI 诊断,附 15 例报告[J].南方医科大学学报,2006,26(6):849-850.
[3] 高军,于彤,彭芸,等.儿童神经纤维瘤病I型致营养不良性脊柱侧凸的 CT 表现[J].放射学实践,2013,28(9):924-927.

# 7. 橄榄球衣征
## The Rugger Gersey Sign

**表现**

橄榄球衣征又称为"夹心椎"，在胸腰椎正侧位片或 CT 冠、矢状位显示，表现为多个连续的椎体，椎体上下终板呈带状高密度，中央相对低密度，整个椎体呈现高 - 低 - 高密度交错分布改变，类似于橄榄球员球衣上的横带，因此称为橄榄球衣征(图 9-7-1)。

**解释**

正常情况下，椎体在生长发育过程中，椎体上下面的骨骺板骨化停止后形成骨板，呈轻度凹陷，即为骨性终板，影像上表现为椎体上下缘基本平行的致密线影。侧位片上，椎体大致为中间略凹陷的长方形，其上下缘与后缘呈直角，大小及形状与邻近椎体相似。相邻两椎体终板间的透亮间隙为椎间隙，是椎间盘的投影。

橄榄球衣征是代谢性和内分泌性骨病较常见的影像学表现，并无诊断特异性，是骨质硬化的征象之一。常见于慢性肾衰竭所致的继发性甲状旁腺功能亢进(secondary hyperparathyroidism,SHPT)患者[1]，也可见于石骨症、氟骨症、paget 病和原发性甲旁亢等骨病。影像上椎体上下终板致密带的病理基础为椎体上、下骺软骨板富于血运，适于 SHPT 等骨病增多的类骨质沉积，因破骨细胞不吸收类骨质，所以相较中心部，椎体边缘部可抵制由于甲状旁腺素增多所致的骨质吸收，因此沉积大量类骨质的椎体上、下边缘部 X 线透过率减

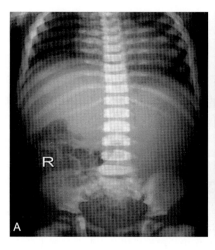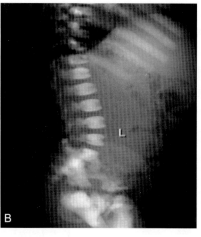

**图 9-7-1　橄榄球衣征**

A～B. 男,4 岁,临床诊断为石骨症,胸腰椎正、左侧位片示胸腰椎椎体排列整齐,椎体上下终板骨质硬化,中央部密度相对减低,呈"橄榄球衣"征,椎间隙未见狭窄

低,呈现高密度带;椎体中部因缺乏上述类骨质对破骨的抵制作用,易受侵蚀,呈现相对低密度带,而出现橄榄球衣征。

**讨论**

橄榄球衣征已被认为是骨质硬化症(osteosclerosis)的主要征象之一,常见于 SHPT 患者。

人体内维持血钙的平衡主要靠甲状旁腺素的调节,正常的甲状旁腺属于低转化组织,仅很少的细胞具有增生能力,然而,在慢性肾衰竭患者 SHPT 中,低钙、高磷血症、PTH 升高、维生素 $D_3$ 缺乏等均刺激甲状旁腺细胞增生[2-3],高度增殖的细胞明显增多,同时伴有分泌功能极度活跃,由于甲状旁腺激素分泌过多,一方面刺激破骨细胞活动增强,加速骨吸收,由于骨吸收增加致血钙增高,尿钙也随之增多;另一方面抑制肾小管对磷的重吸收,自尿中丢失大量的磷,致血磷降低,伴随破骨细胞的活动增加,成骨细胞活性也增加,所以血清碱性磷酸酶增高。骨吸收的增加和钙磷自尿中大量丢失是形成骨病的主要原因。除橄榄球衣征外,可能的影像学伴随征象包括:①全身广泛性骨质疏松;②骨膜下骨吸收;③局限性囊状骨破坏;④病理骨折与畸形;⑤肾结石及软组织钙化;⑥椎管及椎间隙常表现正常。

除 SHPT 外,也可见橄榄球衣征于石骨症、氟骨症、Paget 病,征象及伴随征象各有不同。其中,石骨症的橄榄球衣征最为典型,其椎体的 3 层高 - 低 - 高密度对比非常明显,椎体形态正常,邻近椎间隙无增宽。石骨症除椎体改变外,在其他部位如髂骨翼、跟骨和距骨可见浓淡交替的同心环状影像。氟骨症常伴有骨小梁增粗稀疏,似纱布网眼,肌腱、韧带及骨间膜在骨骼的附着处常见钙化或骨化,致骨表面呈玫瑰刺状突起,且患者有高氟区居住史。Paget 病是非常少见的常染色体隐性遗传性骨病,胸腰椎表现为橄榄球衣征时,椎间隙明显增宽,常伴血清碱性磷酸酶(alkaline phosphate,ALP)水平缓慢持续性升高及普遍性骨皮质增厚分层、长骨弯曲畸形、椎体塌陷、颅骨增厚等征象[4]。根据伴随征象,上述三种骨病不难鉴别,但 SHPT、原发性甲旁亢等代谢性及内分泌性骨病则必须结合临床资料和实验室检查。田小丽等[5]曾报道,橄榄球衣征可以反映病情的发展情况,可随病情的好转异常密度逐渐消退,也可随病情的加重而日益明显。因此,橄榄球衣征可作为临床随访观察病情疗效的指标之一。

**判读要点**

- 橄榄球衣征主要表现及伴随征象；
- 在胸腰椎正侧位片或 CT 冠、矢状位观察；
- 橄榄球衣征无诊断特异性，是骨质硬化的征象之一；
- 椎间隙有无增宽等伴随征象可作为不同疾病鉴别点；
- 结合临床及相关实验室检查。

## 参 考 文 献

［1］WITTENBERG A. The rugger jersey spine sign［J］.Radiology,2004,230:491-492.

［2］刘兴国,赵学智,李丹.三种影像学检查方法对诊断尿毒症继发性甲状旁腺腺体增大的意义[J].第二军医大学学报,2005,26(2):202-204.

［3］GULER I,KOPLAY M,NAYMAN A,et al. The rugger jersey spine sign［J］. Spine Journal,2004,230(2):491-492.

［4］陈海松,韩燕,李晓飞,等.原发性高磷酸酶血症患儿骨骼 X 线异常表现[J].中国医学影像技术,2014,30(4):583-586.

［5］田小丽,李景学.影像学评估代谢性及内分泌性骨软化的作用和限度[J].天津医科大学学报,2007,13(1):51-54.

# 8. 圆 点 征
## The Polka-dot Sign

**表现**

圆点征是椎体血管瘤横截面表现,为稀疏、增粗的骨小梁周围环绕黄骨髓。CT 轴位示椎体内片状低密度区内多发点状高密度影,呈圆点状;在矢状位和冠状位图像呈条状高密度影,也称灯芯绒征或栅栏征[1-3]。在 MRI 非抑脂 T2WI 序列图像表现为在高信号背景下,圆点状低信号灶(图 9-8-1)。

**解释**

正常椎体由表面的骨皮质和内部骨松质共同组成,骨皮质由排列规律、结合紧密的骨板形成,骨松质由骨小梁及其周围大小不一、形态不规则、相互沟通的骨髓腔共同构成。骨小梁呈疏松不规则网状立体结构排列,表面被覆一层骨内膜细胞,周围骨髓腔内富含骨髓,二者共同起到支撑和造血功能。

圆点征是由增粗的骨小梁代替正常的松质骨,其周围包绕黄骨髓或血管周围间隙所形成,它是椎体血管瘤的特异性影像学征象。骨小梁增粗归结于椎体血管瘤邻近的骨网加固所致[4-6]。

**讨论**

椎体血管瘤是脊柱最常见良性肿瘤性病变,约占所有骨血管瘤的 28%,其中以胸椎血管瘤最为常见[5]。大多数椎体血管瘤无任何临床症状,通常偶然发现。然而部分椎体血管瘤

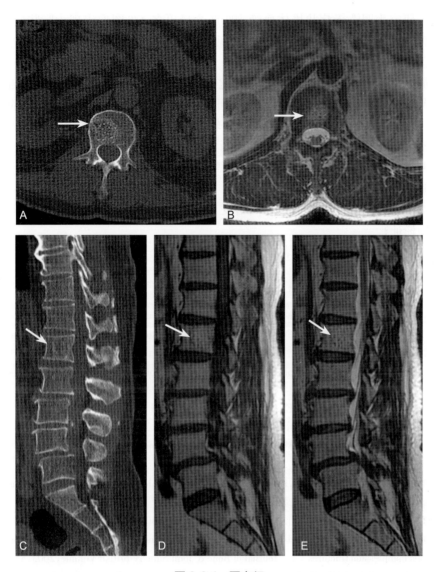

**图 9-8-1 圆点征**

A. 腰椎 CT 轴位示椎体内片状低密度区内多发点状高密度影,类似圆点形(箭头);
B. T2WI 轴位示椎体内片状稍高信号区内多发点状低信号灶(箭头);C. 腰椎 CT 重
建矢状位示椎体内骨小梁条状增粗,周围间隔低密度区,呈"栅栏征"改变(箭头);
D~E. T1WI 及 T2WI 示椎体内片状稍长 T2、稍短 T1 信号,病灶中心及周边见小
点状、条状低信号区(箭头)

可导致病椎塌陷,或瘤体突入椎管,或肿瘤出血,致硬膜外血肿形成,导致脊髓、神经受压,产生疼痛和 / 或截瘫[6-7]。椎体血管瘤好发于 40~50 岁,女性发病率较男性高[6]。病灶可累及病椎的一部分或者整个椎体,约 1/3 患者可为多发病灶[6]。

椎体血管瘤在脊柱 X 线正侧位片中,显示为规律排列的垂直条状高密度影,而椎弓及椎体周围软组织多正常[8]。

典型的椎体血管瘤中常含有脂肪成分,因脂肪含量与血管组织的比率不同,影像表现可完全不同。研究表明[6]无症状椎体血管瘤脂肪含量更多,CT 图像表现为脂肪样低密度,而瘤体内血管成分较多者密度较高,更容易出现临床症状。椎体血管瘤 MRI 表现亦取决于瘤体内脂肪含量,通常呈短 T1、长 T2 信号表现。

圆点征是椎体血管瘤的特异性征象,因此,影像中判定圆点征对于正确诊断椎体血管瘤有重要意义。此外,部分椎体恶性肿瘤内亦可见少量残存的增粗骨小梁,此时,应注意观察恶性肿瘤侵袭性生长特点,如骨质破坏,周围软组织肿块等综合判断,并且恶性肿瘤残存骨小梁周围不会存在脂肪结构,有助于鉴别诊断[9]。

### 判读要点

- 是椎体血管瘤特异性影像征象;
- 在 CT 轴位图像观察,呈圆点样高密度,周围脂肪样低密度;CT 矢状位或冠状位呈灯芯绒征或栅栏征;
- MRI 有助于观察增粗骨小梁周围脂肪结构。

## 参 考 文 献

［1］GAUDINO S,MARTUCCI M,COLANTONIO R,et al. A systematic approach to vertebral hemangioma［J］. Skeletal Radiology,44(1):25-36.

［2］KARLIN C A,BROWER A C. Multiple primary hemangiomas of bone［J］. American Journal Roentgenology, 1977,129(1):162-164.

［3］LAREDO J D,ASSOULINE E,GELBERT F,et al. Vertebral hemangiomas:fat content as a sign of aggressiveness［J］. Radiology,1990,177(2):467-472.

［4］LAREDO J D,REIZINE D,BARD M,et al. Vertebral hemangiomas:radiologic evaluation［J］. Radiology, 1986,161(1):183-189.

［5］MURPHEY M D,FAIRBAIRN K J,PARMAN L M,et al. Musculoskeletal angiomatous lesions:radiologic-pathologic correlation［J］. Radiographics,1995,15(4):893-917.

［6］PERSAUD T. The polka-dot sign［J］. Radiology,2008,246(3):980-981.

［7］YEOM J S,KIM W J,CHOY W S,et al. Leakage of cement in percutaneous transpedicular vertebroplasty for painful osteoporotic compression fractures［J］. Journal of Bone & Joint Surgery-british Volume,2003,85(1):83-89.

［8］D. J. KIM,EUDDEUM SHIM,BAEK HYUN KIM,et al. The "polka-dot" sign［J］. Abdominal Radiology, 2017,42(8):1-3.

［9］RODALLEC M H,FEYDY A,LAROUSSERIE F,et al. Diagnostic imaging of solitary tumors of the spine:what to do and say［J］. Radiographics,2008,28(4):1019-1041.

# 9. 栅 栏 征
## The Palisade Sign

### 表现

栅栏征在脊柱正侧位片、CT 矢状位和冠状位重建、MRI 矢状位和冠状位显示。典型表现为椎体内垂直排列的粗糙小梁,呈栅栏状改变(图 9-9-1、图 9-9-2)。

### 解释

栅栏征常见于椎体血管瘤(vertebral hemangioma, VH)。VH 在组织学上是一种呈瘤样增生的血管组织,掺杂于骨小梁之间,属海绵型血管瘤,由大量薄壁血管和血窦构成。椎体血管瘤包括3部分结构:①大量增生的毛细血管及扩张的血窦;②脂肪性骨髓组织;③残存的粗大骨小梁[1]。椎体血管瘤的以上病理特点是影像学表现的基础。典型X线表现为椎体内垂直排列的粗糙小梁,呈栅栏状改变。CT 矢状或冠状重组图像呈栅栏状改变,轴位松质骨呈粗大网眼状、蜂窝状低密度区,残留骨小梁增粗并呈稀疏排列的高密度斑点。MRI 矢状位和冠状位呈栅栏状改变,轴位呈蜂窝状或网眼状改变。常规 T1WI和 T2WI 显示高信号脂肪中特征性斑点状或条片状低信号骨小梁[2]。

### 讨论

VH 是最常见的起源于骨内血管的良性骨肿瘤[2]。尸检中发现有 10%~12% 的人存在椎体血管瘤,大约 1%~2% 的病例出现显

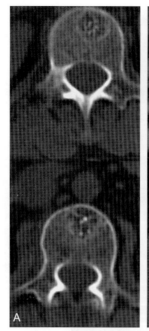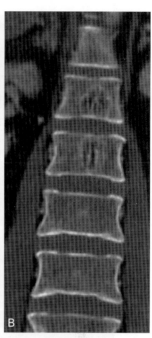

**图 9-9-1　栅栏征 CT 表现**

A~B. 为同一患者,诊断为 $T_{12}$、$L_1$ 血管瘤。A. CT 轴位骨窗,椎体内呈蜂窝状,显示增粗的骨小梁结构,为斑点状高密度;B. CT 冠状位重组骨窗图像,椎体呈溶骨性骨质破坏,骨小梁增粗、稀疏,呈栅栏样改变

著的临床症状而需要治疗[3]。VH 任何年龄均可发生,单个椎体常见,有时为多个椎体,生长缓慢,少有恶变。好发于胸椎和颈椎,腰椎次之,骶尾椎最少见[4]。脊柱血管瘤根据临床特点分为 3 类:①无症状性血管瘤,在体检时偶然发现;②局部症状性血管瘤,仅有局部腰背部疼痛等症状;③侵袭性血管瘤,血管瘤呈侵袭性生长,造成椎体、椎弓根或椎板的膨胀性生长,破坏骨皮质或形成椎旁软组织肿块,甚至可压迫脊髓和神经根,产生肢体疼痛、麻木、无力甚至瘫痪等表现[5]。

X 线平片椎体血管瘤可表现为两型。I 型:残存增粗的骨小梁纵行排列,则呈栅栏状,垂直而平行;II 型:残存粗大的骨小梁不规则交叉排列,则呈网格状。以上两型,可以以一种为主或两种并存。椎体外形多为正常,或轻度膨胀扩大,椎间隙一般保持正常。若椎体被压缩后上述影像大多消失,但椎体血管瘤较小时在普通 X 线片上可能未见显示。CT 检查是诊断本病的主要方法。赵旭东[6]等人对 13 例病例研究发现,X 线检查显示了 10 个 VH 病灶,3个病例在 X 线平片上无阳性表现。CT 扫描则清楚地显示了 12 个 VH 病灶。张士德[7]等人对 8 例椎体血管瘤研究发现 2 例椎体血管瘤平片未能显示,而 CT 平扫能清晰显示。这是由于 CT 具有高密度分辨力,CT 对血管瘤的诊断敏感性优于普通 X 线片。

CT 典型表现为受侵骨质正常骨结构消失,骨质密度减低,呈网眼状或蜂窝状改变,其内可测得脂肪密度,骨皮质可轻度膨胀变薄,冠状位或矢状位重组显示椎体呈"栅栏状"改变,病变可侵及椎体一半或整个椎体,偶见椎体旁或椎管内软组织肿块,累及软组织或附件时均

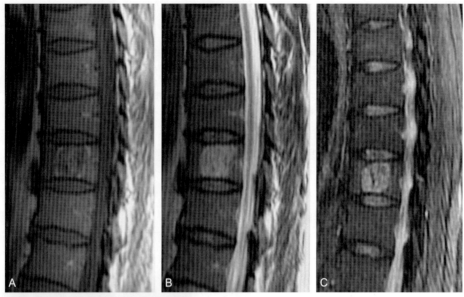

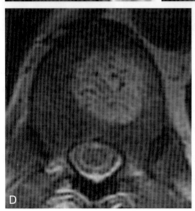

**图 9-9-2 栅栏征 MRI 表现**
A. T1WI 矢状位椎体内混杂的长 / 短 T1 信号；
B. T2WI 矢状位椎体内不均匀的长 T2 信号，内见粗大的骨小梁呈点状、条形短 T2 信号；C. 矢状位 T2WI 压脂，椎体内信号未见明显减低；D. 轴位 T2WI 见点状、条状低信号骨小梁

能良好显示，增强扫描常不强化或轻度强化。当病变呈不规则蜂窝状、累及整个椎体、侵及附件或侵入椎管、皮质呈边界清楚的膨胀性改变、受累椎体病理性骨折或出现软组织肿块时，提示脊柱血管瘤具有侵袭性或潜在侵袭性。临床可有脊髓受压形成的水肿、变性和 / 或神经根受压导致剧烈疼痛等症状。MRI 对侵袭性血管瘤的诊断明显优于 CT。因此，MRI 在椎体血管瘤的诊断上敏感性极高，在指导临床治疗方面具体重要价值。

MRI 能同时显示纵行椎体栅栏状征象和横断面椎体的网眼状征象。高永伟[8]对 23 例 52 个脊椎血管瘤研究发现其中 37 个病灶冠状位和矢状位表现为典型的"栅栏状"改变，轴位表现为网眼状改变，产生此征象的组织学基础为病变内粗大的骨小梁交叉排列。此外，该学者发现 52 个病灶在 STIR 抑脂序列上信号均有降低，证实椎体血管瘤内存在脂肪基质。

对于非典型表现的血管瘤，椎体压缩变扁致典型的"栅栏状"改变不复存在时，在 T2WI 上随 TE 的延长，血管瘤信号逐渐增高变亮，这与其他部位血管瘤有共同的信号变化规律[2]。赵旭东等[6]通过 MRI 扫描 13 个 VH 病灶中均显示了异常信号。10 例为典型血管瘤，显示为短 T1、长 T2 信号，3 例为非典型血管瘤，显示为长 T1、长 T2 信号。

张士德等[7]对 2 例椎体血管瘤进行 DSA 检查,均显示供血动脉,敏感性和特异性极高,其典型的 DSA 表现为相应椎体节段的肋间动脉或腰动脉分出的异常血管(供血动脉)、肿瘤染色等。肿瘤供血动脉增粗、迂曲,远端多发血管网,实质期表现病灶区浓染为肿瘤染色,一般无动静脉瘘形成。另外造影后超选择椎体血管瘤栓塞介入治疗是外科手术的辅助治疗,可减少外科术中的出血及并发症的发生。但 DSA 诊断椎体血管瘤是一种有创的检查方法,不能作为影像学检查的常规方法。

总之,大多数椎体血管瘤在 X 线平片、CT、MRI 和 DSA 上均有特征性影像学表现。CT、MRI 对椎体血管瘤的诊断率优于 X 线平片;其中 MRI 的影像学表现更具有特征;DSA 虽为创伤性、非常规性检查方法,但其敏感性和特异性极高,从肿瘤血供的角度指导介入治疗和外科手术治疗,具有十分重要的意义。

判读要点
- 栅栏征是椎体血管瘤的直接征象,对诊断椎体血管瘤具有特异性;
- 在 X 线正侧位片、CT 矢状位及冠状位重建或 MRI 矢状位、冠状位显示;
- CT 或 MRI 显示椎体血管瘤优于 X 线。

# 参 考 文 献

[1] 张传臣,李成利.脊柱血管瘤的 MRI 表现与组织学相关性及其临床意义[J].医学影像学杂志,2006,16(6):629-631.
[2] 孙运国,王健.22 例脊椎血管瘤的影像学分析[J],中外健康文摘,2010,7(31):274.
[3] HEYD R,STRASSMANN G,FILIPOWIEZ I,et al. Radio therapy in vertebral hemangioma[J]. Rontgen praxis,2001,53(5):208-220.
[4] 何小军.脊柱血管瘤的影像学诊断分析[J].中国中医药咨讯,2010,2(10):108-109.
[5] 庞超楠,刘晓光,袁慧书.脊柱症状性血管瘤的 CT 征象分析[J].实用放射学杂志,2013,29(11):1815-1817.
[6] 赵旭东,王秋实,吴振华.椎体血管瘤的比较影像学研究[J].中国临床医学影像杂志,2001,12(3):198-200.
[7] 张士德,郑淑梅,孙丽琴,椎体血管瘤的影像表现(附 8 例报告)[J].中国临床医学影像杂志,2004,15(4):213-214,220.
[8] 高永伟.脊椎血管瘤的 MRI 表现[J].影像与检验,2012,8:175.

# 10. 双　线　征
## The Double-line Sign

表现

双线征在 MRI 的 T2WI 上显示,表现为股骨头线样异常信号,在 T2WI 上常有特征性亮白的内缘和黑色的外缘(图 9-10-1)。

解释

正常情况下,在冠状位和轴位 T1WI 像上,所有正常股骨头均呈圆而光滑的外形,股骨头表面的皮质骨为低信号。股骨头内侧缘有一凹陷,为股骨头凹。股骨头骺部、股骨干骺部

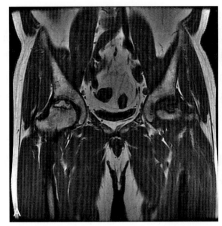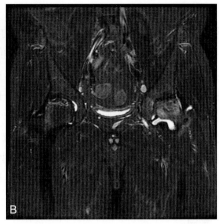

图 9-10-1　双线征

A. T1WI 冠状位见右侧股骨头线状低信号；B. T2WI 冠状位压脂见与线样低信号平行
排列的线样高信号，高低相间信号同时存在的双线征

为高信号或中高信号，中央部信号稍低，与主要承重骨小梁的部位相对应。在冠状位上表现为：自股骨头向股骨颈的低信号带，低信号带边界不清楚。承重骨小梁影像在中央层面明显。与承重骨小梁的低信号带相垂直的一条较细的弯曲低信号带为融合的骺线。在多数层面，特别是正中层面骺线弧顶向上。正常情况下股骨头内无明显带状、环状信号改变或均匀、不均匀的低信号改变。

　　双线征是诊断早期股骨头缺血坏死（avascular necrosis of femoral head，ANFH）常见的 MRI 特征性表现之一[1-2]。ANFH 的病因分为创伤性和非创伤性。其中创伤性 ANFH 为骨内外动脉突然阻断导致缺血所致。非创伤性 ANFH 原因中，最主要的危险因素是激素治疗后和酗酒。当股骨头前上方软骨下出现粗细不均、弯曲、凹凸不平的线状或带状异常信号，这种异常信号带可以 T1WI 和 T2WI 均呈低信号条带，称为线样征，低信号带为反应性新生骨[3]，部分病例 T2WI 上其线样征内侧还可见并行的高信号带，此时称为双线征。双线征是 MRI 诊断 ANFH 的重要征象。

　　**讨论**

　　1987 年 Mitchell 等描述双线征为，在 T2WI 上，包围骨坏死灶的内侧线样高信号，外侧线样低信号，双线征被认为代表活骨与死骨反应界面，低信号带代表硬化骨和纤维化，CT 上相应区域可表现为硬化带[3]，高信号带代表充血和 / 或炎性肉芽组织，双线征是 ANFH 特异性 MRI 表现，出现率很高。周令飞[4]的研究中，在早期 ANFH 双线征出现率达 85.5%。

　　各种原因引起的 ANFH 病理改变是相似的。早期表现为细胞坏死，中、晚期为细胞坏死与修复反应共同存在。骨坏死发生后坏死细胞引起炎性反应，周围组织充血导致骨质疏松，在数周内，包围中心死骨的缺血区与外层活骨之间出现反应界面，充血、炎症细胞浸润、肉芽组织形成、纤维化是界面的特征。有研究认为，急性缺血后炎性反应引起的渗出和细胞因子生成增加（特别是白细胞介素 -1）可以引起骨髓水肿。而在骨缺血坏死修复期，部分坏死的终末小动脉、毛细血管和静脉窦的再灌注也会导致出血和骨髓水肿[5]。

　　MRI 是 ANFH 最敏感、最特异的早期诊断方法,敏感性达到 100%,在 MRI 上 ANFH 表现为早期病灶一般局限于股骨头的前上部承重区,晚期可累及整个股骨头,并可出现关节软骨破坏,关节面毛糙,关节间隙狭窄等改变。

　　国际骨循环协会(ARCO)将 ANFH 分为 4 期[6]:0 期,影像学检查阴性,病理显示小灶性骨坏死;Ⅰ期,MRI 仅见水肿信号,X 线检查阴性,根据股骨头受累程度的 MRI 表现分为,Ⅰa 股骨头受累 <15%,Ⅰb 股骨头受累 15%~30%,Ⅰc 股骨头受累 >30%;Ⅱ期,股骨头外形正常,为不可逆性改变的早期或可逆性改变与不可逆改变之间的移行期,MRI 可见坏死区与反应带。根据股骨头受累的位置,病变分为内侧、中央和外侧。Ⅱa<15%,Ⅱb 为 15%~30%,Ⅱc>30%,MRI 显示单线征或双线征,双线征为其特征性改变;Ⅲ期,为早期不可逆改变与晚期之间的移行期,特征性改变为软骨下骨折,X 线片和 CT 分别表现为新月征和裂隙征;Ⅳ期(晚期),各种影像学检查均显示股骨头明显塌陷和继发性骨关节炎。Ⅰ、Ⅱ期未出现关节面塌陷,被认为是早期 ANFH[4]。张萌萌[7]等研究发现Ⅰ期股骨头的塌陷比率为 6.67%(2/30),而Ⅱ期为 63.04%(29/46),组织病理学研究发现,后者坏死股骨头中发生以坏死骨吸收、新生骨形成等修复反应,相较前期,股骨头的稳定性明显下降,患者发生股骨头塌陷的概率随之增加,所以 ARCOⅡ期患者应警惕和预防股骨头塌陷的发生。

　　**判读要点**

- 双线征是 ARCO 分期Ⅱ期股骨头缺血性坏死的直接征象;
- 双线征对诊断Ⅱ期股骨头缺血性坏死具有特异性;
- 双线征在 MRI 图像上显示;
- MRI 对股骨头缺血性坏死的早期诊断优于 CT 和 X 线。

# 参 考 文 献

[ 1 ] 张华山,印隆林,刘军 . 低场强 MRI 对股骨头缺血坏死的诊断价值[J]. 实用放射学杂志,2005,24(11): 1522.

[ 2 ] 张玉祥,周海峰,李韶平,等 . 股骨头缺血坏死 MRI 压脂扫描的表现[J]. 实用放射学杂志,2006,22(3): 307.

[ 3 ] 高振华,王猛,胡晓书,等 . 股骨头坏死的 MRI/CT 与病理表现对照研究[J]. 影像诊断与介入放射学, 2011,20(4):280-283.

[ 4 ] 周令飞,成人早期股骨头缺血坏死 CT 及 MRI 诊断价值[J]. 河北联合大学学报(医学版)2012,7(14): 469-470.

[ 5 ] ITO H,MATSUNO T,MINAMI A. Relationship between bone marrow edema and development of symptoms in patients with osteonecrosis of the femoral head [J].Am J Roentgenol,2006,186(6):1761-1770.

[ 6 ] 裴敏,王琨,裴昌军 . 成人股骨头缺血性坏死的磁共振诊断[J]. 实用医学影像杂志,2015,16(2):127- 129.

[ 7 ] 张萌萌,汝晓双,范鸿禹,等 . 基于 MRI 征象与坏死体积测量对非创伤性股骨头坏死塌陷预测价值的初步研究[J]. 磁共振成像,2017,8(4):296-301.

# 11. 新 月 征
## The Crescent Sign

### 表现

新月征在骨盆或髋关节X线平片显示，X线片上表现为股骨头边缘下方的弧形透亮区或股骨头内距离边缘有一定距离的不规则透亮区，在CT上这一征象又被称为裂隙征(图9-11-1)。

### 解释

正常情况下，股骨头主要是由上、下关节囊动脉供血，其中上关节囊动脉供血为主，约占65%~80%。髋关节是人体中主要的负重关节，股骨头是一个近似半球形的结构，主要承受压应力，由于人体髋臼关节面与股骨头关节面之间有关节软骨覆盖，在关节活动时起到减震作用，摩擦系数很小。其下的松质骨是一个多孔介质，里面充满液体，能承受传递至松质骨的大部分载荷。而其中骨小梁分布与应力方向一致，组成致密三维立体交织的复杂网状结构，有利于吸收和化解冲击载荷，吸收震荡。

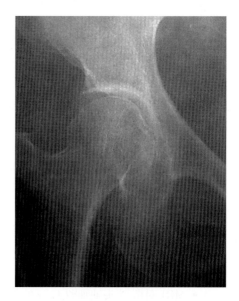

**图9-11-1　新月征**

髋关节X线平片示右侧股骨头关节面下新月形透亮影，提示新月征

新月征为股骨头坏死时顶部半月状软骨下断裂，股骨头软骨下骨小梁与软骨分离，X线表现在骨性关节面的下方出现了2~4mm宽的新月形透明带，即新月征(crescent sign)。其产生机制为：坏死灶外侧软骨下骨板局灶性被吸收发生后，软骨下骨板与未被修复坏死松质骨交界处发生应力集中，集中的应力导致骨折线正位于软骨下骨板下，施加的有效压应力引起未被修复坏死松质骨的体积减小，从而导致新月形空腔在软骨下骨板下形成[1]。

### 讨论

股骨头坏死是由于股骨头供血中断或受损，引起骨细胞和骨髓成分不断死亡及随后修复反应，继而股骨头微细结构改变，最终导致股骨头塌陷。非创伤性股骨头坏死在我国的病因主要是皮质类固醇的应用、酗酒、减压病、镰状细胞贫血等[2]。 Suh KT[3]等通过实验认为，骨髓间充质干细胞成脂转化增多、脂质代谢紊乱，可能会导致酒精性股骨头坏死的发生。Bjsrkman A[4]等发现凝血基因突变是长期应用激素、酒精的一种后果，血液高凝低纤溶时，血栓较平常更易于形成，继而阻塞头内血管，发生股骨头坏死。非创伤性股骨头坏死中，酒精和激素是最主要的两个因素。

股骨头缺血坏死的诊断标准参照Frberg1996年提出的6分期标准，将X线和CT分为0~Ⅴ期。X线：0期：影像学检查正常；Ⅰ期：骨小梁模糊或轻度骨质疏松；Ⅱ期：斑片状骨硬化和不规则透亮区；Ⅲ期：出现新月征；Ⅳ期：大块骨碎裂、塌陷和股骨头不完整；Ⅴ期：合并退行性骨关节病和关节间隙狭窄[5]。新月征是Ⅲ期股骨头坏死的特殊影像学表现，指坏死股骨头软骨下骨小梁与坏死骨分离,影像上表现在软骨与软骨下骨板、坏死骨与活骨之间显示出新月形空腔,被认为是评价股骨头早期塌陷的指征[6]。影像学检查一旦发现髋关节新月征,就意味着股骨头塌陷开始处于可观测地步了。新月征的表现形式有两种:其一是软骨下骨板的微细骨折逐渐累积、股骨头内坏死区逐渐塌陷、进而在软骨与塌陷的坏死骨区之间形成的空腔,表现为软骨及软骨下骨的分离,即软骨剥脱,X线片、CT冠状位重建上表现为股骨头边缘的弧形透亮区,边缘光滑锐利;其二是股骨头内坏死骨区与活骨区之间界面产生的"骨体分离"现象,有部分坏死骨区发生了塌陷、被压缩,从而形成空腔,即"股骨头内骨与骨分离",这在X线片、CT冠状位重建上表现为股骨头内距离边缘有一定距离的不规则透亮区,类似于股骨头内骨折。黄先敏等[7]研究显示Ⅲ期股骨头14个,CT图像股骨头正常或稍变扁,关节间隙尚正常,在Ⅱ期的基础上出现骨皮质塌陷,部分新月形死骨形成,新月体代表无法修复的坏死骨发生应力性骨折,部分CT可见股骨头局部骨皮质断裂、塌陷,骨质硬化区,内见小片状低密度水肿区。骨髓水肿与新月征密切相关。随着骨髓水肿程度加深,新月征发生率增加,范围扩大。并不是股骨头一发生坏死就会出现骨髓水肿,它是病情进展的标志。当股骨头发生坏死,骨小梁在修复过程中变细,坏死区生物力学发生改变,骨小梁发生骨折,坏死区血管损伤、炎性修复,可引起骨髓水肿,且骨小梁发生骨折越积越多,骨髓水肿范围越大。赵曼[8]研究显示随着股骨头坏死程度的进展,骨髓水肿发生率及范围扩大。Ⅱ期骨髓水肿率为93.1%(27/29髋),且Ⅱc期骨髓水肿明显多于Ⅱa、Ⅱb期,Ⅲ期骨髓水肿率为98.0%(47/48髋),主要以3级水肿居多,Ⅳ期骨髓水肿率为100%(6/6髋)。通过MRI图像对股骨头坏死骨髓水肿的分析,得到骨髓水肿与新月征的发生呈正相关,以T2WI脂肪抑制序列显示骨髓水肿为最佳。而X线平片或CT扫描对骨髓水肿不显示或仅表现患处骨质密度降低,不作为骨髓水肿的成像方法。为了预测塌陷的风险,可以对股骨头坏死区的范围进行测量,随着MRI的广泛应用,赵凤朝[9]等人通过研究提出了"坏死面积比例"的概念,并经试验印证了术前MRI及术后解剖测量结果两者对比基本一致。Ha[10]等在MRI冠状位和矢状位上测量,他们认为该测量是评估股骨头坏死后塌陷的一种好方法。Ⅲ期股骨头坏死CT和MRI诊断无明显差别,但是对于早期的股骨头缺血坏死(0~Ⅱ期),X线、CT的敏感性和特异性都受到了限制[7],MRI多参数及多平面成像能够更早、更清楚地显示病变的部位和范围,且能够通过信号差异推断其病理学改变,对股骨头缺血坏死的分期诊断具有优势[11]。

**判读要点**

- 新月征是Ⅲ期股骨头坏死的直接征象;
- 新月征对诊断股骨头坏死具有特异性,提示股骨头早期塌陷;
- 在X线骨盆或髋关节正位片显示。

# 参 考 文 献

[1] 张念非,祈生文,柴建峰.股骨头缺血性坏死新月征的形成机制[J].中国修复重建外科杂志,2008,22(3):303-306.

[2] ORTH P, , ANAGNOSTAKOS K, Coagulation abnormalities inosteonecrosis and bonemarrow edema syndrome [J]. Orthopedics, 2013, 36(4):290-300

［3］SUH K T, KIM S W, ROH H L, et al. Decreased osteogenic differentiation of mesenchymal stem cells in alcohol-induced osteonecrosis［J］.Clin Orthop Relat Res,2005,(431):220-225.

［4］BJSRKMAN A, SVENSSON MJ, HILLARP A, et al.Factor V leiden and prothrombin gene mutation:risk factors for osteonecrosis of the femoral head in adults［J］.Clin Orthop Relat Res.2004,(425):168-172.

［5］唐士军.早期股骨头缺血坏死的 X 线和 CT 诊断对比分析[J].西部医学,2003,1(2):161-162.

［6］曾子全.不同证型非创伤性股骨头坏死新月征与疼痛相关性研究[D]广州中医药大学,2014.

［7］黄先敏,张雪玲,方荣荣.股骨头缺血坏死的 CT 及 MRI 影像比较[J].中国社区医师.2016,32(30):135-136.

［8］赵曼.宝石能谱 CT 在诊断股骨头坏死"新月征"及"裂隙征"的应用研究[D]广州中医药大学,2016.

［9］赵凤朝,李子荣,张念非,等.坏死面积比例在预测股骨头塌陷中的价值[J].中华骨科杂志,2005,09:12-15.

［10］HA YC, JUNG W H, KIM J R, et al.Prediction of collapse in femoral head osteonecrosis:a modified kerboul method with use of magnetic resonance images［J］.J Bone Joint Surg Am,2006,88(3):35-40.

［11］闫燃,张雪哲.股骨头缺血性坏死的 MRI 表现[J].医学影像学杂志,2009,(19):1013.

# 12. Paget 病概述

## 概述

畸形性骨炎于 1876 年首次由英国外科医生及病理学家 James Paget 描述,故又称为 Paget 病[1]。确切病因不明,目前认为它是一种与基因以及环境因素相关的慢性、非炎性骨疾病,以局部骨组织破骨与成骨、骨吸收与重建、骨质疏松与钙化并存为病理特征,整个疾病过程可发展 10~30 年左右[2]。大部分为多骨受累,约 10%~35% 患者单骨受累,好发部位依次为骨盆(58%~80%)、脊柱(40%)、股骨(32%)和胫骨(16%~20%)、肱骨和肩胛骨。Paget 病大多发生在 40 岁以上患者,男性发病约为女性的 1.5 倍,它是一种主要累及欧洲人口的地方病,在亚裔和非洲裔中罕见,近年来亚洲发现较多散发病例[3-5]。Paget 病早期可无症状,晚期以隐痛、夜间加剧的负重关节疼痛、骨肿大和畸形为主要表现,病变发展早期可进行药物性治疗控制病情,随着病情进展出现周围神经卡压、病理性骨折、继发性骨性关节炎、恶变和高输出性心力衰竭等并发症时需要进行手术干预。实验室检查表现为成骨细胞活性显著增加,包括血清碱性磷酸酶和尿羟脯氨酸升高,当并发骨折时合并血清钙、磷的升高[6]。

目前认为 Paget 病是一种复杂的多因素疾病,如副粘病毒感染、遗传基因的突变,早期破骨细胞前体可被致敏,产生个体易感性,经几年发展,破骨细胞明显活跃并破坏骨质,随后激发成骨细胞快速修复和填充破坏骨,因成骨细胞不能形成正常矿化骨,从而导致 Paget 病的发生[7]。疾病发展过程可划分为早期(溶解)、中期(溶解和硬化混合)和晚期(硬化)三个阶段,因各受累骨疾病发展和骨转化率改变不一,可表现为同一患者受累骨质处于不同的疾病阶段,且各受累骨可表现出相应特异性影像学特征[8],包括棉絮征、草叶征/蜡烛火焰征、苏格兰便帽征、马赛克征、香蕉骨折等。准确识别这些特异的影像征象,有助于早期诊断 Paget 病,避免不必要的活检手术。下文将详述以上征象。

# 参 考 文 献

［1］ COPPES-ZANTINGA A R,COPPES M J. Sir James Paget(1814-1889):a great academic victorian［J］. J Am Coll Surg. 2000,191(1):70-74.

［2］ ALONSO N,CALERO-PANIAGUA I,DEL PINO-MONTES J. Clinical and genetic advances in paget's disease of bone:a review［J］. Clin Rev Bone Miner Metab. 2017,15(1):37-48.

［3］ WERNER D E CASTRO G R,HEIDEN G I,ZIMMERMANN A F. Paget's disease of bone:analysis of 134 cases from an island in Southern Brazil:another cluster of Paget's disease of bone in South America［J］. Rheumatol Int. 2012,32(3):627-631.

［4］ SMITH R. Paget's disease of bone:past and present［J］. Bone. 1999,24(5):1-2.

［5］ WAT WZ,CHEUNG WS,LAU TW.A case series of Paget's disease of bone in Chinese［J］. Hong Kong Med J. 2013,19(3):242-248.

［6］ FERRAZ-DE-SOUZA B,CORREA PH. Diagnosis and treatment of Paget's disease of bone:a mini-review［J］. Arq Bras Endocrinol Metabol. 2013,57(8):577-582.

［7］ SHAH M,SHAHID F,CHAKRAVARTY K. Paget's disease:a clinical review［J］. Br J Hosp Med(Lond). 2015,76(1):25-30.

［8］ MIRRA J M,BRIEN E W,TEHRANZADEH J. Paget's disease of bone:review with emphasis on radiologic features,Part I［J］. Skeletal Radiol. 1995,24(3):173-184.

# 13. 棉 絮 征
## The Cotton Wool Sign

### 表现

棉絮征在颅骨 X 线正侧位片和 CT 上显示,表现为颅骨、内外板增厚、明显膨胀和骨质疏松,其内出现"绒毛状"或"棉球状"骨硬化区。

### 解释

正常颅骨在正侧位平片和 CT 轴位片上可见到颅骨内、外板和板障三层结构,颅骨内、外板为皮质骨,表现为厚薄稍不均匀的致密线影,板障位于颅骨内、外板间,其内见松质骨填充,CT 轴位图像可见板障内网状骨小梁结构,密度稍低。

Paget 病早期,破骨细胞活动占优势,颅骨骨质广泛溶解、吸收,表现为骨质疏松改变,界限清晰,随着病变发展至中期,也就是溶骨和成骨混合存在时期,成骨细胞受到刺激引起强烈的骨修复,当骨修复过程超过同时存在的骨吸收过程,则造成大量的骨沉积,表现为颅板增厚,板障增宽,颅骨内外板与板障之间界限分明,其内见棉球状不规则骨质硬化区,呈散在多发棉球状、绒毛状高密度灶,周围见骨质疏松区的低密度影环绕,边界清晰。

### 讨论

棉絮征被认为是 Paget 病发展中期颅骨的特异性影像学表现。在 Paget 病早期,以破骨细胞的活性增加占优势,表现为破骨细胞核增多且体积增大,数量增多,从而引起骨代谢增加,表现出多中心的骨质进行性吸收、溶解[1]。与骨盆和脊柱一开始就有骨沉积不同,颅骨和长骨起初表现为进展性的骨质吸收,这种骨质吸收首先发生在额骨和枕骨,表现为板障膨胀增宽,靠近颅骨外板区出现圆形、卵圆形并边缘锐利的低密度区,并常常跨越颅缝,颅内板稍增厚,病变区与正常骨移行带异常清晰有助于与一般的骨质疏松鉴别。Erdheim(1935年)认为这种独特的影像学征象可作为Paget病早期的特异性表现[2-3];Schuller(1962年)将这种改变称为局限性骨质疏松(osteoporosis circumscripta)[4]。随着病变的进展,骨吸收破坏刺激成纤维细胞增生,成骨细胞增殖活跃,骨质吸收区域大量分化不良的骨组织和纤维组织形成,修复首先发生在颅骨内板、板障以及颅骨外板的内侧面,所以当颅外板仍表现为骨质疏松变化时,颅骨内板基底部可出现不规则的骨质沉积并周围脱钙的低密度区环绕,可表现为棉絮状高密度、球状、绒毛状骨硬化区,疏松区逐渐消失并被硬化灶代替[5-6]。Paget病早期颅骨改变较特异,但随着病变发展至中晚期时需要和骨纤维异常增殖症(fibrous dysplasia,混合型)进行鉴别。Jamshid Tehranzadeh等[3]对18例诊断为骨纤维异常增殖症和8例Paget病患者的颅骨CT进行对比分析,发现骨纤维异常增殖症由于纤维组织的增生程度和骨小梁含量不同也可表现为不同程度骨质沉积及不规则骨质硬化区,依据其他伴随征象,例如出现颅骨磨玻璃样改变以及硬化区内的囊肿样改变、颅骨内外板未增厚以及颅骨病变双侧不对称等征象可诊断骨纤维异常增殖症,而颅骨内、外板增厚并板障膨胀,但之间尚有分界、病变双侧对称且可跨越骨缝等特点征象可诊断为Paget病,随着病变发展到晚期,颅骨内、外板持续增厚,板障骨小梁粗大、紊乱,两者界限模糊不清,棉球状、绒毛状典型征象逐渐消失。

### 判读要点

- Paget病发展中期颅骨的特异性征象;
- 在颅骨正侧位片或CT轴位图像上观察;
- 表现为骨质疏松基础上的"棉球状"或"绒毛状"骨质硬化区;
- 伴随有颅骨内外、板增厚,板障增宽并密度不均匀增高。

# 参 考 文 献

[1] ROODMAN G D, WINDLE J J. Paget disease of bone [J]. Clin Invest, 2005, 115(2): 200-208.

[2] MIRRA J M, BRIEN E W, TEHRANZADEH J. Paget's disease of bone: review with emphasis on radiologic features, Part I [J]. Skeletal Radiol, 1995, 24(3): 173-184.

[3] TEHRANZADEH J1, FUNG Y, DONOHUE M, et al. Computed tomography of Paget disease of the skull versus fibrous dysplasia [J]. Skeletal Radiol, 1998, 27(12): 664-672.

[4] SCHULLER A. Dysostosis hypophysaria [J]. Br J Radiol, 1962, 31: 156.

[5] SANDFORD A, JAWAD AS. The 'cotton wool' sign in paget's disease of the skull [J]. QJM. 2016, 109(2): 131.

[6] BHARGAVA P, MAKI JH. Images in clinical medicine. "Cotton wool" appearance of Paget's disease [J]. N Engl J Med., 2010, 363(6): 9.

# 14. 草叶征 / 蜡烛火焰征
## The Blade of Grass Sign/The Candle Flame Sign

**表现**

草叶征又称为蜡烛火焰征,在长骨正侧位片或 MRI 冠矢状位显示,在长骨正侧位片上表现为骨干髓腔和 / 或骨皮质的锥形骨质吸收低密度区,病变区域与邻近正常骨质有明显的"V"形分界,这种"V"字形的边缘以及邻近的骨质吸收、破坏区被描述为草叶、披针形和火焰形状,MRI 上表现为 T1WI 低信号和 T2WI 高信号的区域,与正常骨分界区表现为正常的黄骨髓脂肪信号。

**解释**

在 Paget 病早期,以破骨细胞活动占优势,表现为受累骨质广泛骨质吸收、破坏,这种骨质吸收破坏呈进行性发展,可逐步累及整个骨质,但因成骨活动较小,这种骨质破坏下端与正常骨质之间分界清楚,无硬化边及骨膜反应。发生在长骨的病变常常从骨端关节面下向骨干延伸,缓慢进展最终累及整个长骨,发生在胫骨的病例可表现为发生在骨干后逐渐向两端延伸,甚至一部分表现为病变沿骨皮质走行或局限于骨皮质内的骨质吸收区;无论病变累及皮质骨或松质骨,病变下端均与周围正常骨质有清晰"V"形分界,表现为草叶形状,故长骨正侧位片均可显示长骨骨干皮质或(和)骨髓腔的溶骨性病变并稍膨大,尖端向下并与正常骨有清晰的"V"形分界的锥形溶骨区,周围无硬化边,无骨膜反应,病变类似草叶形状,被称为草叶征或蜡烛火焰征。

**讨论**

草叶征 / 蜡烛火焰征现已被认为是 Paget 病早期长骨的特异性影像特征。在 Paget 病早期,和颅骨表现为破骨细胞活性占优势一致,长骨亦表现为进行性的骨质吸收、破坏,这种骨质吸收在股骨一般起源于骨端即关节面下,而后向骨干延伸,骨髓腔由重建骨质和增生血管代替,骨质吸收区末端与正常骨干骨质之间有清晰的"V"形分界,当这种骨质吸收区表现为膨大的卵圆形缺损时,可称为局限性骨质疏松[1]。该影像学征象最初由 Brailsford 在 1938年报道,他描述了一个发生在胫骨的卵圆形骨质破坏区,X 线片显示其内没有松质骨结构,病变累及骨皮质并被皮质的披针形区域所覆盖,他将这个这个披针形结构定义为"V"形分界线;Dickson 等人(1945 年)将这种有清楚"V"形分界的广泛胫骨骨质吸收定义为"急性骨软化"。Seaman(1951 年)报告了两例类似的病例,但在胫骨病变的上下界限均显示了"V"形分界,并将其中一例随访了 14 年,发现其后期发展为皮质增厚、小梁增粗的 Paget 病晚期表现;Schubert 将这种表现描述为草叶状表现,同时他亦对发生在胫骨的 Paget 病进行归纳分析,发现除了上述改变,长骨的 Paget 病早期骨质吸收可仅发生在皮质骨内,造成皮质骨明显变薄,其下端与皮质骨仍有清晰分界,这时病变表现为"草叶状"外观及较大的发病年龄特征可与骨纤维结构发育不良进行鉴别;有部分病例表现为溶骨改变首先发生于胫骨骨干并向两端延伸,虽然这种病例较少见,但可作为 Paget 病早期的特异征象。Keith Wittenberg专门描述了这种征象,并把其作为 Paget 骨病早期长骨的特异性影像学征象[2-5]。值得注意的是,这种楔形骨质吸收破坏区以每年约 1cm 的速度蔓延并最终累及整个骨质,此外这种骨质吸收区可穿破皮质累及骨膜下 1~2mm 并不同程度引起骨膜新生骨及骨皮质增厚,如果缺损区较大可引起骨折,MRI 观察骨膜下情况优于其他检查[6]。在 Paget 病早期可服用抗骨吸收药物,如双膦酸盐阻止破骨细胞形成或诱导其凋亡从而控制病情进展,因此在病变早期识别草叶征并诊断 Paget 病可避免发展至病变后期出现的骨折及骨畸形,从而避免了病变后期的手术治疗。随着疾病发展,骨质吸收区累及全骨或骨膜下大量骨膜新生骨出现时,典型的"V"形分界将消失[6-7]。

### 判读要点
- Paget 病早期长骨的特异性征象;
- 在长骨正侧位片或 MRI 冠矢状位片显示;
- 表现为从骨端延伸至骨干的低密度骨质吸收区,病变末端与正常骨质呈清晰的"V"形或火焰状分界;
- 病变累及骨皮质时表现为皮质膨胀变薄,MRI 的 T2WI 信号增高。

## 参 考 文 献

[1] MIRRA J M,BRIEN E W,TEHRANZADEH J. Paget's disease of hone:review with emphasis on radiologie features,part I [J]. Skeletal Radiol,1995,24(3):163-171.

[2] BRAILSFORD JF. Paget's disease of bone,its frequency,diagnosis,and complications [J]. Br J Radiol, 1938,128:507.

[3] SCHUBERT F,SIDDLE K J,et al. Diaphyseal Paget's disease :an unusual finding in the tibia [J]. Clin Radiol,1984,35:71-74.

[4] KEITH WITTENBERG.The blade of grass sign [J].Radiology,2001,221:199-200.

[5] SUNDARAM M. Imaging of Paget's disease and fibrous dysplasia of bone [J]. J Bone Miner Res,2006,21(2): 28-30.

[6] WHITTEN C R,SAIFUDDIN A. MRI of Paget's disease of bone [J]. Clin Radiol,2003,58(10):763-739.

[7] BOLLAND M J,CUNDY T. Paget's disease of bone:clinical review and update[J]. J Clin Pathol,2013 ,66(11): 924-927.

## 15. 苏格兰便帽征
### The Tam o'Shanter Sign

### 表现

苏格兰便帽征在颅骨正侧位片显示,表现为颅骨外形显著增大,颅骨内、外板明显增厚,板障广泛增宽、膨大,其内骨小梁粗乱且可见不规则的骨质硬化区,以额顶骨显著,可合并颅底软化、凹陷,形成类似"贝雷帽"(苏格兰便帽)样外观。

### 解释

在 Paget 病发展晚期,病理表现为破骨细胞活性逐渐减弱或停止,成骨细胞仍保留较小的活动性,随着成骨活动增多及广泛骨沉积,经过漫长的病程,颅骨体积明显增大为原来的2~4 倍,颅骨内、外板明显增厚甚至分界线消失,板障膨胀、增宽,颅面骨明显扩大,颅缝显示不清,颅底受累时颅底骨质被纤维组织和分化不良的骨组织代替,因这种骨质矿化不足,常常引起颅底骨质软化,从而合并颅底凹陷,这些影像共同形成了一种特征性的类似苏格兰高地人的圆便帽样的外观,故而被称为苏格兰便帽状颅骨。

### 讨论

苏格兰便帽征被认为是 Paget 病晚期的典型颅骨影像学表现。在 Paget 病中期,表现为溶骨和成骨混合存在,成骨区域可表现为棉絮状骨硬化区,周围可残留骨质吸收、破坏区,随着病变进一步发展,破骨细胞和成骨细胞活性逐渐减弱最终完全停止或成骨细胞仍保留较小的活动性,出现大量纤维组织和骨质沉积,表现为骨小梁明显增粗、骨皮质广泛增厚,在长骨这种骨质沉积沿着应力线发展,而在头骨广泛的骨皮质和板障增厚、硬化可能成为 Paget 病的主要表现,以颅骨内板增厚为著,颅缝受累而显示不清,巨大的颅骨像一顶圆形的帽子,被称为苏格兰圆帽征[1]。Toni[2] 的报告表明古代玛雅城市骨性狮面像表现为明显对称突出肥厚的额骨、顶骨、颧骨和上颌骨,与 Paget 病晚期颅骨骨硬化的表现一致,结合玛雅地区的环境、食物因素以及 1667 年 Marcello Malpighi 研究的一个类似的颅骨标本,表明早在公元715 年 Paget 病晚期的颅骨改变就已被古人描述。1980 年 Maia 报告了一位女性在她四十岁的时候发现她的帽子不再合适,而且伴随着头痛、耳聋和耳鸣症状,颅骨 X 线片表现为明显扩大的颅骨和颅骨内、外板明显增厚,板障增宽达正常 2 倍以上并见到骨质吸收区和不规则硬化形成棉球样外观和广泛颅底骨硬化,类似苏格兰圆扁帽样改变,把这种改变称为苏格兰便帽征(The Tam o' Shanter Sign)(希伯来名称也叫 YarmuIke)[3]。值得注意的是,一旦出现这个征象,表明颅骨不可能再恢复到正常状态,且随着病程进展,会伴随着一系列并发症。如颅骨内外板界线和颅缝消失,面部及颅底增厚并因正常骨组织被纤维组织以及分化不良的骨组织代替出现颅底软化引起颅神经孔缩小以及颅底凹陷等,表现为颅神经功能障碍如嗅觉减退、失明、面部疼痛、眼外肌麻痹、脑干受压、脑积水和小脑扁桃体疝等症状,另外随着分化不良骨组织的演变,这个阶段约 1% 的患者会出现肉瘤样变,影像学表现为局部骨皮质破坏伴随骨膜反应和软组织肿块,一旦出现这些并发症,药物治疗已不能缓解症状,需要进行手术干预[4~7]。

### 判读要点

- Paget 病发展晚期颅骨的特异性征象;
- 在颅骨正侧位片观察;
- 颅骨显著扩大,内外板增厚和 / 或界线消失,板障增宽并不规则骨质硬化区,颅底硬化并凹陷,类似扁平帽子形状;
- 累及颅底骨合并颅神经孔缩小、颅底凹陷以及肉瘤样变时需结合 CT 和 MRI 观察细节。

## 参 考 文 献

[ 1 ] MIRRA J M,BRIEN E W,TEHRANZADEH J. Paget's disease of bone:review with emphasis on radiologic features,Part I [ J ]. Skeletal Radiol,1995,24(3):173-184.

[ 2 ] TONI R,CEGLIA L. A likely cranial osteodystrophy(Paget's disease of bone)in a precolumbian,mesoamerican stone sculpture [ J ]. J Endocrinol Invest,2017,40(7):787-788.

[ 3 ] MAIA J M,ALVES R,FARIA R,et al. She could no longer wear a hat:Paget's disease [ J ]. BMJ Case Rep,

2014 Nov 19.

[4] SMITH S E,MURPHEY M D,MOTAMEDI K,et al. From the archives of the AFIP. radiologic spectrum of Paget disease of bone and its complications with pathologic correlation [J]. Radiographics,2002,22(5):1191-1216.

[5] HORI S,KURIMOTO M,UMEMURA K,et al. Syringomyelia associated with paget disease of the skull [J]. Neurol Med Chir(Tokyo),2013,53(2):115-118.

[6] RICHARDS P S,BARGIOTA A,CORRALL R J. Paget's disease causing an Arnold-Chiari Type 1 malformation:radiographic findings [J].Am J Roentgenol. 2001,176(3):816-817.

[7] MANCEBO-ARAGONESES L,LACAMBRA-CALVET C,JORGE-BLANCO A,et al. Paget's disease of the skull with osteosarcoma and neurological symptoms associated [J]. Eur Radiol. 1998,8(7):1145-1147.

# 16. 骨马赛克征／钢丝锯征
## The Mosaic Bone Pattern/The Jigsaw Pattern

### 表现

骨马赛克征又称为钢丝锯征,在骨 X 线平片或 CT 上显示,表现为病变骨轮廓正常,骨皮质明显增厚,无骨膜反应,骨小梁减少且明显增粗、紊乱,沿受力方向增厚显著,小梁间隙明显增宽且其内可见部分残留板层骨和脂肪沉积影像。

### 解释

骨正常结构分为松质骨结构和密质骨结构,密质骨由整齐排列的骨板构成,排列在骨表面的骨板是外环骨板,排列在内部围绕骨髓腔排列的是内环骨板,在内、外骨板之间有很多呈同心圆排列的骨板,叫哈弗斯氏系统,密质骨呈密度均匀、连续的条状高密度影,以长骨干的中段最厚,向两端逐渐变薄,外缘锐利,内缘界限不很清晰。骨松质密度较低,骨小梁呈粗细不等、交错排列的海绵状或网状影像,骨小梁的粗细和排列的方向,与受力的方向相一致。

Paget 病常累及多个骨骼,并且由于不同部位的骨化率不同,Paget 病在同一病人身上可能发展阶段不同,虽然病变不会跨关节累及邻近骨质,但多发病变最终均发展至静止期,即成骨细胞和破骨细胞活性均减缓甚至停止,表现为平行排列的哈佛氏管周围板层骨被杂乱无章的编织骨取代,骨小梁明显增厚,沿着应力线方向增厚较显著,增厚骨小梁间缺乏正常骨连接,为散在板层骨穿插其中,在组织学上形成典型筛状骨镶嵌结构,在影像图像上表现为骨皮质明显不均匀增厚,异常增粗、紊乱以及不规则骨沉积区域和部分相对正常骨拼接,称为马赛克征象。

### 讨论

在 Paget 病发展中期,早期破骨细胞活性增加引起溶骨形成腔隙的区域刺激成纤维细胞增生,成骨细胞增生以填充骨吸收形成的沟槽,这种骨修复服从常规的物理原理,即骨沉积沿着应力线分布,但由于大量分化不良、矿化不足的新骨形成,异常的破骨细胞活动继续攻击新沉积的骨质,骨细胞持续性溶解骨质以及成骨细胞的强烈修复导致了更为复杂的骨塑形重建,Roodman[1]等通过对 Paget 病例骨质量和力学性能等方面的研究表明,Paget 病例的骨组织表现为骨小梁数量明显增加、增厚,平行排列的哈佛氏管周围板层骨被杂乱无章的板层骨和编织骨取代,表现为骨皮质及小梁增厚并形成大量骨膜新生骨,这种增厚、紊乱的骨小梁以及骨皮质的骨重建和改变在组织学上被称为马赛克或拼图模式;Maldague[2]对 19 例未经治疗的 Paget 病骨组织进行长期随访观察,发现随着病变发展,内骨板、外骨板和皮质间的骨质均被破坏,在形成的新骨表面有大量的成骨细胞附着,骨皮质明显增厚,出现层状骨和编织骨的混合物,但编织骨间的骨缝要大于板层骨,它将正常骨基质转换成杂乱的马赛克图案,即不规则排列的片状骨内夹杂着编织骨结构,影像上表现为长骨骨皮质明显增厚,髓腔内正常结构消失,骨小梁明显增粗,以长轴方向增粗显著,呈现典型的马赛克征象。部分病例异常骨小梁之间可以见到正常骨髓脂肪沉积,在 MRI 图像上观察较清晰,这是因为疾病过程中残留部分正常板层骨并伴随着骨髓的变化,早期和中期破骨细胞活动性增加,骨转化率和骨代谢增高,缺乏造血元素而富含血管的纤维结缔组织代替正常黄骨髓,其内血流量明显增加,黄骨髓逐渐在后期回归并随着骨代谢率的降低,最终导致骨髓脂肪沉积更甚于正常黄骨髓,被称之为萎缩性骨髓[3-4]。

**判读要点**

- Paget 病发展至晚期,受累骨质的典型影像表现;
- 在骨平片或 CT 上显示;
- 表现为骨轮廓正常,骨皮质明显增厚,骨小梁增粗、紊乱,小梁间隙明显增宽并其内可见部分残留板层骨和脂肪沉积影像。

## 参 考 文 献

[ 1 ] ROODMAN G D,WINDLE J J. Paget disease of bone [ J ]. J Clin Invest,2005,115(2):200-208.

[ 2 ] MALDAGUE B,MALGHEM J. Dynamic radiologic patterns of Paget's disease of bone [ J ]. Clin Orthop Relat Res,1987,(217):126-151.

[ 3 ] LONERAGAN R. Digital subtraction angiography demonstration of bone hypervascularity in Paget's disease[ J ]. Australas Radiol,1999,43(2):260-261.

[ 4 ] REDDY S V,KURIHARA N,MENAA C,et al. Paget's disease of bone:a disease of the osteoclast [ J ]. Rev Endocr Metab Disord,2001,2(2):195-201.

# 17. 香 蕉 骨 折
## The Banana Fracture

**表现**

在长骨正侧位片显示,为 Paget 病病骨的完全或不完全横行病理性骨折,即 Paget 中晚期长骨骨皮质明显增厚并髓腔缩窄,骨小梁紊乱并不规则增厚硬化区,合并或不合并弯曲畸形的基础上,发生在长骨凸面的横形骨折,断端可移位、成角或对位对线良好,因骨折两断端有不规则硬化的病变组织,骨折线清晰锐利。

**解释**

骨结构有骨外膜和骨内膜、骨板和哈弗氏系统。哈弗氏系统有哈弗斯管沿骨干长轴纵向排列,哈弗斯管周围有多层环状骨板称为哈弗斯骨板,而密质骨由整齐排列的骨板构成,排列在骨表面的骨板是外环骨板,排列在内部围绕骨髓腔排列的是内环骨板,在内、外骨板之间的是哈弗氏系统,密质骨呈密度均匀、连续的条状高密度影,以长骨干的中段最厚,向两端逐渐变薄,外缘锐利,内缘界限不很清晰。骨松质密度较低,骨小梁呈粗细不等、交错排列的海绵状或网状影像,骨小梁的粗细和排列的方向与受力的方向相一致。

在 Paget 病发展中晚期,大量分化不良的骨组织及成纤维组织沉积,使骨质量以及骨结构发生显著变化,一方面这种矿化低的骨组织导致骨硬度降低,可塑性增加;另一方面骨小梁数量明显增加、增粗且平行排列的哈佛斯骨板被杂乱无章的板层骨和编织骨取代,形成马赛克样骨结构,骨皮质明显增厚,骨脆性增加。在轻微受力的情况下或弯曲引起骨横裂并逐渐扩大,从而引起骨干的横行骨折,由于断端为分化为不良的骨组织,骨折线清晰、锐利并保持数年以上,被称为香蕉骨折(banana fracture),影像学上表现为长骨骨皮质明显增厚并骨髓腔变窄,骨髓小梁紊乱并不规则增厚硬化区,合并或不合并弯曲畸形,长骨见横形骨折透亮线影,断端可移位成角或对位、对线良好,骨折线清晰,两断端边缘不规则硬化并愈合不佳[1]。

### 讨论

骨折是 Paget 病最常见的并发症,常见部位包括股骨、胫骨、肱骨、骨盆和脊柱,股骨转子下的股骨骨折最为常见,这种病理性骨折最初是单发或多发小的横行线性不完全骨折,即裂隙骨折,一般发生在长骨凸面(凹面为骨软化的疏松区域),因骨折断端为不成熟的、矿化不足的愈合组织,这些骨折可能进展为完全性横行骨折,通常被称为香蕉骨折[2]。Mirra 等学者的研究表明[3],由于纤维骨沉积,骨脆性增大,无移位的横行疲劳骨折和移位的横行骨折均被称为香蕉骨折,且在反复多次的骨折和修复愈合后,长骨可以发展为进行性弯曲畸形,但大部分病例表现为小骨折多发生于弯曲骨的凸面,而非应力的凹面,故认为这种病理性骨折和应力关系无关,所以并不能称为疲劳骨折。根据 Zimmermann 等的研究[4],健康骨骼的韧性度依赖于方向,引起骨折的主要因素在于外在的机械作用力,而 Paget 病则不同,随着骨矿化程度降低,可塑性增加,引起骨干弯曲,且弯曲方向与长期承重和受肌肉牵拉方向一致,同时骨结构改变导致骨小梁区域的增厚、致密,皮质失去其特征性平行排列板层骨,被马赛克样的编织骨取代,这种骨结构改变导致了水平方向的皮质断裂韧性降低,容易发生裂纹即横向骨折,同时因可塑性增加导致这种骨折不易扩展,保持稳定并反复愈合骨痂形成导致骨弯曲畸形,在反复多次骨折后逐渐扩展形成完全性骨折。

香蕉骨折作为 Paget 病发展晚期长骨骨折的典型表现,结合全身多骨受累,平片即可作出明确诊断。虽然 Paget 病单发股骨病变并不多见,但当单骨受累时结合 CT 和 MRI 观察病骨的微小结构,可免除不必要的活检手术[5]。另外,不稳定的骨折和畸形需要手术干预治疗,以往认为这种骨折愈合良好,但是 Dove 的研究表明 Paget 病病理骨折不愈合的概率较高,尤其是转子间骨折治疗后不愈合率可达到 34.8%,且长时间的内固定会引起骨折骨骨量急剧减少,偶尔产生高钙血症、肾结石以及再次骨折,因此这种病理性骨折应在发生早期进行手术治疗,并尽量避免内固定,以降低骨折端不愈合的概率,同时在术前需药物治疗控制术区过于丰富的血流量,减少术后大出血风险[6]。在 Paget 病发展晚期会出现溶解恶化期,这种骨质快速溶解容易在骨折内固定患者出现,表现为急性广泛骨质疏松,骨髓脂肪得以保留,该时期也容易出现骨髓炎和骨肉瘤等并发症[7]。

**判读要点**

- Paget 病发展晚期长骨病理性骨折的典型表现；
- 在长骨正侧位片显示；
- 表现为在皮质骨规则增厚、髓腔变窄和骨小梁明显增粗紊乱的病骨凸面上出现不完全或完全性的横形骨折，骨折线锐利清晰；
- 可伴有骨弯曲畸形。

# 参 考 文 献

［1］WINN N，LALAM R，CASSAR-PULLICINO V. Imaging of Paget's disease of bone ［J］.Wien Med Wochenschr.，2017，167（1-2）：9-17.

［2］SMITH S E，MURPHEY M D，MOTAMEDI K，et al. From the archives of the AFIP. radiologic spectrum of Paget disease of bone and its complications with pathologic correlation ［J］. Radiographics，2002，22（5）：1191-1216.

［3］MIRRA J M，BRIEN E W，TEHRANZADEH J. Paget's disease of hone：review with emphasis on radiologie features，part I ［J］. Skeletal Radiol，1995，24（3）：163-171.

［4］ZIMMERMANN E A，KÖHNE T，BALE H A，et al. Modifications to nano-and microstructural quality and the effects on mechanical integrity in Paget's disease of bone ［J］. J Bone Miner Res，2015，30（2）：264-273.

［5］BACHILLER-CORRAL J，DÍAZ-MIGUEL C，MORALES-PIGA A. Monostotic Paget's disease of the femur：a diagnostic challenge and an overlooked risk ［J］. Bone，2013，57（2）：517-521.

［6］DOVE J.Complete fractures of the femur in Paget's disease of bone ［J］. J Bone Joint Surg Br，1980，62-B（1）：12-17.

［7］SUNDARAM M. Imaging of Paget's disease and fibrous dysplasia of bone ［J］. J Bone Miner Res，2006，21（2）：28-30.

# 18. 画 框 椎 体
## The Picture Frame Vertebral Body

**表现**

画框椎体在脊柱 X 线侧位片观察，表现为椎体边缘骨皮质增厚硬化，密度增高，椎体前缘变平，外观呈矩形。

**解释**

正常椎体在脊柱 X 线侧位片呈正方形或者长方形，椎体边缘骨皮质呈细线样致密影，前缘和后缘呈略向内凹的弧线，椎体中心可见立体网状排列的骨小梁结构。

画框椎体的形成机制是：由于成骨细胞和破骨细胞过度活跃，导致正常骨质吸收后，新生骨皮质形成紊乱，骨皮质异常增生硬化所致[1]。椎体画框样改变，是 Paget 骨病的特征性表现。

Paget 骨病是全身性疾病，当累及脊柱椎体时，病椎体积增大，椎体边缘骨质增生硬化，骨小梁明显增粗，增粗骨小梁相对平行分布排列于椎体终板下方[2]，形成典型画框样改变。

当椎体密度进一步增高,椎弓受累,可形成象牙椎。

### 讨论

Paget 骨病又称畸形性骨炎或变形性骨炎,1877 年由 Paget 首先报道并命名,是一种成年后发生的慢性进行性骨病,病因不明,由于成骨细胞和破骨细胞活跃引起骨质吸收重塑混乱,引起骨质形态、结构变化。以骨肥大、畸形、骨结构异常为特点,且伴有骨痛、局部皮肤发热症状。病理改变可分为 3 个阶段[3-4]:①溶解期(早期):以破骨细胞活动为主;②混合期(进展期):成骨细胞与破骨细胞活跃度相当;③硬化期/再生期(晚期)。临床上 Paget 骨病以混合期多见。

全身骨骼均可受累,以骨盆、脊柱、肋骨、颅骨最易受损,严重者畸形骨骼压迫神经血管引起残疾。脊柱是第二易受累部位,仅次于骨盆[5-7],以腰椎最为多见,其次是胸椎,而颈椎和骶椎相对少见。常见症状为背疼、神经功能障碍,与椎体病理性骨折塌陷、椎管狭窄和肉瘤样恶变等并发症有关[8]。亦有学者认为[9]背疼症状主要与椎体和椎间盘退变突出有关,仅 12%~24% 由疾病本身引发。

Paget 病累及脊柱时,影像检查主要观察椎体形态、大小和髓内情况。在脊柱 X 线片中,典型者主要表现为椎体骨质硬化、骨小梁增粗,病椎前后径及横径增大,椎体高度未见明显变化。CT 和 MRI 可清晰显示椎体内骨小梁结构变化、椎体是否存在骨折、椎管是否狭窄或脊髓形态信号有无异常等情况[10]。

### 判读要点

- 画框椎体是脊柱 Paget 病特异性表现;
- 在脊柱侧位 X 线片观察;
- 病变椎体体积增大,前后径和横径增大,高度不增加;
- 椎体边缘骨质增生硬化改变;
- CT 和 MRI 应注意观察椎体是否存在骨折、椎管是否狭窄、脊髓形态信号有无异常等情况。

## 参 考 文 献

[1] TERRY R. Yochum,Lindsay J. Rowe. Yochum and Rowe's essentials of skeletal radiology [J]. Philadelphia, Pa:Lippincott Williams & Wilkins,2005. ISBN:0781739462.

[2] DOHAN A,PARLIERCUAU C,KACI R,et al. Vertebral involvement in Paget's disease:morphological classification of CT and MRI appearances [J]. Joint Bone Spine Revue Du Rhumatisme,2015,82(1):18-24.

[3] ANDERSON D C. Paget's disease of bone is characterized by excessive bone resorption coupled with excessive and disorganized bone formation [J]. Bone,2001,29(3):292-293.

[4] REDDY S V,KURIHARA N,MENAA C,et al. Paget's disease of bone:a disease of the osteoclast [J]. Reviews in Endocrine & Metabolic Disorders,2001,2(2):195-201.

[5] J. M. PESTKA,S. SEITZ,J. ZUSTIN,et al. Paget disease of the spine:an evaluation of 101 patients with a histomorphometric analysis of 29 cases [J]. European Spine Journal,2012,21(5):999-1006.

[6] MORALES H. MR imaging findings of paget's disease of the spine [J]. Clinical neuroradiology,2015,25(3):225-232.

[7] LANGSTON A L,RALSTON S H. Management of Paget's disease of bone [J]. Rheumatology(Oxford),2004,43(8):955-959.

［8］SAIFUDDIN A,HASSAN A. Paget's disease of the spine:unusual features and complications ［J］. Clinical Radiology 2003,58(2):102-111.

［9］HADJIPAVLOU A G,GAITANIS L N,KATONIS P G,et al. Paget's disease of the spine and its management［J］. European Spine Journal,2001,10(5):370-384.

［10］DELLATTI C,CASSAR-PULLICINO VN,LALAM R K,et al. The spine in Paget's disease ［J］.Skeletal Radiology,2007,36(7):609-626.

# 缩略词表

| AA | acetabular angle | 髋臼角 |
|---|---|---|
| ACL | the anterior cruciate ligament | 前交叉韧带 |
| AD | acetabular depth | 髋臼深度 |
| ADI | the atlanto dental interval | 寰齿前间距 |
| AFP | anterior fat pad | 前脂肪垫 |
| AHC | femoral head coverage | 股骨头覆盖率 |
| AI | acetabular index | 髋臼指数 |
| ALC | the arcuate ligament complex | 弓状复合体 |
| ALL | the anterolateral ligament | 前外侧韧带 |
| ALP | alkaline phosphate | 血清碱性磷酸酶 |
| ALPSA | anterior labroligamentous periosteal sleeve avulsion | 前盂唇韧带骨膜袖撕裂 |
| ANFH | avascular necrosis of femoral head | 早期股骨头缺血坏死 |
| AOB-FCL | the anterior oblique band of the fibular collateral ligament | 外侧副韧带前斜束 |
| AOD | atlanto-occipital dislocation | 寰枕关节脱位 |
| ARCO | International Bone Circulation Association | 国际骨循环协会 |
| ATA | acetabular tangential angle | 髋臼顶切线角 |
| AVN | avascular necrosis | 缺血性坏死 |
| BAI | basion-axial interval | 枕骨大孔前缘中点到枢椎椎体后侧皮质线之间的距离 |
| BDI | basion-dental interval | 枕骨大孔前缘中点到齿状突之间的距离 |
| BHT | bucket-handle tear | 桶柄样撕裂 |

| BMI | body mass index | 体重指数 |
|---|---|---|
| CEA | center edge angle | 中心边缘角 |
| CL | conoid ligament | 锥状韧带 |
| CT | computed tomography | 计算机断层成像 |
| DRS | dorsal radiocarpal subluxation | 桡腕关节背侧半脱位 |
| DRUJ | distal radioulnar joint | 尺桡远端关节 |
| EE | equatorial-edge angle | 髋臼前后缘夹角 |
| FAI | femoroacetabular impingement | 髋关节撞击综合征 |
| FDG-PET/CT | fluoro-deoxy-glucose-positron emission tomography/computed tomography | 氟脱氧葡萄糖-正电子发射断层摄影 |
| Gd-DTPA | gadolinium-diethylene triamine pentaacetic acid | 二乙烯三胺五乙酸钆 |
| GLAD | glenolabral articular disruption lesions | 盂唇关节面破裂损伤 |
| GMC | gluteus muscle contracture | 臀肌挛缩症 |
| HAGL | humeral avulsion of the glenohumeral ligament | 肱骨附着处撕脱 |
| IGHL | inferior glenohumeral ligament | 盂肱下韧带 |
| MCL | medial collateral ligament | 内侧副韧带 |
| MPR | multi-planner reformation | 多平面重建 |
| MRI | magnetic resonance imaging | 磁共振成像 |
| MSCT | multislice spiral CT | 多层螺旋CT |
| NF | neuro fibromatosis | 神经纤维瘤病 |
| PCL | posterior cruciate ligament | 后交叉韧带 |
| PF-ITB | the posterior fibers of the iliotibial band | 髂胫束后束 |
| PFP | posterior fat pad | 后脂肪垫 |
| PLC | the posterolateral corner | 膝关节后外侧角 |
| PsA | psoriatic arthritis | 银屑病性关节炎 |
| RF | rheumatoid factors | 类风湿因子 |
| RGCT | reverse gantry angle CT | 椎弓反角度CT扫描 |
| SBC | simple bonecysts | 单纯性骨囊肿 |
| SHPT | secondary hyperparathyroidism | 继发性甲状旁腺功能亢进 |

续表

| SIF | sacralin sufficiency fracture | 骶骨机能不全骨折 |
|-----|-------------------------------|------------------|
| SIS | subacromial impingement syndrome | 肩峰下撞击综合征 |
| SLAP | superior labrum from anterior to posterior | 上方盂唇前后向损伤 |
| SLIL | scapholunate interosseous ligament | 舟月骨间韧带 |
| STIR | short time inversion recovery | 短时间反转恢复序列 |
| TFCC | triangular fibrocartilage complex | 三角纤维软骨复合体 |
| TL | trapezoid ligament | 斜方韧带 |
| VH | vertebral hemangioma | 椎体血管瘤 |